Ich will meinen Körper zurück!

Return-to-Shape: Besser trainieren nach der Schwangerschaft

Dr. med. Markus Klingenberg

Impressum

Der Autor

Dr. med. Markus Klingenberg

Hinweis

Die medizinische Entwicklung schreitet permanent fort. Neue Erkenntnisse, was Medikation und Behandlung angeht, sind die Folge. Autor und Verlag haben alle Texte mit großer Sorgfalt erarbeitet, um alle Angaben dem Wissensstand zum Zeitpunkt der Veröffentlichung anzupassen. Dennoch ist der Leser aufgefordert, Dosierungen und Kontraindikationen aller verwendeten Präparate und medizinischen Behandlungsverfahren anhand etwaiger Beipackzettel und Bedienungsanleitungen eigenverantwortlich zu prüfen, um eventuelle Abweichungen festzustellen.

ISBN

978-3-9482-7713-0

Druck

Westermann Druck Zwickau GmbH

Bibliografische Information

Die Deutsche Nationalbibliothek verzeichnet diese Publikation in der Deutschen Nationalbibliografie; detaillierte bibliografische Daten sind im Internet über http://dnb.d-nb.de abrufbar.

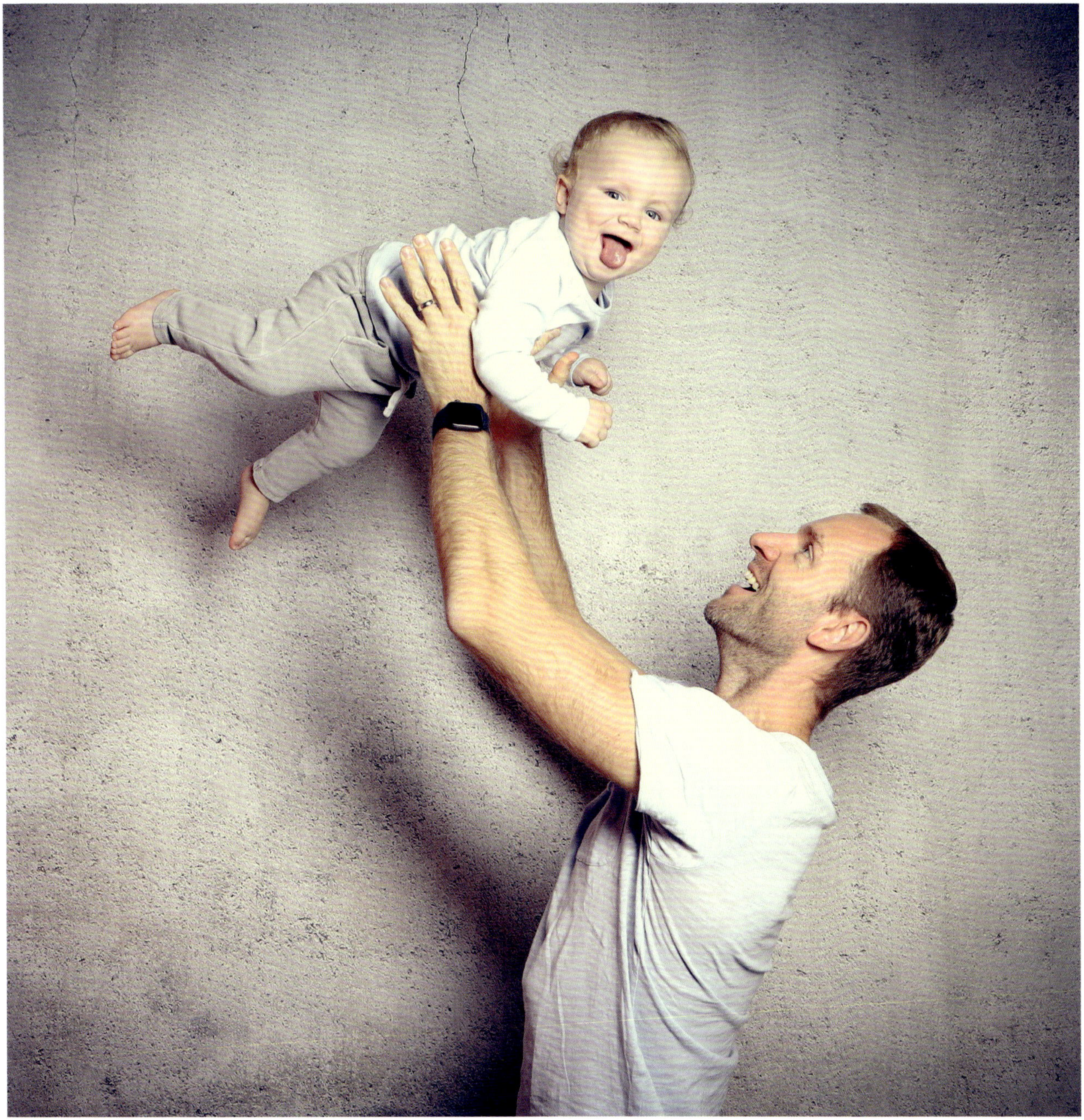

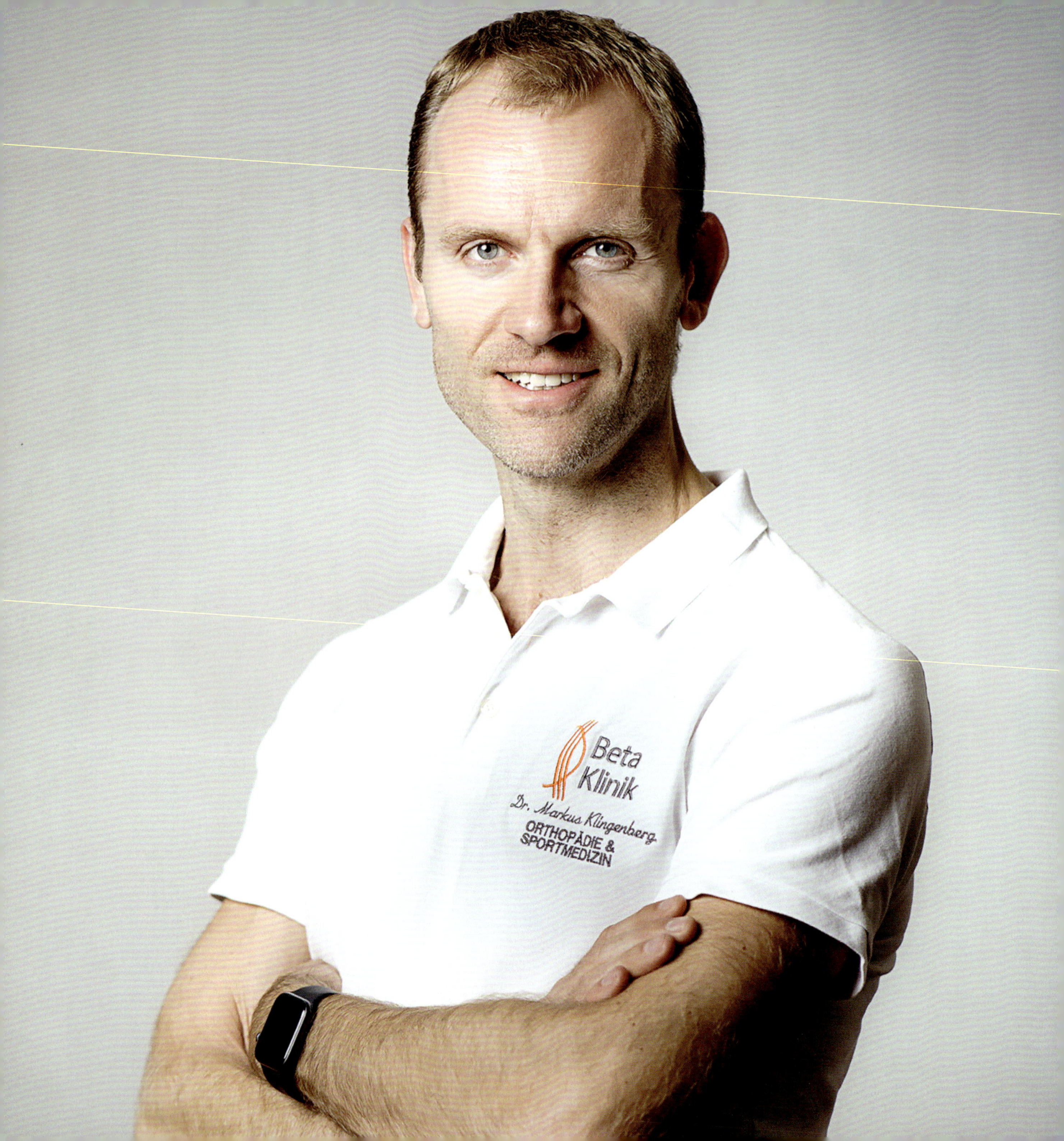
Beta
Klinik
Dr. Markus Klingenberg
ORTHOPÄDIE &
SPORTMEDIZIN

Dr. med. Markus Klingenberg

Facharzt für Orthopädie/Unfallchirurgie, Sportmedizin, Manuelle Therapie, Notfallmedizin, Ernährungsmedizin, Gesundheitsvorsorge und Prävention

Dr. Klingenberg arbeitet als Orthopäde und Sportmediziner in einer Gemeinschaftspraxis in Bonn. Als Kooperationspartner des Olympiastützpunkts Rheinland betreut er neben den regulären Patienten zahlreiche Spitzensportler. Er verfügt zudem über jahrzehntelange Erfahrung als Personal Trainer und Group Fitness Instructor. Über viele Jahre hat er Judo als Leistungssportler betrieben und diesen Sport auch als Trainer vermittelt. Er ist Autor des Buchs „Return-to-Sport – Funktionelles Training nach Sportverletzungen“ und hat in den letzten zehn Jahren über 150 Artikel für Sport- und Lifestyle-Magazine verfasst.

www.markusklingenberg.de

Zwei Frauen haben dieses Buch entscheidend beeinflusst.

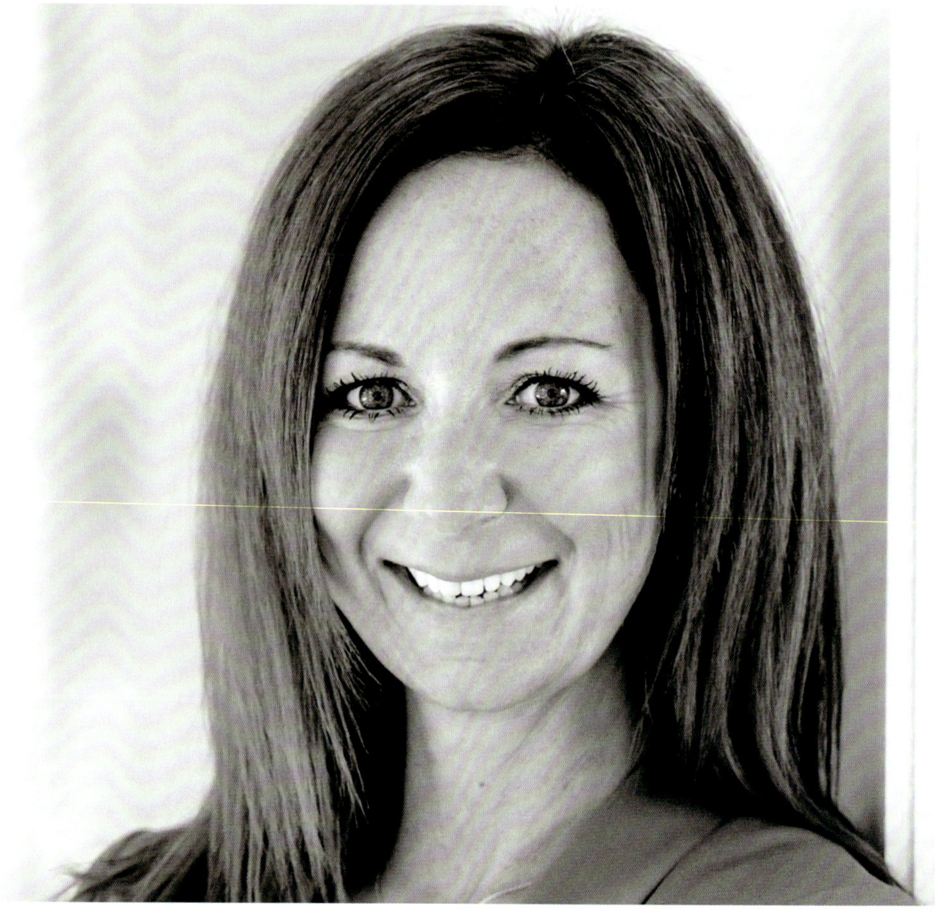

Abbildung 1 →
Dr. med. Miriam Klingenberg
Fachärztin für Psychiatrie und Psychotherapie

Meine Frau arbeitet als Oberärztin in einer der größten psychiatrischen/psychotherapeutischen Kliniken Deutschlands. In ihrer Kindheit und Jugend hat sie leistungssportlich getanzt (Klassisches Ballett, Modern Dance, Jazzdance), seit vielen Jahren widmet sie sich nun sportlich schwerpunktmäßig dem klassischen Fitnesstraining, dem Functional Training sowie dem Yoga. Ihre fachliche und medizinische Expertise sowie ihre Erfahrung als Mutter fließen maßgeblich in die ersten beiden Kapitel ein.

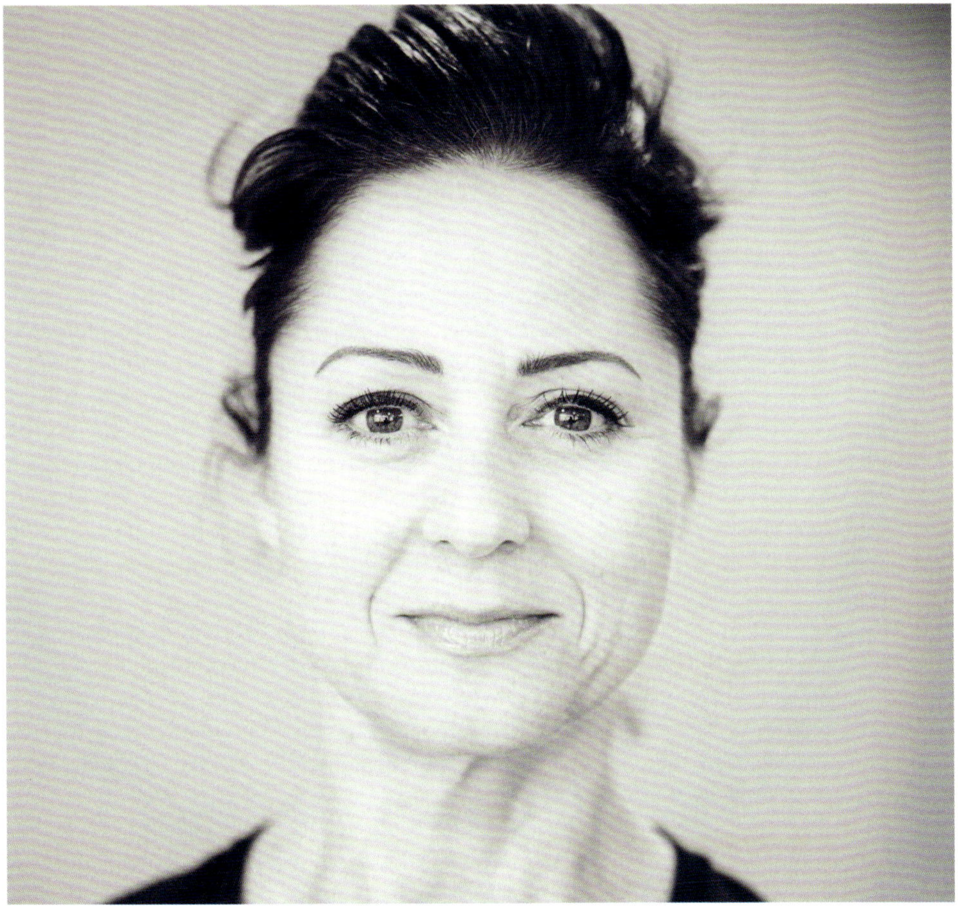

← **Abbildung 2**
Moni Homann
Personal Trainerin

Moni Homann arbeitet als Personal Trainerin in Hamburg. Sie hat sich vor einigen Jahren mit ihrem Konzept „Schöne Mütter“ gezielt auf das Training mit Frauen nach der Geburt spezialisiert. Moni hat mit ihrer besonderen Expertise im Trainingsbereich dazu beigetragen, die Auswahl der Übungen sowie deren Ausführungen in diesem Buch zu optimieren.

Einleitung

Warum schreibe ich als Mann ein Buch über Training nach der Schwangerschaft? Die kurze Antwort: Weil ich den Bedarf in meinem eigenen Umfeld sehe und weil ich derzeit auf dem Büchermarkt das Buch, das ich mir für junge Mütter wünsche, einfach nicht finde.

Mein Leben wurde durch die Schwangerschaft meiner Frau und die Geburt unseres Sohnes Leo weitaus umfangreicher verändert, als ich es mir vor der Geburt vorgestellt habe. Für meine Frau waren und sind diese Veränderungen natürlich noch viel ausgeprägter als für mich. Vieles hat sich verändert, einiges vorübergehend, anderes dauerhaft. Im Gegensatz zu mir erlebte meine Frau unmittelbar die körperlichen Veränderungen während und nach der Schwangerschaft, die veränderte Stimmungslage vor und nach der Geburt.

Während ihrer einjährigen Elternzeit und auch nach ihrem Wiedereinstieg in ihren Beruf als Oberärztin in der Psychiatrie, hat sich unser Tagesablauf verändert. Wir mussten beide zeitlich (noch) deutlich effektiver werden, wenn wir unserem jeweiligen Beruf nachgehen, Sport treiben und ein Sozialleben außerhalb der eigenen vier Wände haben wollten. Wir brauchten neue Rituale und Gewohnheiten. Oft hatten wir beide das Gefühl, entweder Leo, den Partner oder uns selbst zu vernachlässigen. Wir haben uns über unsere Rollenverteilung gestritten und über den Freiraum für unsere jeweiligen Bedürfnisse. Positiv denkend habe ich diese Herausforderungen zum Anlass genommen, um mit diesem Buch Hilfe zur Motivation für mehr Bewegung und effektives Training nach einer Schwangerschaft zu bieten. Bewegung ist Ausgleich, Freude, Prävention und Medizin in einem und deshalb in einer herausfordernden Lebensphase wichtiger denn je.

Als Orthopäde und Sportmediziner mit 25 Jahren Erfahrung als Trainer denke ich, über ein gutes Verständnis darüber zu verfügen, wie unser Körper trainiert werden kann. Um jedoch optimal auf die besondere Situation eingehen zu können, habe ich die in meinen Augen wahren Expertinnen interviewt – erfolgreiche Frauen, von denen es jede auf ihre Art und Weise geschafft hat, als Mutter ihre sportlichen und beruflichen Ziele weiter erfolgreich zu verfolgen.

Das Ergebnis ist dieses Buch, eine Mischung aus Motivation, Information und Trainingsanleitung. Von A wie Atmung bis Z wie Zeitmanagement werden alle entscheidenden Aspekte adressiert. Es ist bewusst kompakt und verständlich geschrieben, schließlich wird die Zeit ja insgesamt etwas knapper. Dieser Ratgeber soll dir, liebe Leserin, helfen, deine persönlichen Ziele im Bereich Fitness und Training zu erreichen.

Viel Spaß beim Lesen und vor allem beim Training!

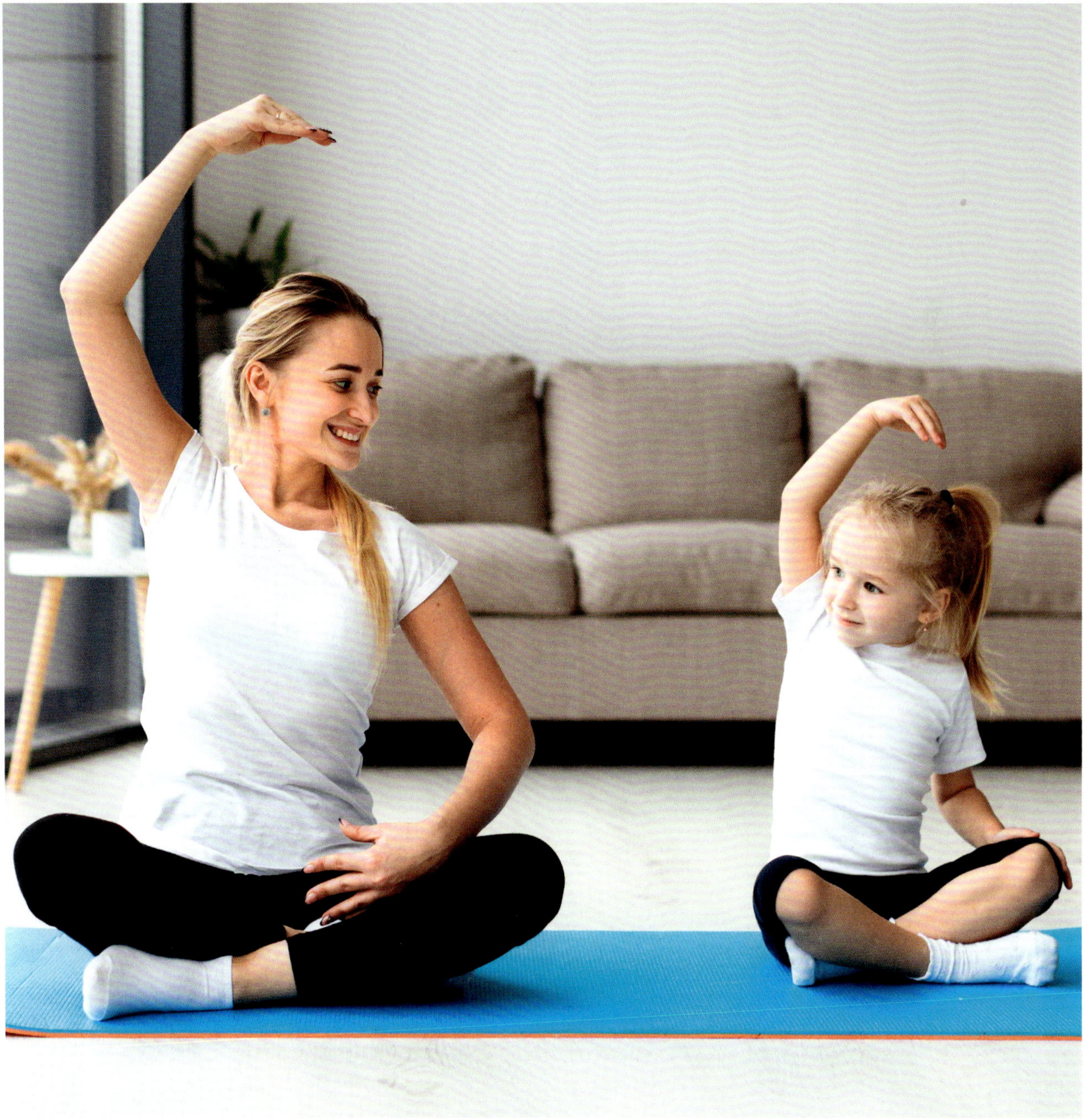

Für unseren Sohn Leo

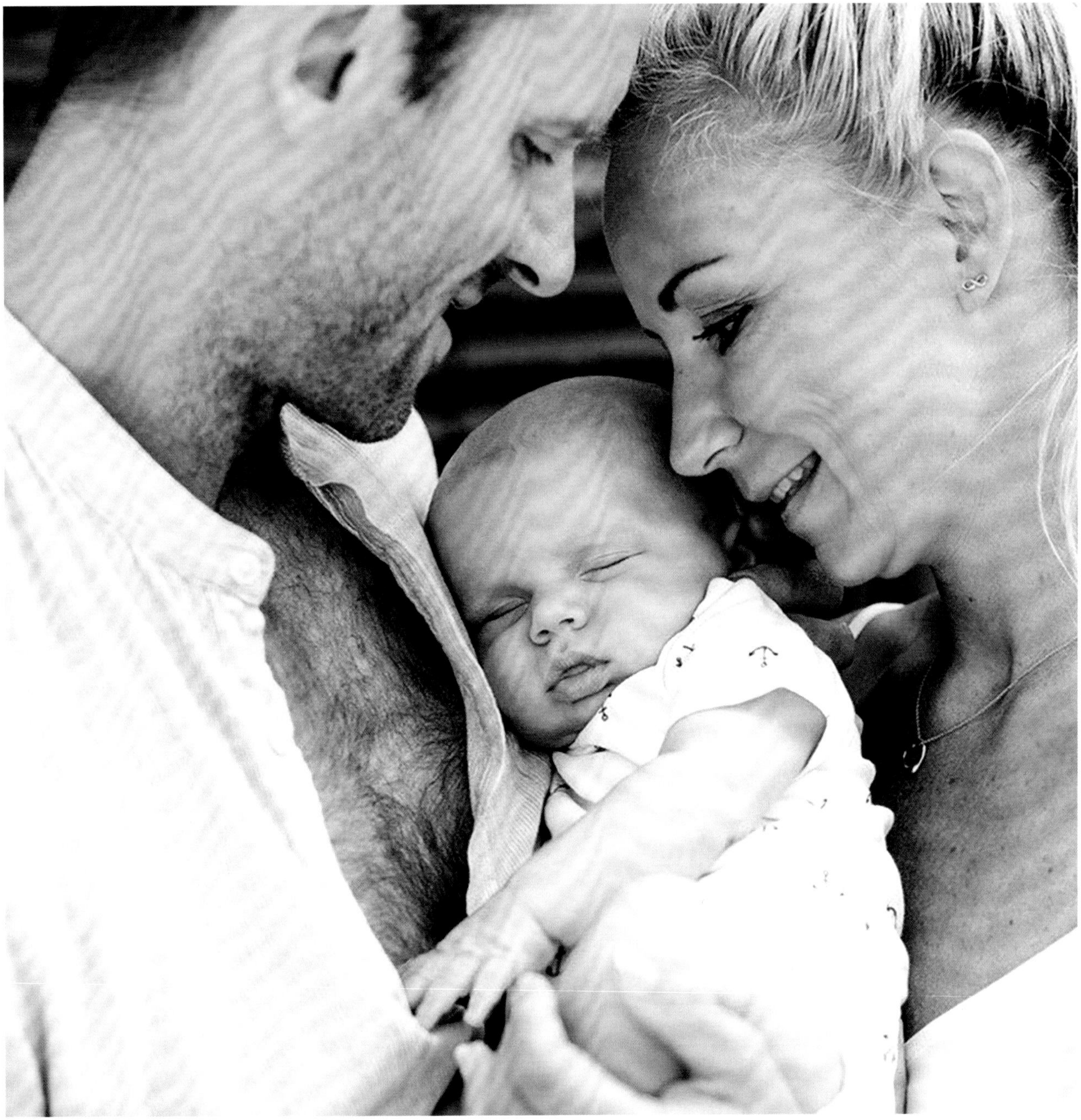

Danksagung

Ich danke meiner Frau Miriam für ihre Geduld mit mir und meinen Projekten neben Familie und Arbeit. Deine Erfahrung als Mutter und Sportlerin sowie unsere Diskussionen haben mir geholfen, die Bedürfnisse einer Frau nach der Schwangerschaft besser zu verstehen. Ohne deinen Einfluss wäre dieses Buch nicht entstanden. Es ist bewundernswert, wie du es schaffst, deine familiären, beruflichen und sportlichen Ziele zu verbinden.

Moni Homann möchte ich ganz besonders für den fachlichen Austausch, für ihr Feedback zu den Übungen und Trainingsprogrammen und natürlich für die hervorragenden Fotos danken.

Weiterhin möchte ich allen interviewten Frauen für ihre Zeit, ihre Offenheit und ihre motivierenden Tipps danken. Eure Erfahrungen als Mütter, Sportlerinnen und Trainerinnen runden diesen Ratgeber ab und werden den Leserinnen dabei helfen, ihre Ziele zu erreichen.

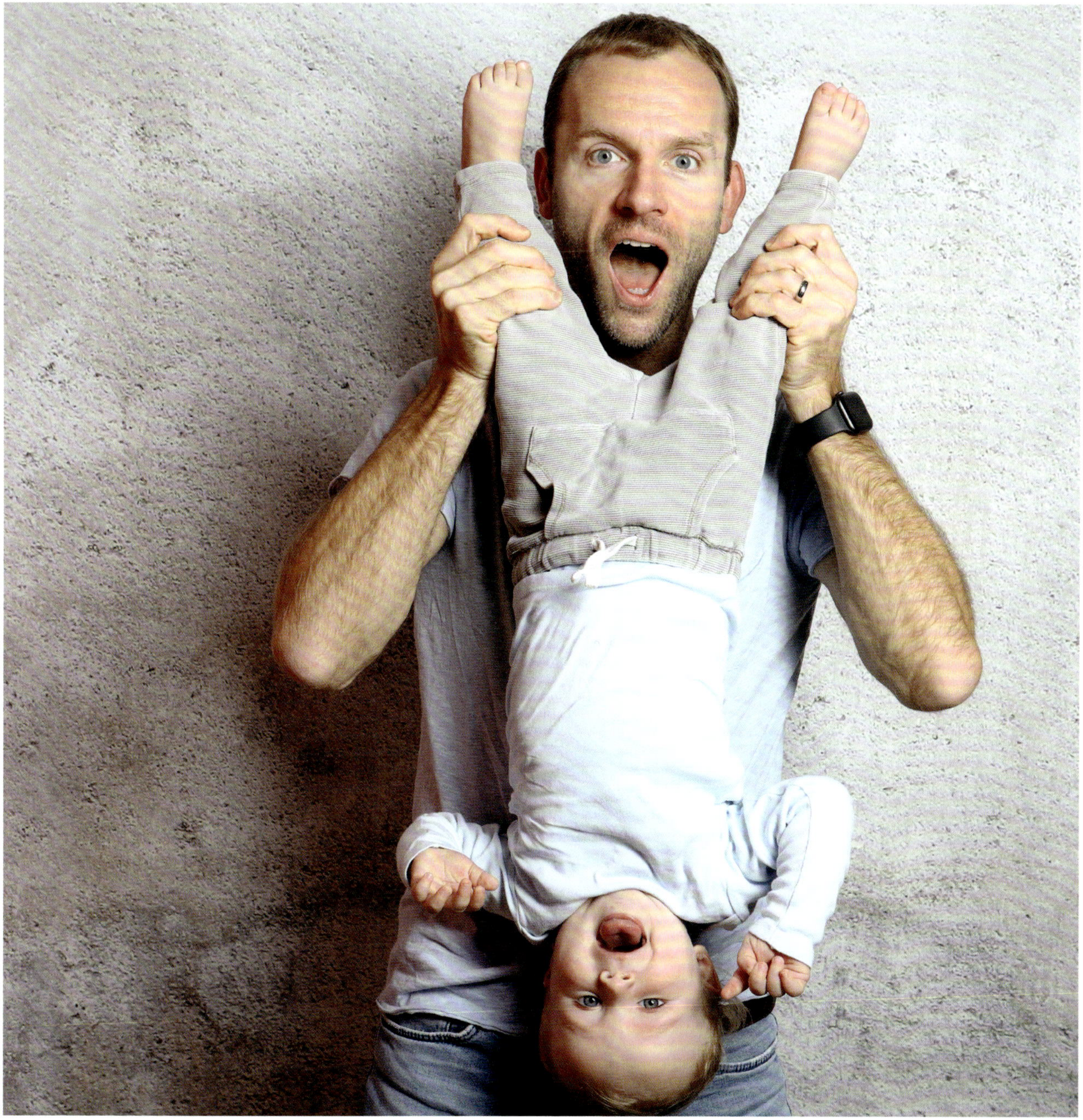

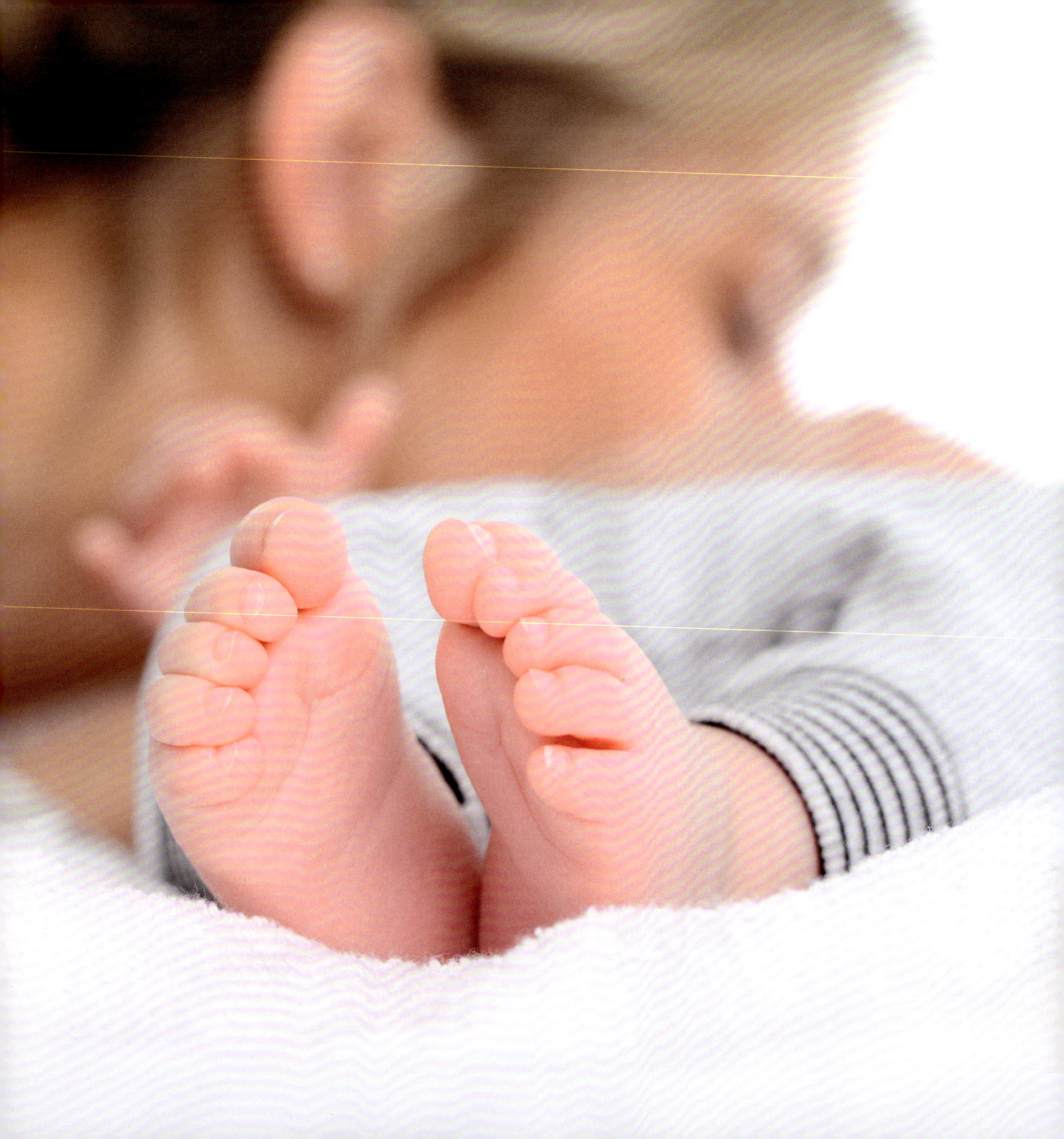

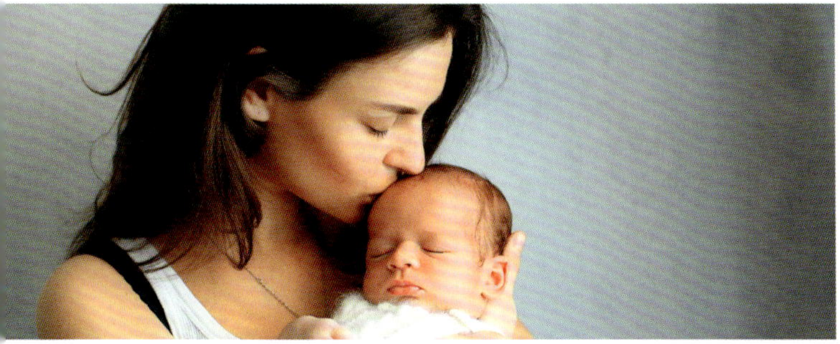

Kapitel 1

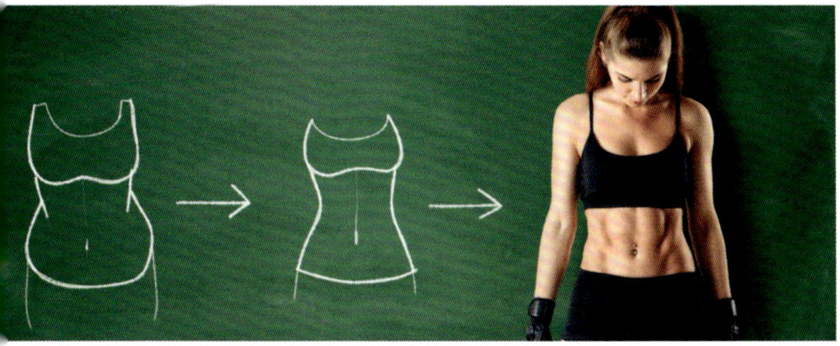

Kapitel 2

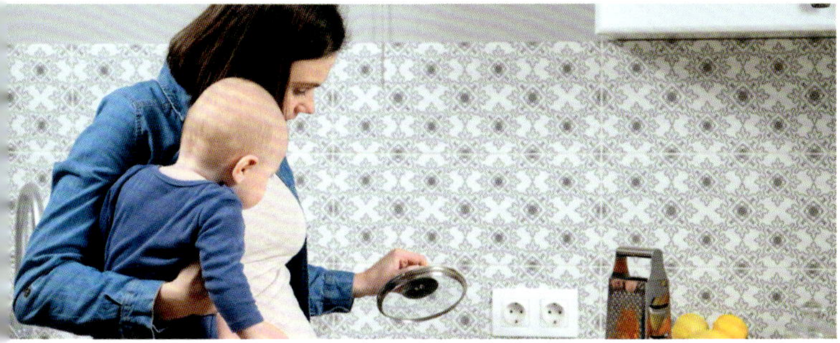

Kapitel 3

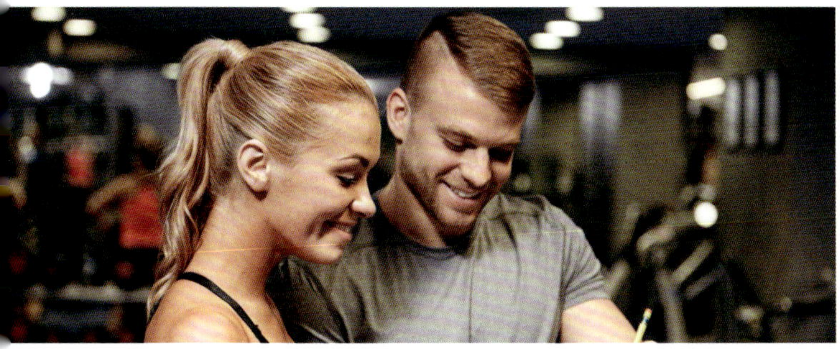

Kapitel 4

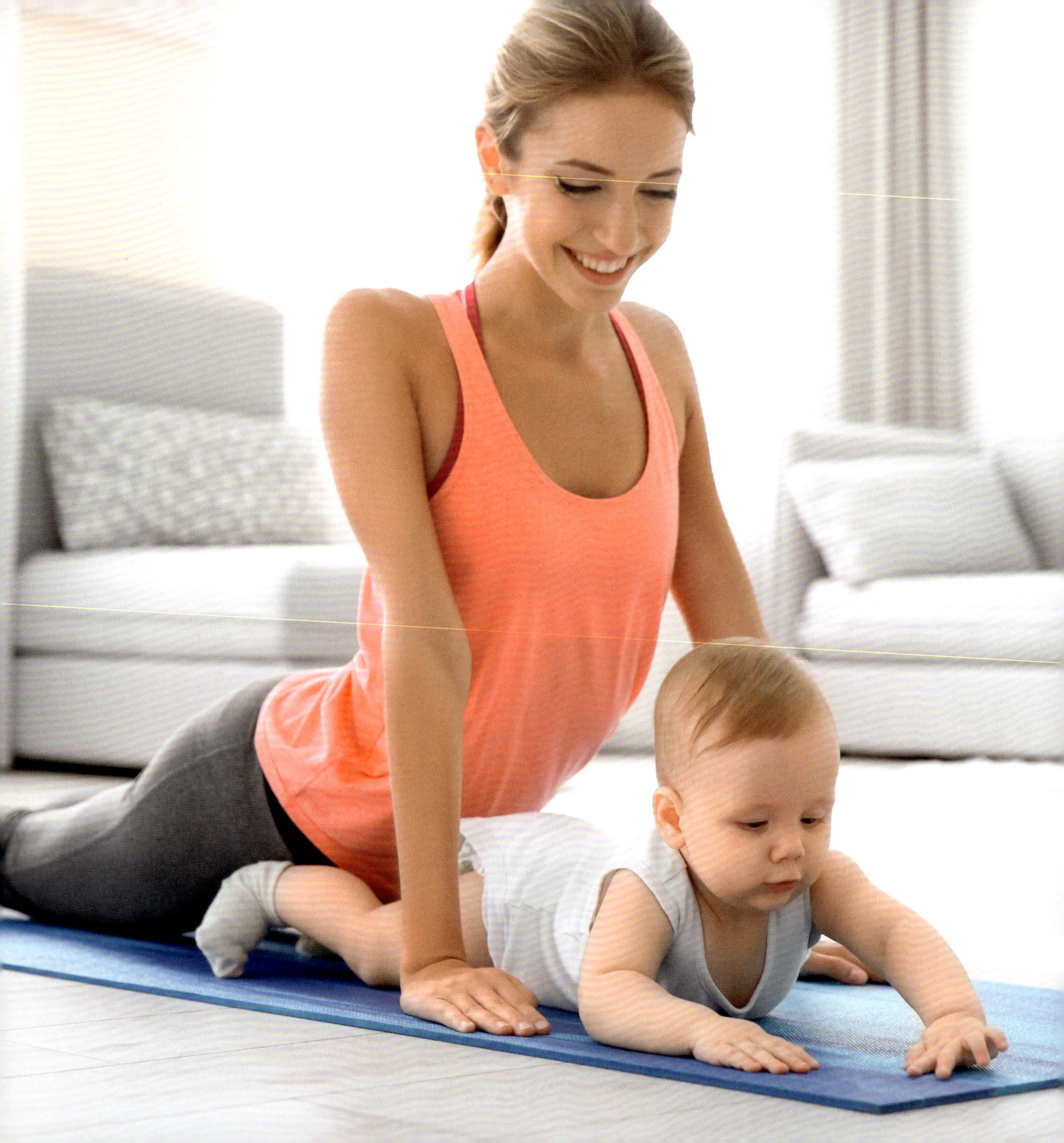

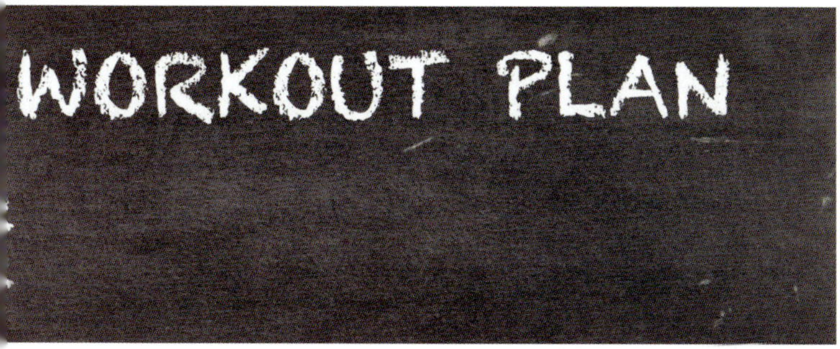
WORKOUT PLAN

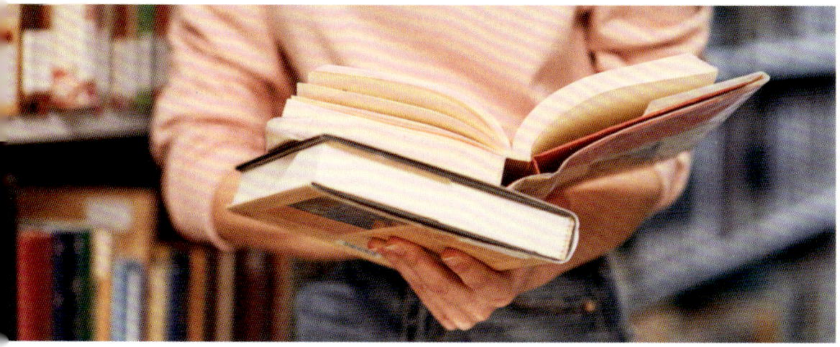

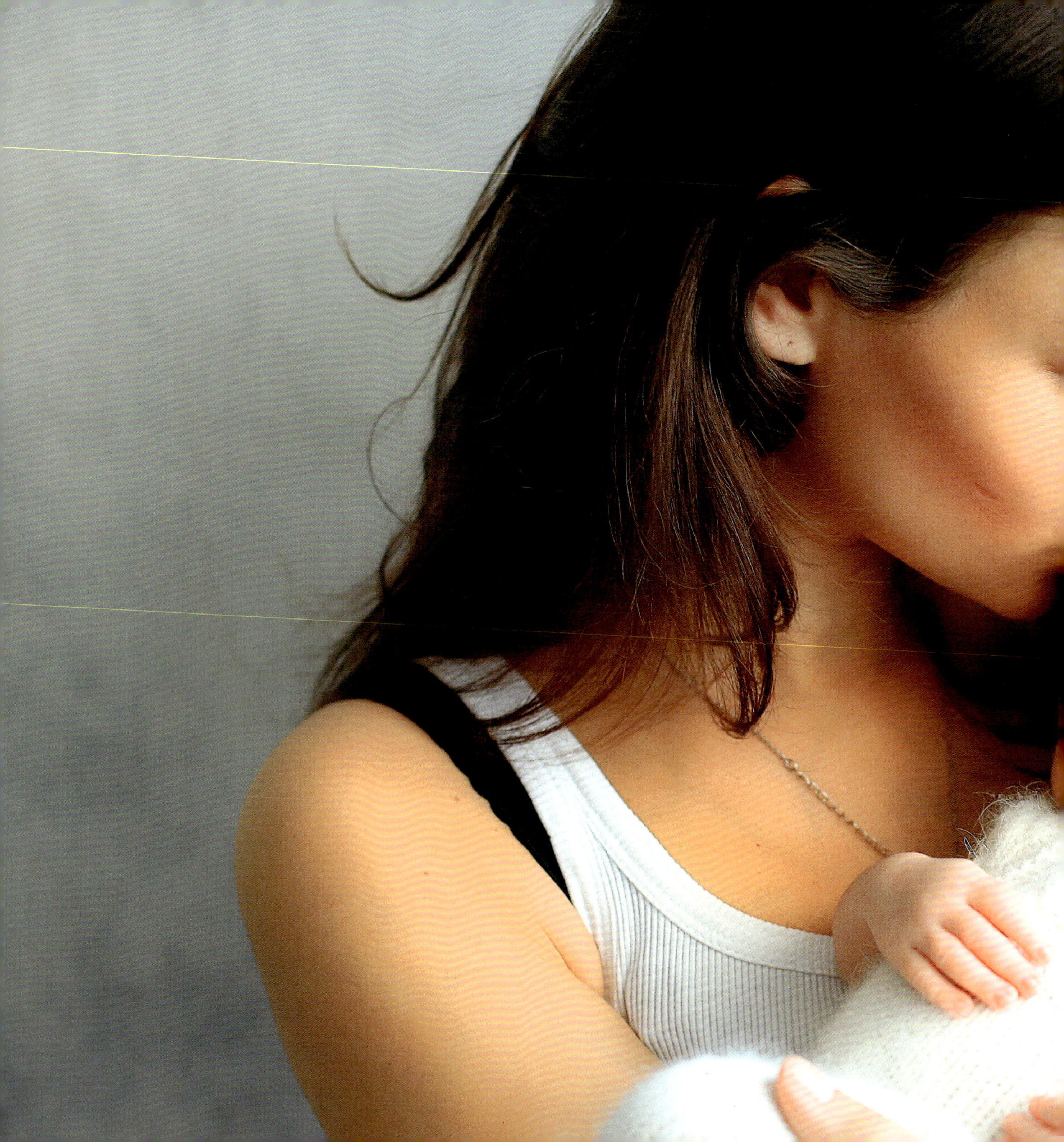

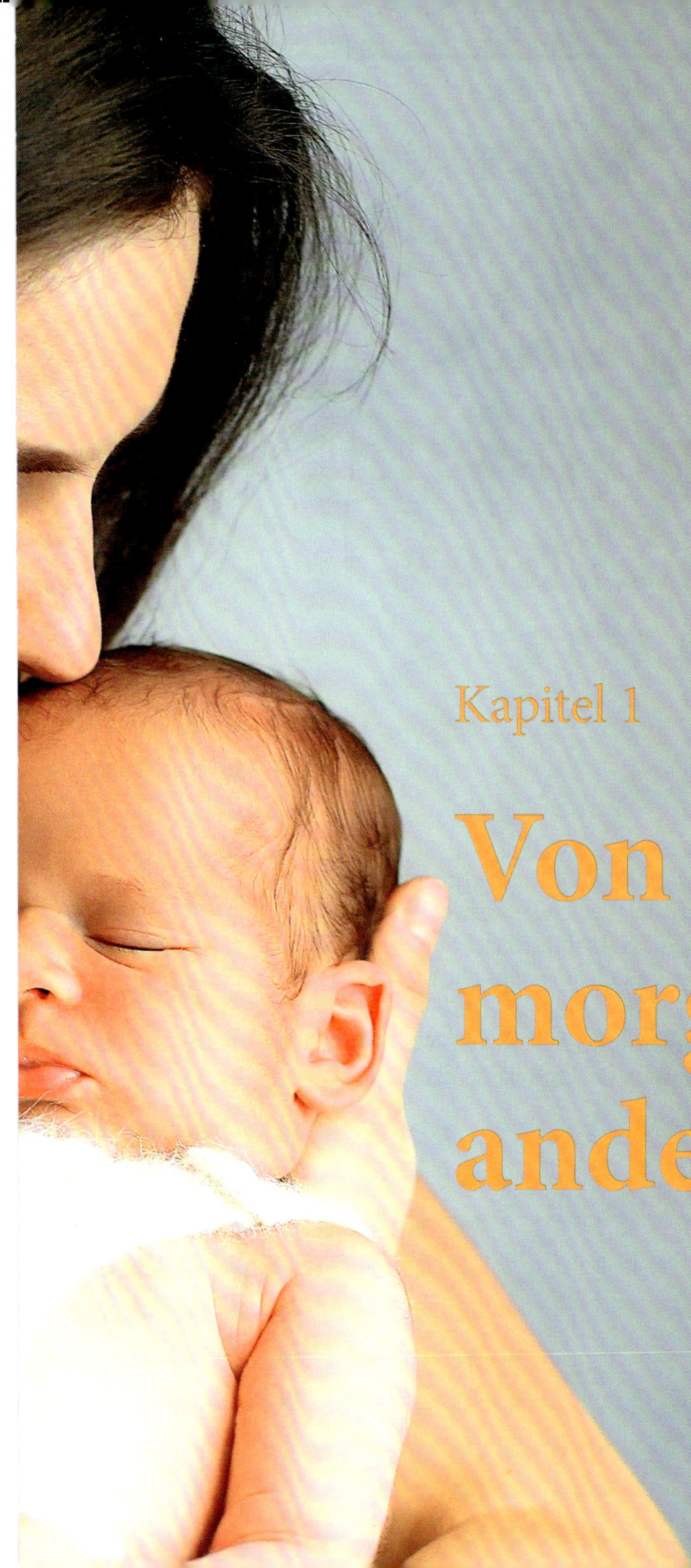

Kapitel 1

Von heute auf morgen ist alles anders

1.1 Vor der Geburt ist nach der Geburt

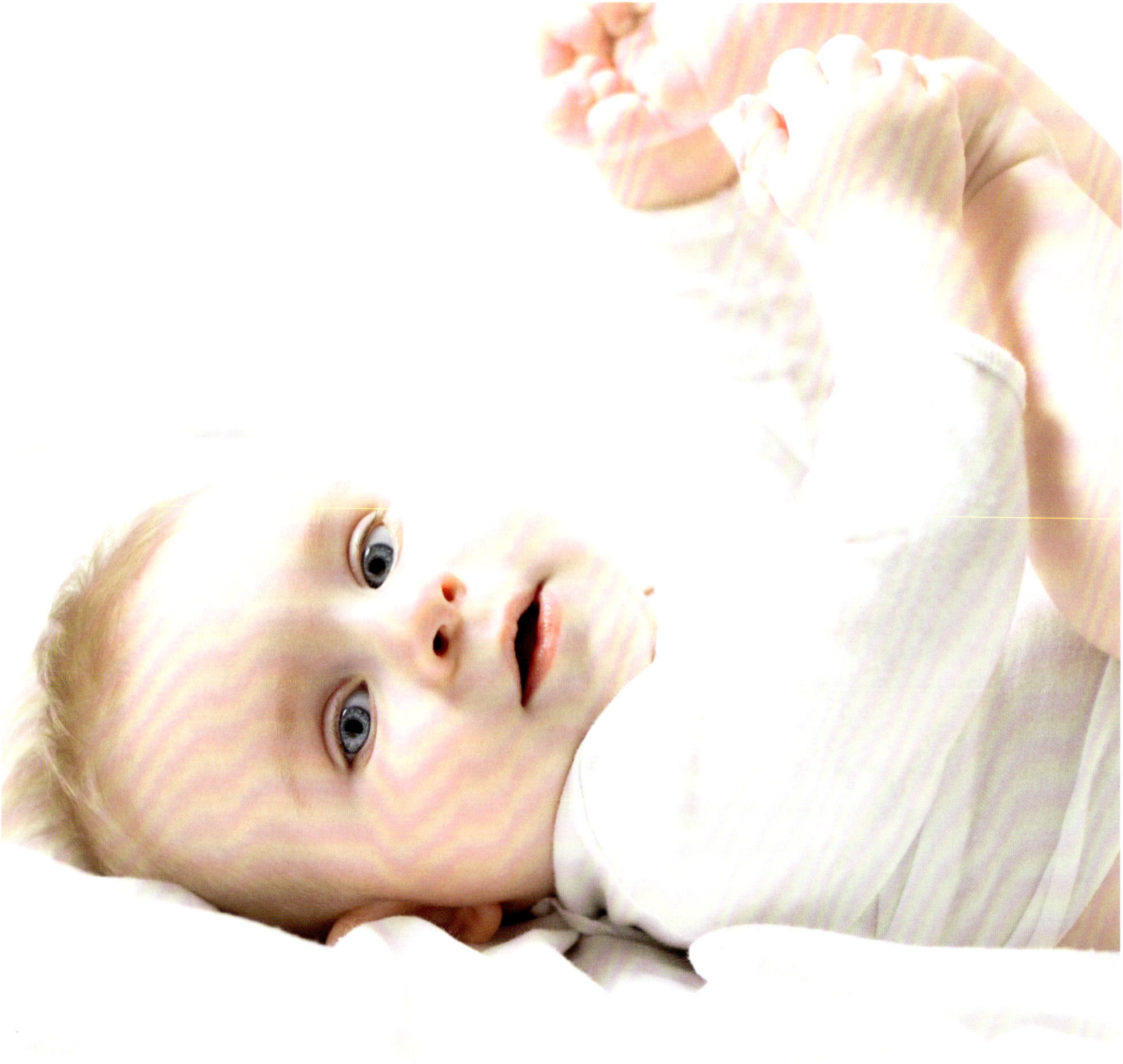

Was passiert also im Körper? Der Körperschwerpunkt verlagert sich mit wachsendem Bauch nach vorn und verändert dadurch den Stand und das Gangbild. Zum Ausgleich verstärken die meisten Schwangeren die Beugung in der Lendenwirbelsäule. Das Bindegewebe wird insgesamt durch den Einfluss der Schwangerschaftshormone bis zur Geburt weicher. Das hat zur Folge, dass die Mobilität grundsätzlich zunimmt. Während die Bauchmuskulatur an Stabilität verliert, um der wachsenden Gebärmutter Platz zu schaffen, wird die stabilisierende Muskulatur der Lendenwirbelsäule ständig aktiviert und gleicht so den nach vorn verlagerten Schwerpunkt aus. Die Rektusscheide, die unsere Bauchmuskulatur mittig zusammenhält, weitet sich und es entwickelt sich eine tastbare Lücke. Diese nennt man Rektusdiastase. Dynamische Übungen für die gerade Bauchmuskulatur sollen in dieser Phase weitestgehend vermieden werden. Haltende Bauchübungen für die gerade Bauchmuskulatur und Übungen für die schräge Bauchmuskulatur können weiter ausgeführt werden.

Durch den zunehmenden Hochstand des Zwerchfells wird die Bauchatmung eingeschränkt und die Frau wird bei Belastung kurzatmiger. Deshalb verändert sich auch der Brustkorb. Er öffnet sich seitlich um zehn bis fünfzehn Zentimeter, um die Lungenfunktion soweit wie möglich zu erhalten. Dadurch werden die Zwischenrippenmuskulatur

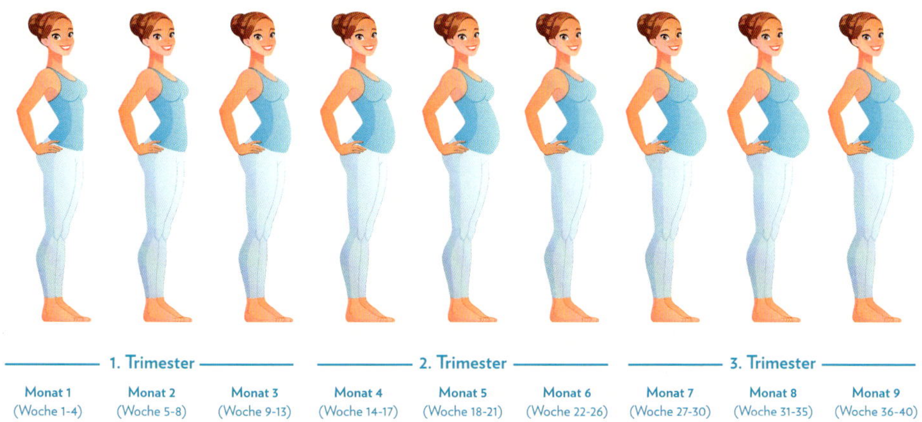

← ***Abbildung 3***
Verlauf einer Schwangerschaft

und die Bauchmuskulatur zusätzlich gedehnt. Durch die verstärkte Lendenlordose, umgangssprachlich auch Hohlkreuz genannt, steigt die Belastung der kleinen Wirbelgelenke, die die einzelnen Wirbelkörper miteinander verbinden um bis zu 60 Prozent. Das Becken kippt bei wachsender Gebärmutter nach vorn und, in Verbindung mit den hormonellen Veränderungen, die die Gewebe „weicher“ machen, verändert sich maßgeblich die Stabilität des Beckenrings. Die vordere Verbindung des Beckenrings (Symphyse) lockert sich ebenso wie die hintere Verbindung (Ilioskralgelenke (ISG)). Blockierungen des Iliosakralgelenks zwischen Steißbein und Becken treten in der Schwangerschaft häufig auf. Als Manualtherapeut habe ich das ISG bei vielen Schwangeren behandelt.

Abbildung 4 →
Welche sportliche Aktivität ist zu welchem Zeitpunkt möglich?

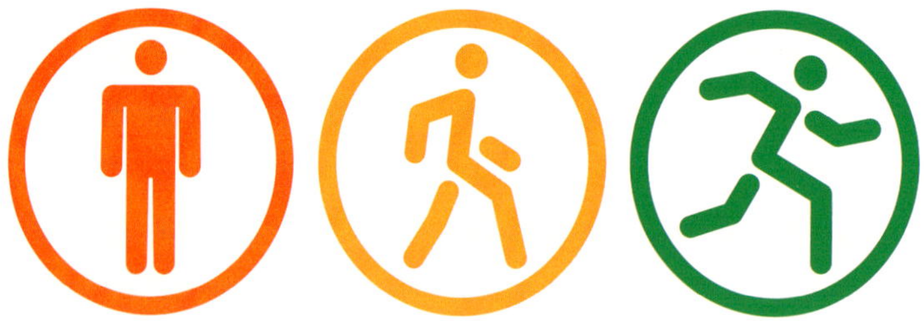

Diese genannten Veränderungen sind vollkommen normal und dienen der Vorbereitung des Körpers auf die anstehende Geburt. Sie bilden sich in den ersten vier bis zwölf Wochen nach der Geburt zurück, im Durchschnitt nach sechs Wochen. Diese Phase wird deshalb zu Recht als Rückbildung bezeichnet. Während dieser Zeit ist die Belastbarkeit des Körpers noch reduziert.

Ich nutze in diesem Zusammenhang gern das Bild einer Ampel. Während der Schwangerschaft, bei der zu Beginn beinahe alle Belastungen möglich sind (grüne Phase), schränken sich Umfang und Intensität der sportlichen Möglichkeiten – wie oben beschrieben – zunehmend ein (gelbe Phase), bis in den letzten Wochen bestimmte Belastungen dringend vermindert werden sollten (rote Phase). Nach der Geburt verhält es sich dann umgekehrt. Die Phase der Rückbildung (rot) wird gefolgt von einer zunehmenden Belastbarkeit (gelb), hin zur uneingeschränkten Belastungsfähigkeit (grün). Die Dauer der einzelnen Phasen vor und nach der Geburt unterliegt deutlichen Schwankungen. Allgemein kann man sagen, dass eine vor und während der Schwangerschaft gut trainierte Frau – von Komplikationen im Verlauf der Schwangerschaft und der Geburt einmal abgesehen – schneller wieder fit sein wird, als eine zuvor unsportliche Frau.

1.2 Was ist mit meinem Körper passiert?

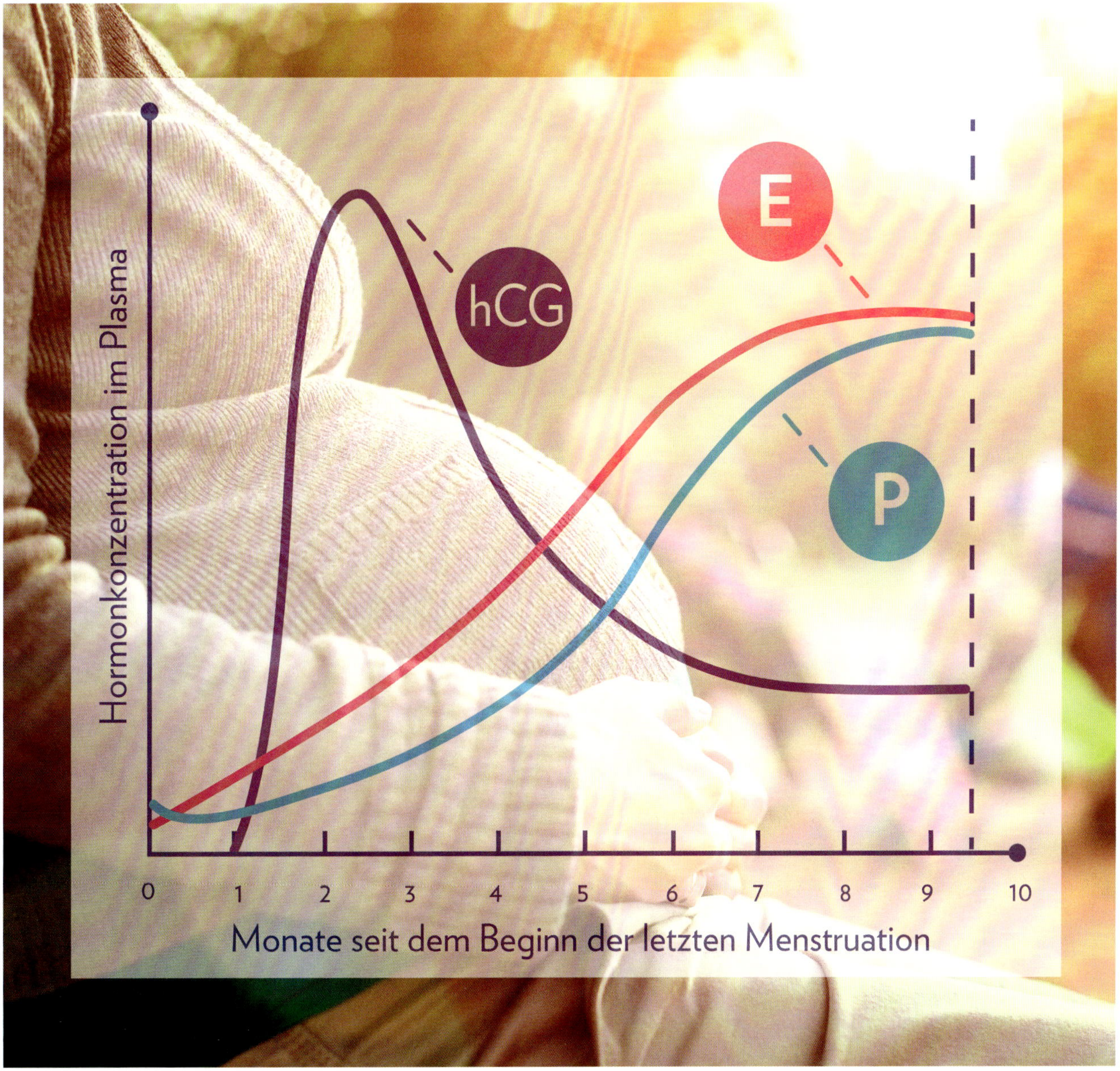

An dieser Stelle möchte ich kurz erläutern, was bei einem Training nach der Geburt zu berücksichtigen ist. Zunächst beginnt die Phase der Rückbildung. Diese bezieht sich auf unseren gesamten Bewegungsapparat und umfasst damit die passiven Strukturen (Bänder, Sehnen, Gelenke) und die aktiven Strukturen (Muskulatur). Nach der Schwangerschaft halten die akuten physiologischen und morphologischen Veränderungen in etwa vier bis sechs Wochen an. Abhängig vom Geburtsverlauf kann ein systematisches Training vier Wochen nach der Entbindung bei unauffälligem Verlauf des Wochenbetts beginnen. Besonders wichtig ist ein langsamer gezielter Belastungsaufbau des Muskel-, Sehnen- und Bandapparates.

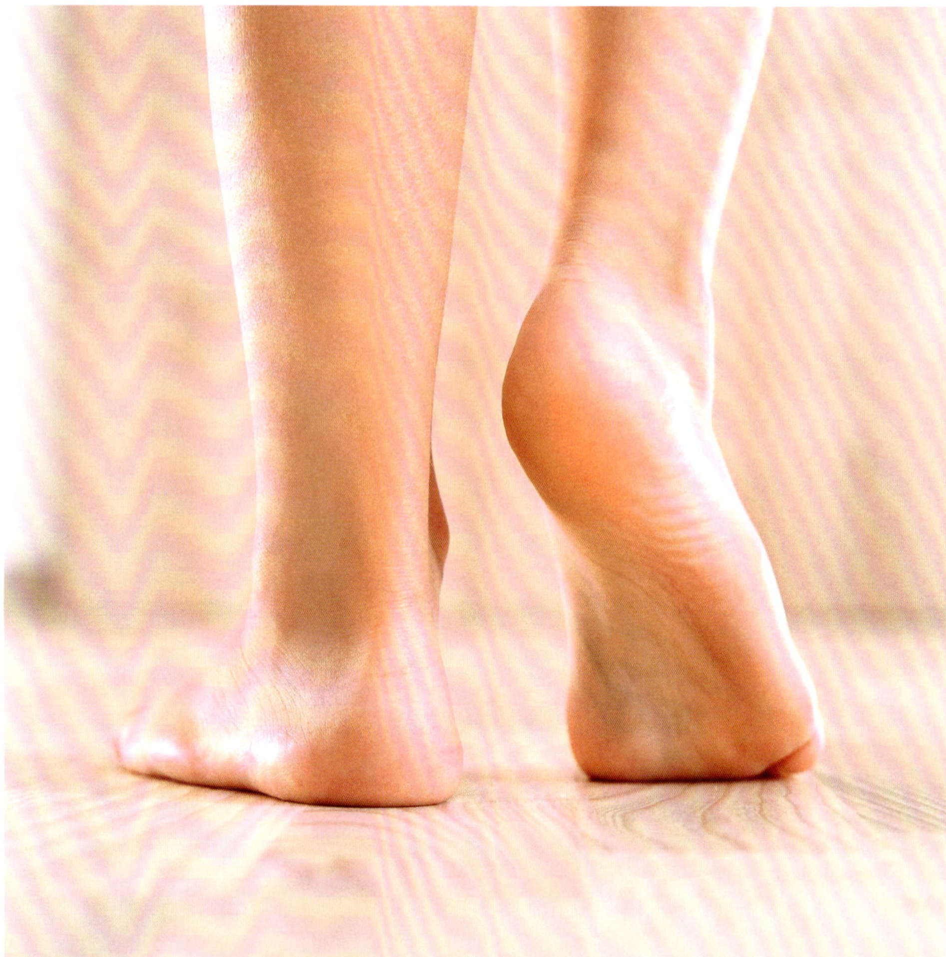

Ebenso wichtig ist ein Training unseres Herz-Kreislauf-Systems. Übertriebener Ehrgeiz und sozialer Druck sind definitiv keine guten Ratgeber und fehl am Platz.

Am bekanntesten ist die Notwendigkeit zur Festigung des Beckenbodens nach der Geburt. Hierzu gibt es eine Vielzahl an Angeboten von Hebammen, Physiotherapeuten und Trainer*innen. Ein Training des Beckenbodens sollte als erstes begonnen und für mindestens sechs Monate durchgeführt werden. Zusätzlich muss eine vorhandene Rektusdiastase berücksichtigt werden, die oft tastbare Lücke zwischen unseren geraden Bauchmuskeln hervorruft. Solange diese noch vorhanden ist, gilt es, bei dynamischen Bauchübungen für die gerade Bauchmuskulatur vorsichtig zu sein.

Vorsicht gilt insgesamt auch bei intensiven sportlichen Belastungen. Das bezieht sich sowohl auf den Umfang als auch auf die Intensität, da sonst ein erhöhtes Verletzungsrisiko droht. Sprints, schneller Richtungswechsel, Sprünge und maximale Kraftbelastungen sollten deshalb für zwölf Wochen vermieden werden. Entscheidend ist in diesem Zusammenhang – und das ist gut nachvollziehbar – der Fitness- und Trainingszustand vor der Schwangerschaft. Die für die Geburt erhöhte Mobilität des knöchernen Beckenrings stabilisiert sich in der Regel in den ersten drei Monaten von selbst durch die verringerte biomechanische Belastung und die veränderten hormonellen Einflüsse. Anders verhält es sich mit den Füßen. Die Veränderungen des Fußgewölbes halten bei höherem Körpergewicht und fehlendem Training zum Teil ein Leben lang an. Frauen berichten nicht selten darüber, nach der Schwangerschaft größere Füße und damit eine veränderte Schuhgröße zu haben.

Die Stellung der Füße beeinflusst im Sinne eines Dominoeffektes die gesamte Beinachse und die Beckenstellung. Funktionell spricht man auch von einer aufsteigenden Kette. Deshalb ist mir ein Training der Fußmuskulatur als Teil der Rückbildung besonders wichtig. Vorübergehend können auch individuell angepasste Einlagen eine sinnvolle Hilfe darstellen. Ob Einlagen notwendig sind, kann man einfach mit Hilfe einer Fußabdruckmessung, einer Pedobarographie, feststellen.

Gehen wir vom Becken weiter nach oben, so gelangen wir zur Wirbelsäule. In der Schwangerschaft hat die Frau, wie eingangs beschrieben, häufig eine verstärkte Beugung der Lenden- und Brustwirbelsäule eingenommen. Unbewusst wird diese Haltung nach Monaten der Gewöhnung beibehalten. Das ist vor allem dann der Fall, wenn das geborene Kind als variabler Hebel vor dem Körper getragen wird und erneut ein Ausgleich durch ein Hohlkreuz nötig ist. Eine zentrale Rolle für eine Haltungskorrektur spielen deshalb die Aktivierung und das Training unserer Gesäßmuskulatur sowie das Training der Rücken- und Nackenmuskulatur.

Ob ein Baby gestillt oder mit der Flasche ernährt wird – die Position, die die junge Mutter einnimmt, ist eine vorgebeugte, schützende Haltung. Ein sich nach vorne Beugen und ein einseitiges Heben und Tragen sind dominierende Bewegungsmuster der jungen Mutter. Beim Training gibt es den Leitsatz *form follows function*, unser Körper passt sich der Belastung an. Ein Sprinter hat eben eine andere Physis als ein Langstreckenläufer. Diese typischen Haltungsmuster sollten wir also für unser Training berücksichtigen und ausgleichen.

Neben der Haltung hat sich in der Schwangerschaft auch die Atmung verändert. Da die Atmung eine zentrale Rolle für unsere Haltung, Entspannung und Achtsamkeit darstellt, ist sie auch ein essentieller Bestandteil eines Trainings nach der Schwangerschaft.

Zusammengefasst liegt der Fokus eines Trainings zu Beginn auf der Rückbildungsgymnastik für die aktive Ansteuerung und das Training des Beckenbodens. Zu diesem Thema gibt es schon unzählige Empfehlungen und Übungstipps. In diesem Buch soll der Schwerpunkt deshalb auf einem effektiven Ganzkörpertraining und einem Ausgleich der typischen Bewegungsmuster nach einer Schwangerschaft liegen. Zusätzlich aktiviere ich mit meinen Trainingsempfehlungen möglichst viele Strukturen gleichzeitig. Der Grund liegt im limitierenden Faktor Zeit.

1.3 Hilfe, mein Baby dominiert mein Leben

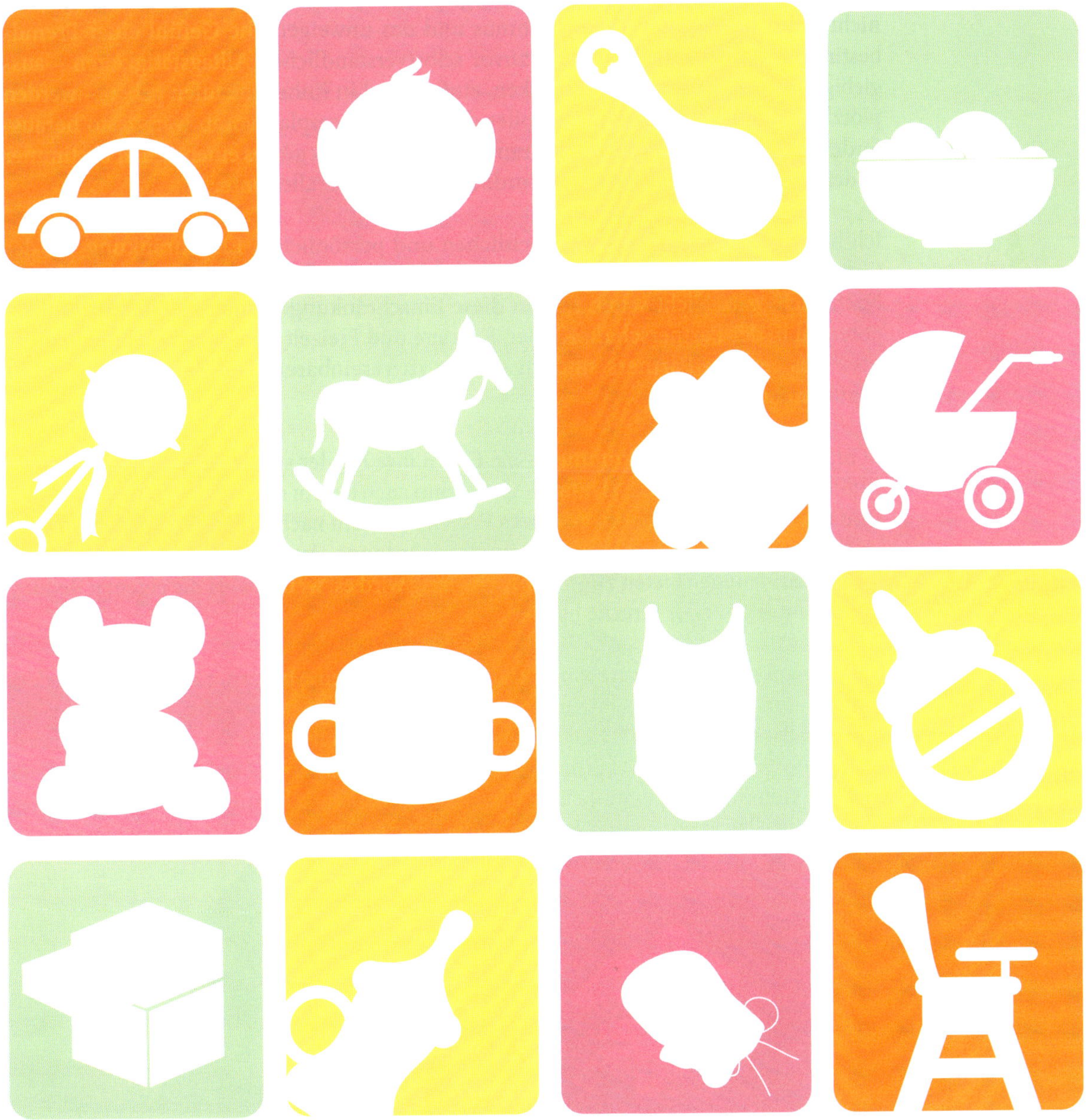

Wir sollen uns verdeutlichen, dass am Tag der Geburt zwei Menschen geboren werden – ein Baby und eine Mutter. Die Mutter befindet sich in einem immer noch veränderten Körper mit vielen neuen Gedanken und Gefühlen. Neben den Glücksgefühlen plagen sie jedoch auch viele Sorgen in ihrem Kopf. Sie ist dadurch auch extrem empfänglich für Einflüsse von außen – positiv wie negativ. Es ist wichtig, eine Balance zwischen den Ratschlägen von anderen, dem gesunden Menschenverstand und deinem Gefühl zu finden. Bei deinem ersten Kind lernst du selbst erst Schritt für Schritt, dein kleines Wesen zu verstehen. Warum schreit es gerade? Tut ihm etwas weh? Ist die Windel voll? Hat es Bauchschmerzen? Keiner gibt einem eine definitive Antwort auf diese Fragen.

Die Stimme in unserem Kopf, die täglich unentwegt mit uns spricht, kann ein mächtiger Unterstützer, aber genauso ein permanenter Stressfaktor sein. Wir können uns positiv programmieren oder uns mit Sorgen den Alltag schwer machen. Der römische Kaiser Marc Aurel sagte „Mit der Zeit nimmt die Seele die Farbe der Gedanken an.“ Das ist, wie ich finde, ein sehr passender und nicht unerheblicher Satz. Deshalb ist es wichtig, sich positiv zu programmieren.

Wie genau du deine Gefühle und Gedanken formulierst, entscheidest du selbst. Wichtige Inhalte sind meiner Ansicht nach:

- Es ist OK, wenn du dich in vielen Punkten unsicher fühlst. Das ist normal!
- Damit es deinem Kind langfristig gut geht, muss es auch dir gut gehen!
- Sei also gut zu dir!
- Mach dich frei von einem gefühlten gesellschaftlichen Druck!
- Finde gemeinsam mit deinem Baby einen eigenen Rhythmus!
- Sprich mit deinem Partner über eure gegenseitigen Bedürfnisse und Wünsche!
- Nimm Unterstützung an, wenn sich die Möglichkeit ergibt, zum Beispiel von Freunden, Eltern etc.

„Mit der Zeit nimmt die Seele die Farbe der Gedanken an.“

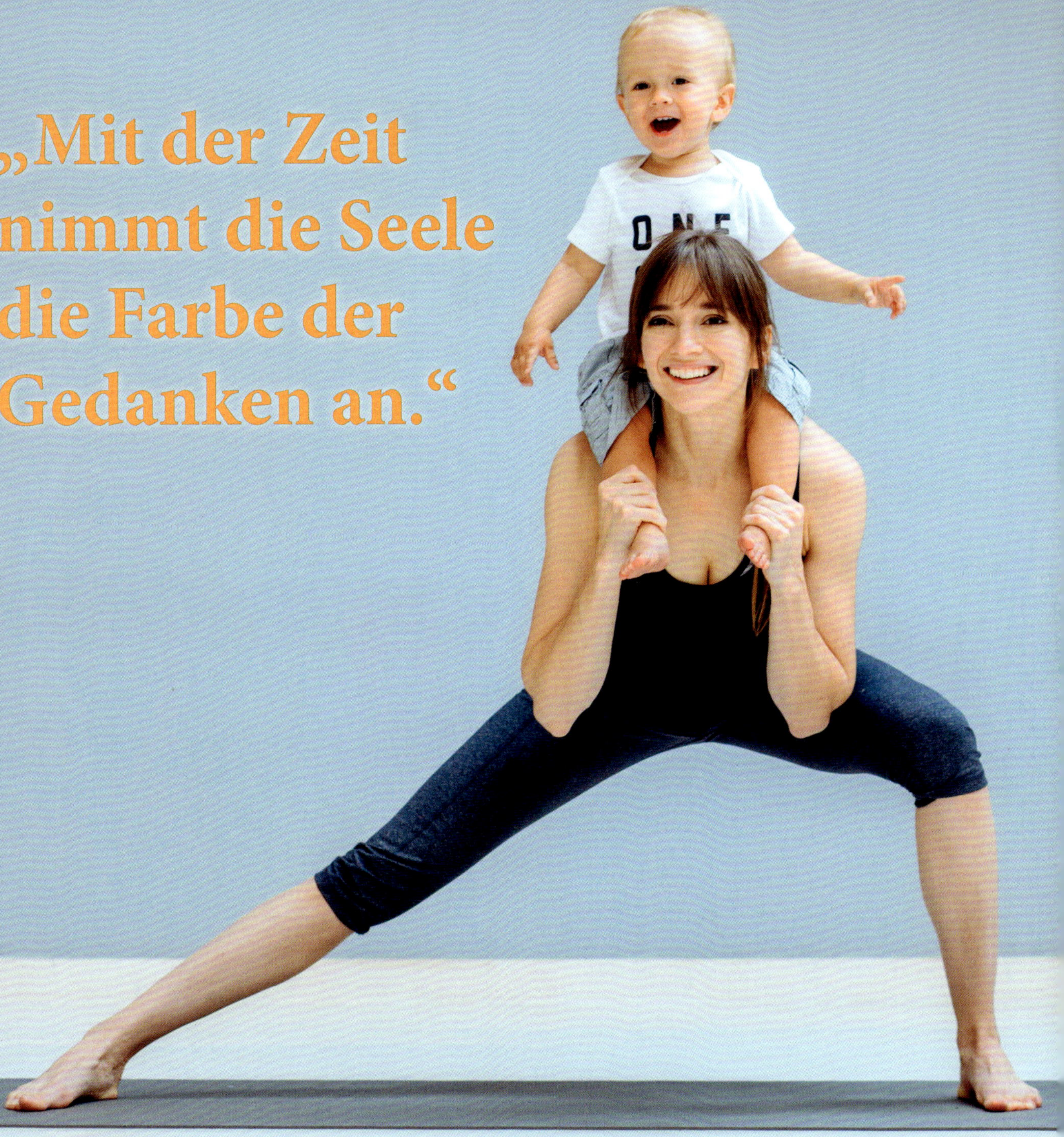

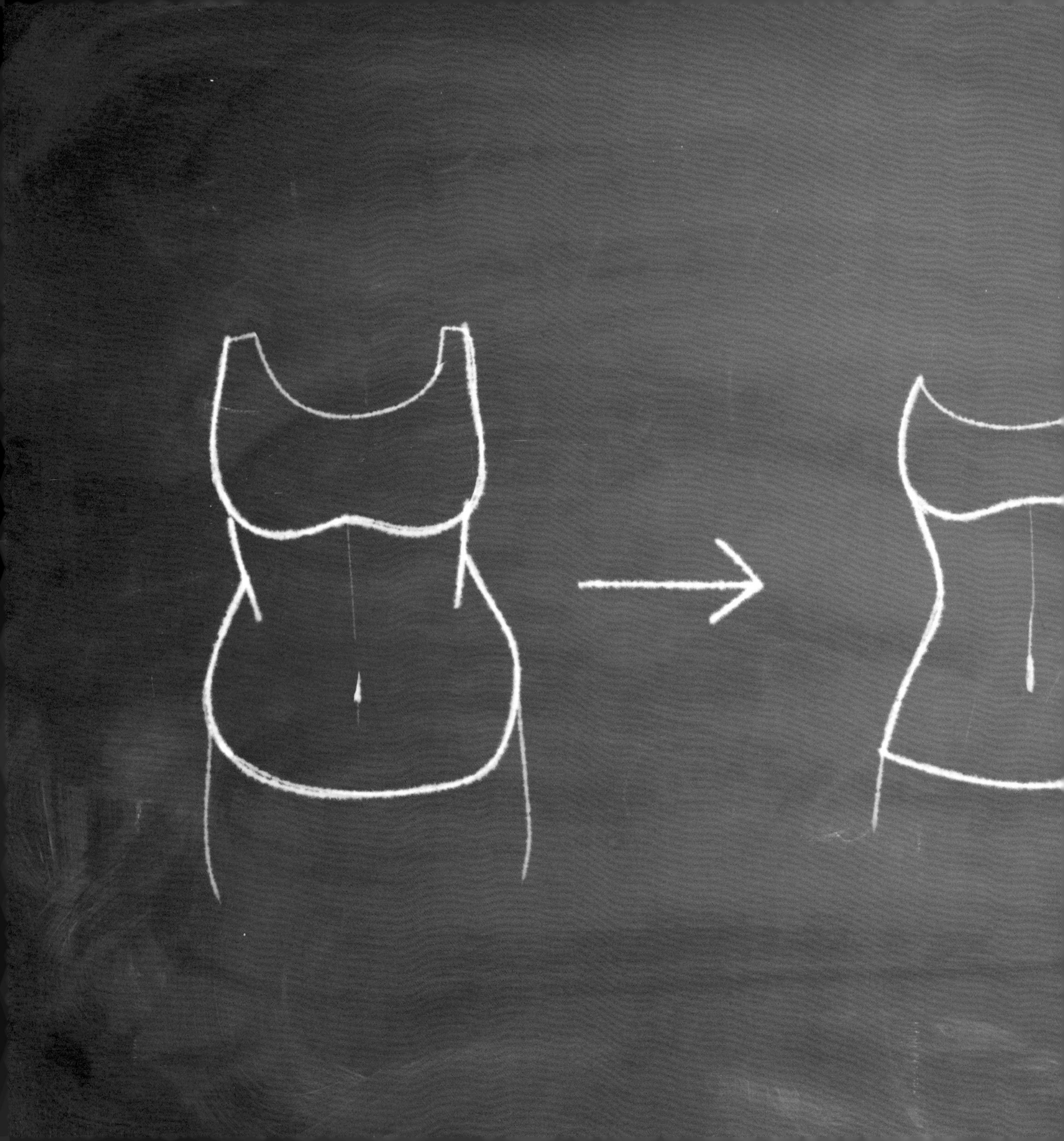

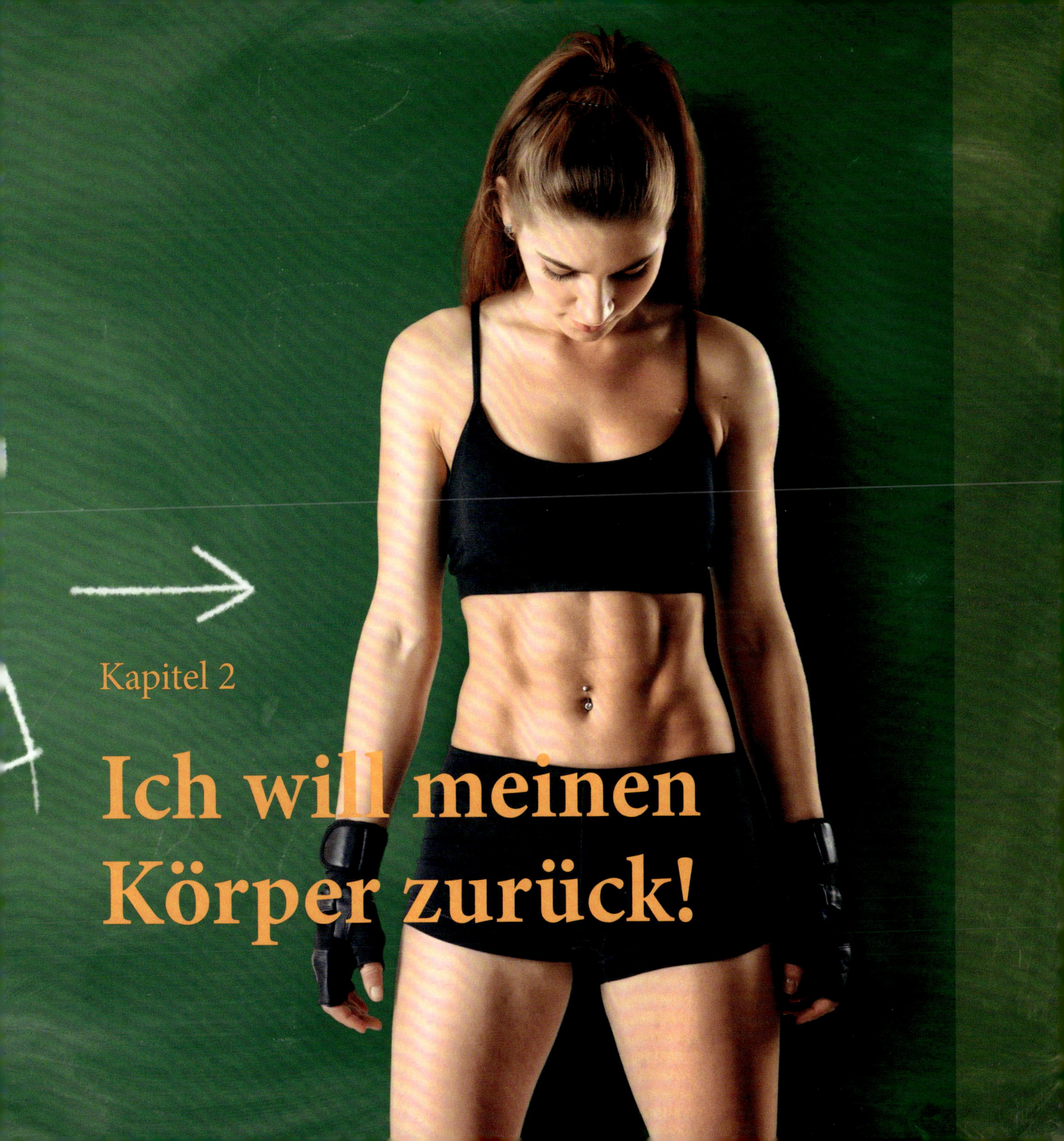

Kapitel 2

Ich will meinen Körper zurück!

„Du wirst morgen sein, was du heute denkst." Buddha

Konzentriere dich auf die Chancen, die dir deine neue Lebenssituation bietet! Hindernisse verdeutlichen dir, wie sehr du dein Ziel erreichen möchtest. Dieses Kapitel wird dir helfen, eine positive Einstellung und zielführende Rituale zu entwickeln.

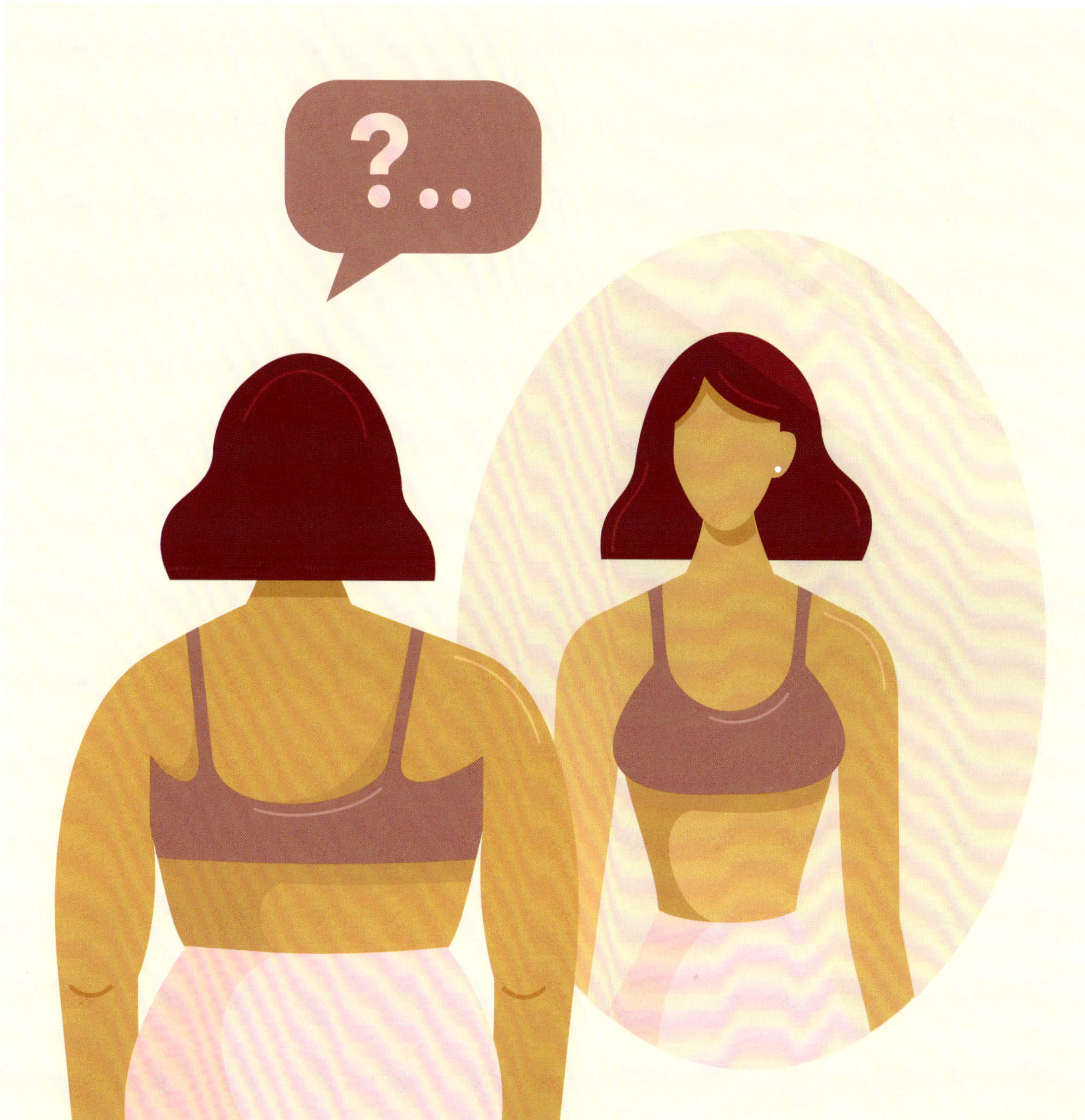

2.1 Was treibt dich an, mit dem Training wieder zu beginnen?

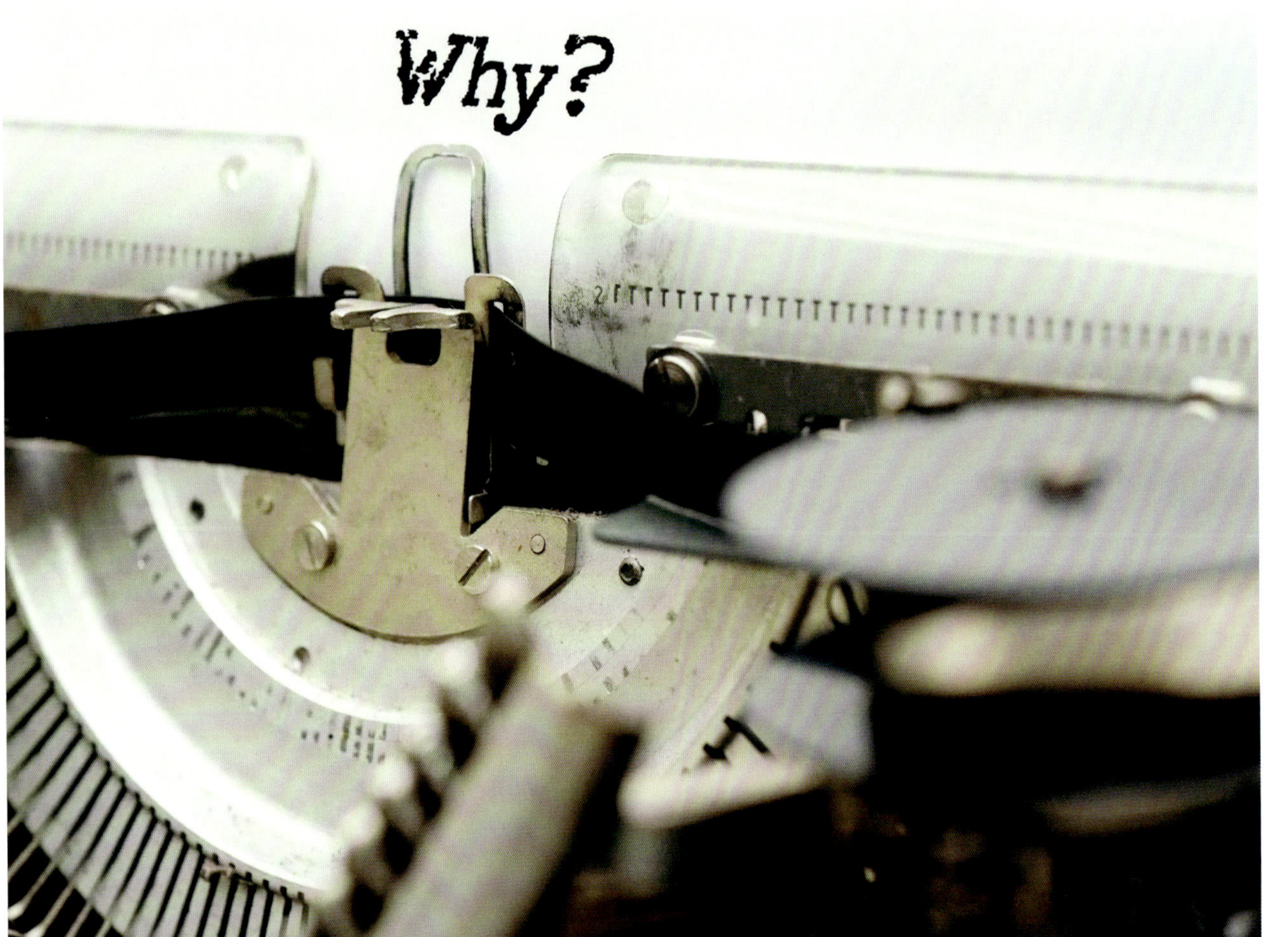

Diese Frage solltest du dir zuerst beantworten, bevor du weiterliest. Stell dir ein Maximum an W-Fragen, um die erforderliche Klarheit zu erlangen. Denn die W-Fragen sind maßgeblich an deinem persönlichen Erfolg beteiligt. Sie stellen den Ausgangspunkt für die Recherche in dir selbst dar und sorgen am Schluss für deine innere Ordnung.

Die fünf W-Fragen

Warum möchtest du trainieren?
Was möchtest du mit dem Training erreichen?
Wie wirst du dieses Ziel erreichen?
Was genau musst du dafür machen?
Wann machst du es?

Die effektivsten Übungen, die besten Trainingspläne und Ernährungstipps bringen dir rein gar nichts, wenn du nicht die Motivation, Zeit und Energie besitzt, sie umzusetzen. Vorsätze und Papier sind geduldig, die Anwendung beziehungsweise Umsetzung sind es, die über deine Ziele entscheiden.

Beginnen wir mit dem Warum deines Trainings.

Was treibt dich an? Was ist dein Ziel? Bei den meisten Menschen beinhaltet das Ziel eine Mischung aus weniger Körperfett/Gewicht, mehr Muskulatur (Männer) oder allgemein strafferem Gewebe (Frauen), Spaß an der Bewegung, Entspannung (Wohlfühlen) und weniger Schmerzen – falls vorhanden.

Was ist dir für dich persönlich wichtig in Bezug auf Bewegung? Was tut dir gut? Trainierst du am liebsten allein oder suchst du die Gesellschaft? Hast du bestimmte sportliche Ziele, die du erreichen möchtest?

Du bist vollkommen frei in deiner Entscheidung. Definiere dein Ziel, schreibe es auf und sprich darüber. Aufschreiben erfordert eine klare Formulierung dessen, was du möchtest. Teilst du deine Ziele zusätzlich mit anderen, so schaffst du eine gewisse Verbindlichkeit.

Dein Warum wird dein Antrieb und deine Motivation sein, wenn du müde und erschöpft bist oder wenn du das Gefühl hast, keine Zeit für dich und dein Training zu finden. Und glaub mir, beides wird der Fall sein.

Je genauer du weißt, was du willst und warum du es willst, desto wahrscheinlicher gelingt eine erfolgreiche Umsetzung. Der amerikanische Coach Martin Rooney sagte mir einmal den einprägsamen Satz „Failing to plan, means planning to fail!“. Wir alle wissen, dass eine Planung nicht gleichbedeutend mit deren erfolgreicher Umsetzung ist. Umgekehrt kann ich aber nur umsetzen, was ich vorher geplant habe. Das kennt jeder von seinem Navigationssystem. Ohne Zieleingabe kommt man allenfalls per Zufall an den gewünschten Ort. Am effektivsten ist es, wenn man sein Ziel aufschreibt und ausspricht, am besten natürlich vor anderen. So schafft man für sich selbst eine gewisse Verbindlichkeit und vielleicht sogar Stütze von außen für schwache Momente. Ein Bild von dir am Kühl- oder Kleidungsschrank, das dich in einem Zustand des Wohlfühlens zeigt, kann eine gute Motivation sein. Es kann auch ein Bild deiner Lieblingslaufstrecke sein oder ein bestimmtes Kleidungsstück, das du wieder tragen möchtest. Welchen Weg du wählst, entscheidest natürlich du.

„Ein Ziel ohne einen Plan und seine Durchführung, bleibt ein Wunsch.“

Ein letzter Tipp: Sei realistisch und gib dir ausreichend Spielraum bei der Formulierung deines Ziels, um auf Unerwartetes zu reagieren. Der Militärstratege Carl von Clausewitz stellte einmal sehr passend fest, dass kein Plan den ersten Feindkontakt überlebt. Auf unsere Situation übertragen, ersetze ich das Wort Feindkontakt passender mit dem Begriff der Realität. Als meine Frau schwanger war, habe ich mir selbst vorgenommen, auch nach der Geburt unseres Sohnes weiterhin möglichst täglich Sport zu treiben. Das mache ich seit Jahrzehnten und es ist einer der effektivsten Wege, ganz bei mir selbst zu sein, meinen Akku aufzuladen und den Alltag auszugleichen. Ich schaffe es jetzt – nach der Geburt unseres Sohnes – in der Tat, fünf- bis sechsmal pro Woche zu trainieren, aber eben anders als vorher. Häufig zu Hause mit dem Babyfon an meiner Seite und meist nicht länger als 30 Minuten. Wäre mein Ziel jedoch zu spezifisch formuliert gewesen – also jeden Tag eine Stunde im Fitnessstudio oder im Wald zu trainieren –, dann wäre ich gescheitert.

„Plan ja, jedoch mit einer gewissen Flexibilität in der Möglichkeit der Umsetzung."

Achte aber bitte darauf, dass du deine persönlichen Ziele nicht mit fremden Ansprüchen vermischst. Instagram, Facebook, YouTube und im weitesten Sinne die Gesellschaft, konfrontieren Mütter mit oft unerreichbaren Vorbildern. Das geschieht machtvoll über in der Regel retuschierte Bilder auf Instagram und auch über Begriffe wie den ABB, den After Baby Body. Diese Parallelwelt suggeriert den Müttern, einen Zustand erreichen zu können in kurzer Zeit, ohne große Mühe, mit maximalem Spaß und vor allem mit einem außergewöhnlichen Ergebnis. Hier ist jedoch Vorsicht geboten. Ein kritischer Blick kann dabei nicht schaden.

Wie wirst du dein Ziel erreichen?

Wie in den meisten Lebensbereichen auch, nämlich durch die unterschätzte Macht der kleinen Schritte. Ein Training wird nur dann seine Wirkung zeigen – körperlich und mental –, wenn du es auch regelmäßig umsetzt. Aristoteles sagte dazu passend: „Exzellenz ist kein einmaliger Akt, sondern eine Gewohnheit." Das gilt auch uneingeschränkt für unser Training.

Große Ziele erreicht man in kleinen Schritten. Das beste Beispiel ist dein Kind, das im wahrsten Sinne des Wortes Schritt für Schritt heranwächst und die Welt entdeckt. Durchhaltevermögen und Engagement sind die Grundlage für jeden dauerhaften Erfolg. Es bringt herzlich wenig, einmal die Woche 42 Minuten die Zähne zu putzen – drei Minuten, zweimal am Tag, sieben Tage die Woche, sind deutlich effektiver, obwohl es die gleiche Dauer ist. Das gilt genauso für dein Training und deine Alltagsbewegung. Jeden Tag 10.000 Schritte zurückzulegen, ist besser und gesünder, als alle sieben Tage ein Pensum von 70.000 Schritten am Stück zu absolvieren. Das gilt auch umgekehrt. Du nimmst nicht an Gewicht zu, weil du es einmal mit den Süßigkeiten übertrieben hast. Du bist auch nicht plötzlich unsportlich, wenn du eine Woche nicht trainiert hast.

„Dein Baby ist das beste Beispiel dafür, welche enormen Fortschritte sich durch ein kontinuierliches Training erreichen lassen. Nimm dir also dein Baby als Vorbild für die Macht der kleinen Schritte."

Was solltest du tun?

Es gilt, eine Balance zwischen Bewegung, Ernährung und Entspannung zu finden. Ich gehe in diesem Buch auf jeden dieser Bereiche ein. Das Management des eigenen Alltags ist weitaus wichtiger und herausfordernder, als eine bestimmte Übung zu trainieren oder ein bestimmtes Nahrungsmittel zu verzehren. Deshalb widmet sich dieses Kapitel hauptsächlich allen wichtigen Aspekten deines Selbstmanagements.

Wann trainierst du?

Ein Erfolgsfaktor ist die Zeit. Es reicht nicht, motiviert zu wissen, was man möchte. Einen Plan und Energie zu haben, wenn am Ende die Zeit fehlt. Jedem von uns stehen gleichermaßen 168 Stunden Lebenszeit pro Woche zu Verfügung. Trotzdem scheint mit einem Baby die Zeit vorn und hinten nicht zu reichen. Wie du trotzdem die notwendige Zeit findest, um deine Ziele zu erreichen, erfährst du im Abschnitt Zeitmanagement.

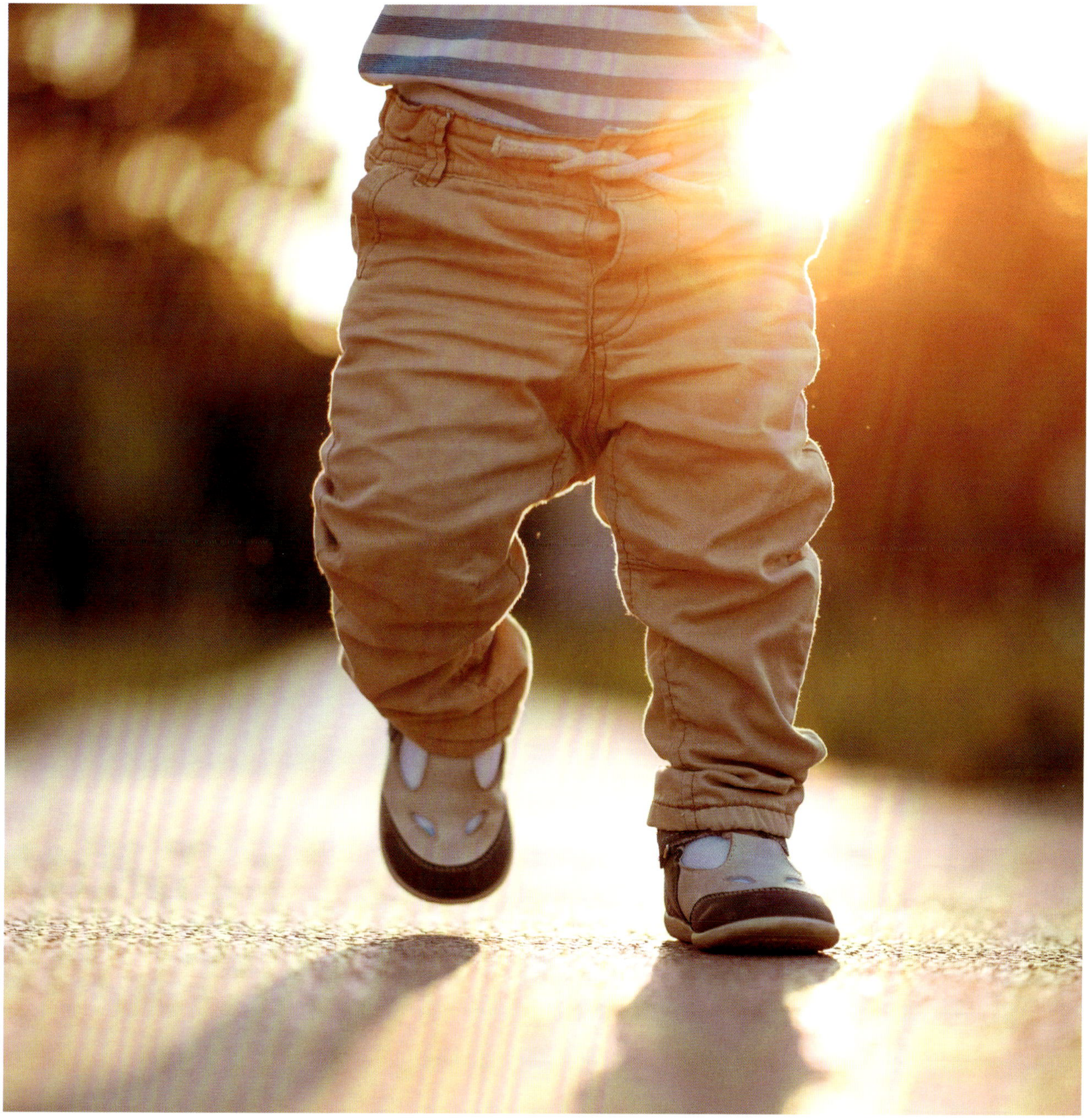

2.2 Was passiert kurz-, mittel- und langfristig, wenn du deinen Körper vernachlässigst?

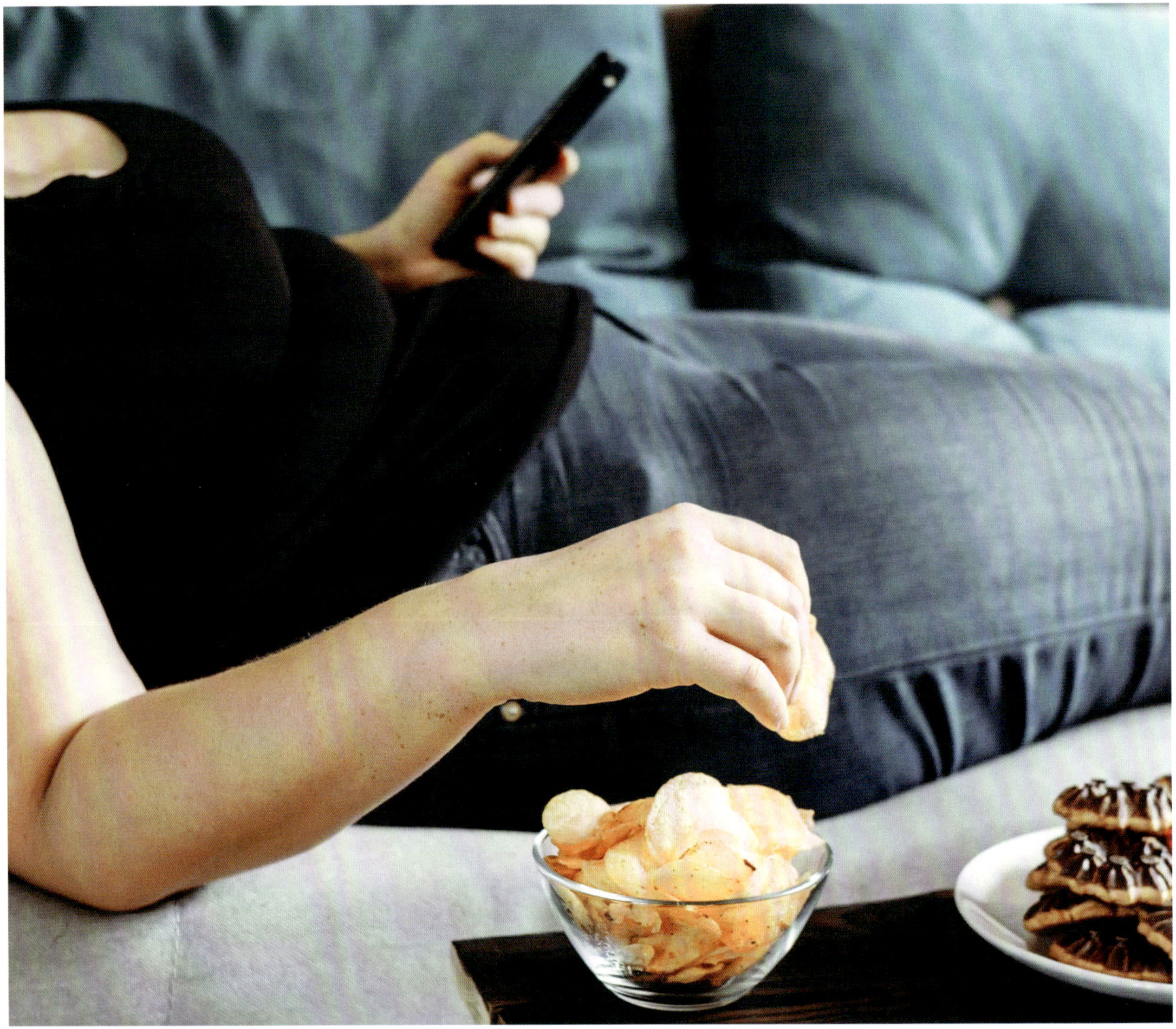

Dein Kind braucht dich in den kommenden Jahren. Daher ist es eigentlich nur logisch, dass du dich selbst möglichst fit und gesund hältst – für dich und für dein Kind. Unabhängig davon gibt es genug egoistische und rationale Gründe, auf deinen Körper zu achten. Die meisten Menschen wünschen sich ein langes Leben bei guter Gesundheit. Das ist bekanntermaßen keine Selbstverständlichkeit. Auf einige wichtige Faktoren für dieses Ziel haben wir einen großen Einfluss. Dazu gehören Bewegung, Schlaf und Ernährung. Sie beeinflussen maßgeblich häufig auftretende Erkrankungen, wie Adipositas, Bluthochdruck, Diabetes, Schlaganfälle, Herzinfarkte, Rückenschmerzen und Gelenkbeschwerden. Die Liste der durch Bewegung positiv beeinflussbaren Erkrankungen lässt sich endlos fortsetzen. Die meisten dieser Beschwerden treten mittel- bis langfristig auf, sodass sie die Gefahr bergen, lange Zeit ignoriert zu werden.

Es gibt zahlreiche gut belegte Leitlinien, die Empfehlungen für Bewegung, Regeneration und Ernährung geben. In Deutschland haben wir Nationale Empfehlungen zu Bewegung und Bewegungsförderung. Diese orientieren sich an den Empfehlungen

WHO-Empfehlungen

› Säuglinge (0 bis 3 Jahre)

Sollten sich so viel und so sicher wie möglich bewegen. Keine Bildschirmzeit.

› Kindergartenkinder (4 bis 6 Jahre)

Das Bewegungsziel sind 180 Minuten/Tag. Maximal 30 Minuten Bildschirmzeit/Tag.

› Grundschulkinder (6 bis 11 Jahre)

Das tägliche Bewegungsziel sind mindestens 90 Minuten bei mittlerer und hoher Intensität. Maximal 60 Minuten Bildschirmzeit/Tag.

› Jugendliche (12 bis 18 Jahre)

Das tägliche Bewegungsziel sind mindestens 90 Minuten bei mittlerer und hoher Intensität. Maximal 120 Minuten Bildschirmzeit/Tag.

› Erwachsene

150 Minuten/Woche ausdauerorientierte Bewegung mit moderater Intensität
oder
75 Minuten/Woche ausdauerorientierte Bewegung mit höherer Intensität
zusätzlich
2 x/Woche Krafttraining

› Ältere Erwachsene

Wie Erwachsene. Zusätzlich sollen mindestens 3 x/Woche Gleichgewichtsübungen zur Sturzprophlaxe durchgeführt werden, wenn Mobilitätseinschränkungen vorliegen.

2.3 Ein gut geplanter Tag ist die halbe Miete

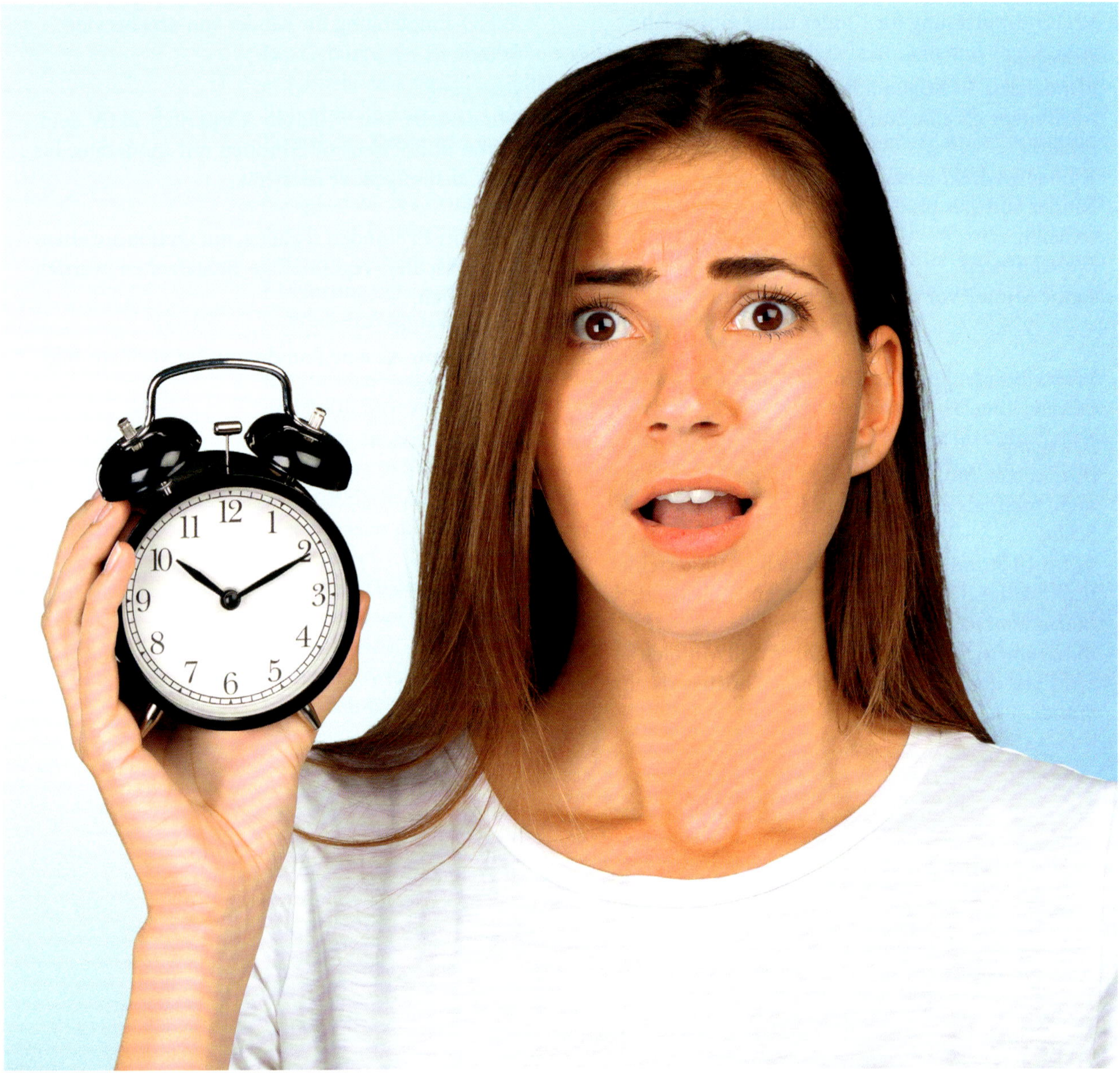

Eine der größten Herausforderungen für Mütter ist die Zeit. Sie scheint ständig zu knapp zu sein, um alles zu erledigen, was man gerne machen möchte. Man fühlt sich hin- und hergerissen, möchte eine gute Mutter sein und trotzdem seine eigenen Bedürfnisse als Frau und vielleicht als Partnerin nicht vernachlässigen. Du musst als Mutter in vielen Situationen zwangsläufig priorisieren. Natürlich steht dein Kind ganz oben auf der Liste und das sollte es auch – jedoch neben dir selbst.

Im Rahmen meiner inzwischen 20-jährigen Tätigkeit als Personal Trainer haben ich von Kunden unendlich oft gehört „Ich würde ja gerne mehr Sport machen / gesünder Essen / mehr schlafen, Aber ich habe keine Zeit!"

Zur Behebung ihrer Einwände führe ich gemeinsam mit den Kunden eine einfache Rechnung durch:
Jeder von uns verfügt pro Tag über 24 Stunden und pro Woche über insgesamt 168 Stunden. Kein Mensch hat mehr oder weniger. Wenige Güter sind also so gerecht verteilt wie die Zeit pro Tag. Es ist daher meistens eine Frage der Organisation und der Priorisierung, wenn es uns an Zeit für uns selbst mangelt. Das bedeutet natürlich nicht, dass wir mit einer guten Terminplanung täglich zwei Stunden Zeit für Sport und Schlaf gewinnen können. Es sollte aber in der Regel für ein Mindestmaß an Bewegung und Regeneration reichen. Ein straffes Trainingsprogramm kann in 20 Minuten erledigt sein, ein Power Nap während des Tages gibt dir schnell wieder Energie.

Leichter gesagt als getan. Nach einem Zitat von Karl Lagerfeld haben Menschen, die Jogginghosen tragen, die Kontrolle über ihr Leben verloren. Darüber mag man sich streiten. Sicher erscheint mir nach einem Jahr mit unserem Baby und vielen Gesprächen mit jungen Müttern und Vätern jedoch zu sein, dass ein Kind bedeutet, dass meistens beide Partner das Gefühl bekommen, teilweise die zeitliche Kontrolle über ihr Leben verloren zu haben.

Merke

Verabredungen mit dir selbst sind genauso wichtig wie berufliche oder private Termine mit anderen Personen. Wenn es Dir gut geht, wirst du auf Dauer die Energie haben, dich optimal um dein Baby zu kümmern und ihm alles zu geben, was es braucht.

In diesem Punkt kann ich aus Erfahrung sprechen. Wir beide hatten oft das Gefühl, nicht genug Zeit für uns selbst und unseren jeweiligen Sport zu haben. Addieren wir ein wenig Schlafentzug, einen körperlich und mental fordernden Beruf, einen ebenfalls sportlichen Partner als Konkurrenten um die verfügbare Sportzeit … und schon scheint das Budget an 168 Stunden in so mancher Woche einfach nicht mehr zu reichen. Und dabei sind wir Anfänger mit nur einem Kind.

Es gibt keine Patentlösung, die immer funktioniert. Ein krankes Kind beispielsweise ändert sehr plötzlich deine Priorität und den besten Plan. Wir benötigen also neben der Absicht und dem Plan eine weitere wichtige Zutat: die Flexibilität. Flexibel zu sein, bedeutet, Bewegungsprogramme für unterschiedliche Orte und Längen zu planen und ein unterstützendes Netzwerk aufzubauen, auf das man sich verlassen kann.

Möchtest du jede Woche an einem bestimmten Kurs im Fitnessstudio oder Sportverein teilnehmen, ohne dass du eine Alternative hast, so wird dieser Kurs mit hoher Wahrscheinlichkeit von Zeit zu Zeit ausfallen und du bist enttäuscht. Es reicht schon, dass dein Kind krank ist und nicht in der Kinderbetreuung angenommen wird – sofern diese überhaupt vorhanden ist – oder du im Stau stehst. Was jetzt?

Im Übungsteil dieses Buches präsentiere ich dir deswegen kurze Programme, die dir auch ein effektives Training zu Hause ermöglichen.

Die fünf folgenden Hinweise werden dir helfen, dein Zeitmanagement zu verbessern und Extrazeit zu gewinnen.

1. Fasse einen Vorsatz
   Der erste Schritt ist die bewusste Entscheidung, sich Zeit für sich selbst zu nehmen, verbunden mit der Einstellung, dass sie dir zusteht. Du entscheidest, worauf du deine dir zur Verfügung stehende Zeit verwenden möchtest. Zeit mit deinen Freundinnen, deinem Partner oder eben Sport.
2. Plane deine Zeit realistisch
   Möchtest du zum Beispiel einen Fitnesskurs besuchen, so berücksichtige die notwendige Anfahrtszeit, den zu erwartenden Verkehr, sowie ausreichend Zeit zum Umziehen und Duschen. Denk daran, dass du vielleicht noch ein Gespräch mit anderen Mitgliedern führen möchtest. Falls dein Baby dich begleitet, reserviere rechtzeitig einen Platz in der Kinderbetreuung (sofern vorhanden) und bedenke, dass du vielleicht noch ein paar Minuten bei deinem Kind bleiben musst. Eine

unrealistische Planung führt zu unnötiger Frustration. Manchmal ist es deshalb einfacher, zu Hause zu trainieren, wenn das Baby schläft.

3. Sei diszipliniert und befolge deinen Plan
   Ein wichtiger Punkt ist es, auch andere Angelegenheiten, die du zuvor angefangen hast, rechtzeitig zu beenden oder unter Umständen gar nicht erst zu beginnen, damit sie deine Zeit nicht negativ beeinflussen. Sei es, dass sie deine Zeit kürzen oder dich derweil gedanklich belasten.
4. Halte dich von Ablenkung in deiner Zeit fern
   Schalte dein Telefon ab oder schalte es in den Flugmodus. Ich habe mir angewöhnt, es beim Training im Schrank der Umkleide zu lassen, falls ich nicht im Rahmen eines Notdienstes erreicht werden muss.
5. Achte im Alltag darauf, Zeiträuber zu begrenzen
   Soziale Medien und E-Mails sind inzwischen Zeiträuber Nummer 1. Mal eben auf Facebook oder Instagram zu schauen, kostet schnell zehn bis 15 Minuten. Sind es diese Bilder und Videos wirklich wert, dass du deine Zeit und deine Prioritäten vernachlässigst? Setze dir im Alltag einen festen Zeitrahmen, den du auf diese Aktivitäten verwendest und kontrolliere ihn zum Beispiel mit einem Wecker. Viele Smartphones zeigen dir mittlerweile auch deine wöchentliche Bildschirmzeit und die inhaltliche Verteilung an. Das ist ein nützlicher Kontrollmechanismus.

Aus der Praxis für die Praxis

Ich habe Mütter und Hebammen gefragt, welche Zeitstrategien erfolgreich sind. Ein wichtiger Aspekt ist die Wahl des richtigen Zeitpunktes. Wenn dein Baby einen regelmäßigen Schlafrhythmus entwickelt hat, bietet sich ein kurzes Training nach dem eigenen Aufstehen und vor dem Aufwachen des Babys an. Vorausgesetzt, du bist bereit, früher aufzustehen.

Nach der Mahlzeit des Babys – ob du stillst oder fütterst – gibt es oft eine kurze ruhige Phase, die du für ein kurzes Training nutzen kannst. Aus eigener Erfahrung kann ich bestätigen, dass das auch funktioniert, wenn das Kind noch wach ist – vorausgesetzt, es sieht dich und spürt die Sicherheit, nicht allein zu sein.

Voraussetzung hierfür ist natürlich, dass du nicht gemeinsam mit dem Kind gegessen hast und direkt mit dem Training starten kannst.
Viele Fitnessstudios bieten eine Kinderbetreuung an, die für die Mutter eine enorme Hilfe sein kann. Außerdem ist das ein guter Ort, um andere Mütter mit ähnlichen sportlichen Interessen kennenzulernen.

Hast du ein Kind für Fortgeschrittene, das schreit und schreit und schreit, dann benötigst du ehrlicherweise eine echte Auszeit, in der Partner, Familie, Freunde oder Erzieher die Betreuung übernehmen.

„Für die Erziehung eines Kindes braucht es ein ganzes Dorf."
afrikanisches Sprichwort

Unser modernes Dorf ist unser Netzwerk. Es sollte ausreichend groß, verlässlich und flexibel sein. Nicht jede Frau hat einen Partner und selbst wenn es einen Vater gibt, so ist das noch lange keine Garantie für eine ausreichende Unterstützung. Nicht immer lebt die Familie in der Nähe. Aber ein Netzwerk aufzubauen, das ist möglich. Freundinnen, Kita, Nachbarn, Tagesmutter, Babysitter, Kinderbetreuung etc. sind mögliche Partner in deinem Netzwerk.

Zeit zu haben, ist eine wichtige Voraussetzung. Wir benötigen allerdings noch eine weitere Zutat, um diese Zeit auch so nutzen zu können, wie wir uns das vorgestellt haben. Wir benötigen Energie.

2.4 Energiefresser – nein danke!

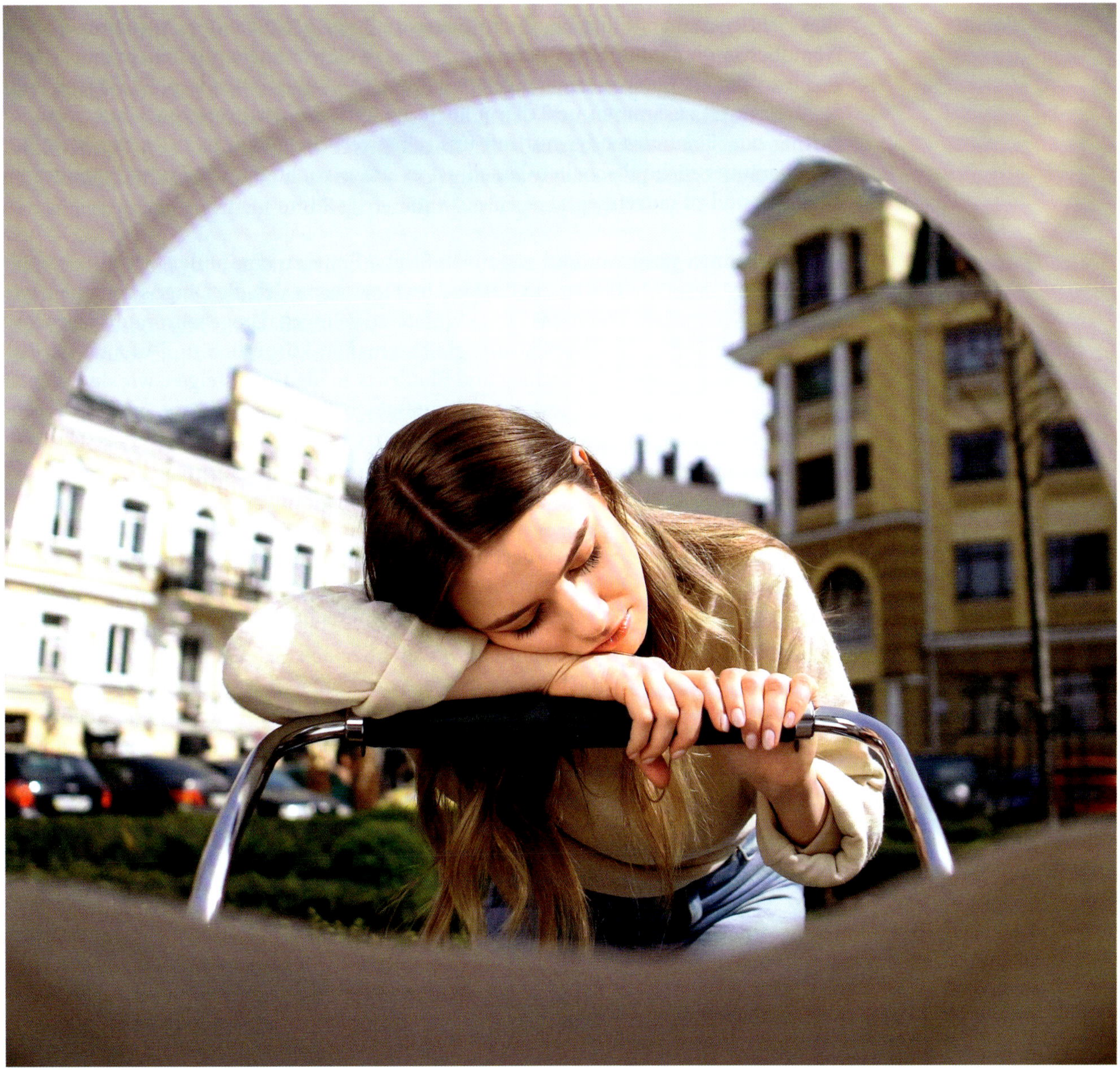

Meiner Frau und mir haben Apps geholfen, unser Schlafverhalten und die Schlafdauer zu protokollieren. Auch hier gilt wieder einmal der Satz „Du kannst nicht managen, was du nicht misst.“

Ein weiterer wichtiger energetischer Aspekt ist die Ernährung, auf die ich im nächsten Abschnitt eingehe.

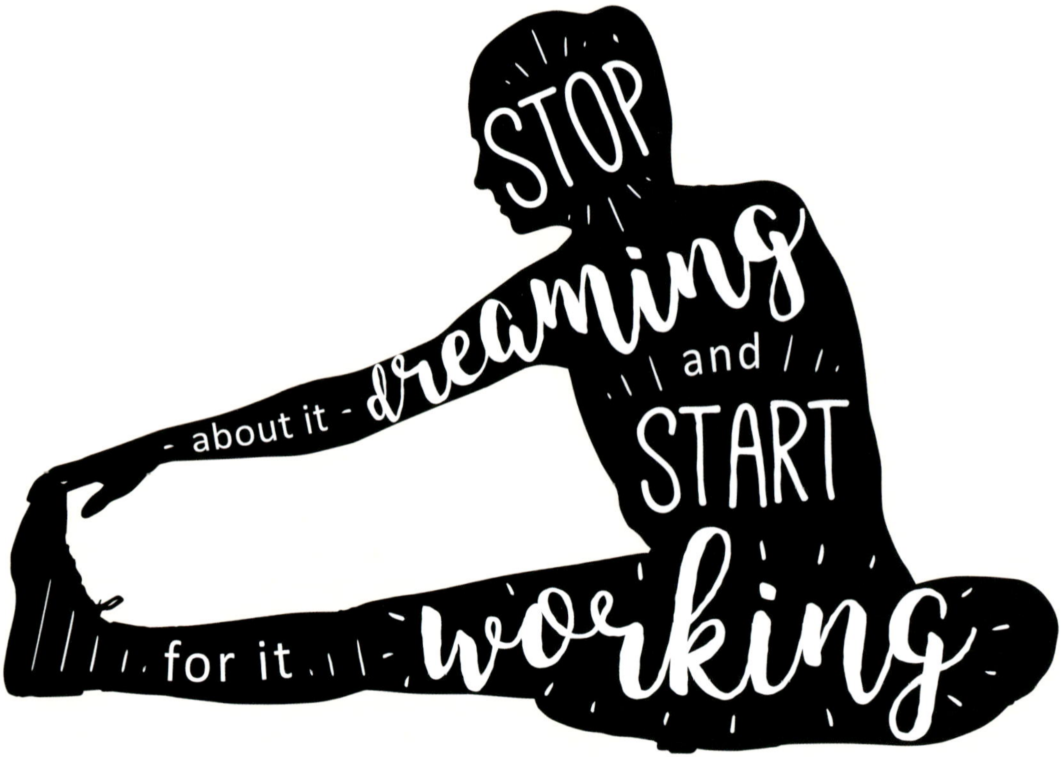

2.5 Mehr Power mit der richtigen Ernährung

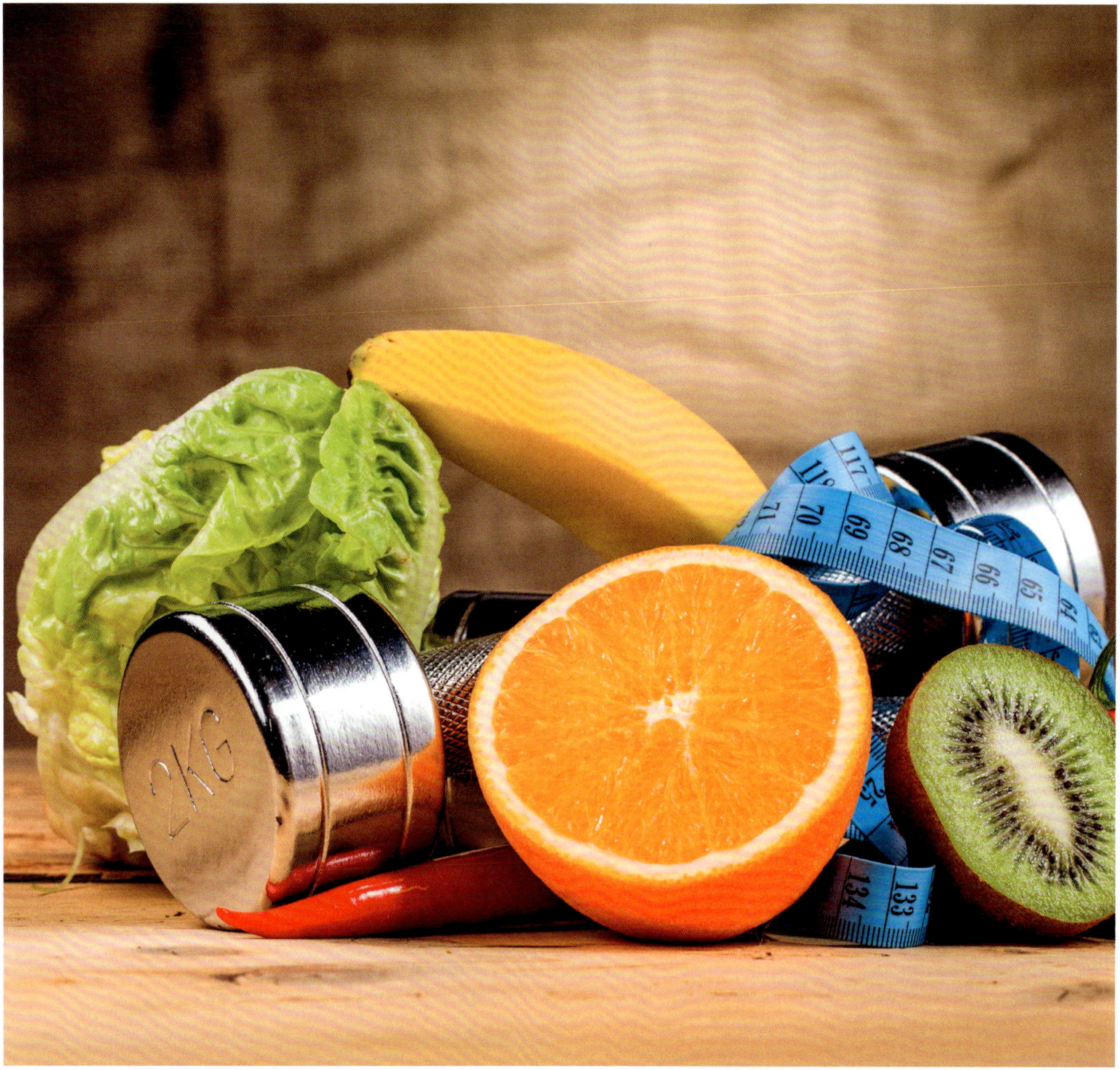

Das Tanken von Energie bezieht sich natürlich nicht nur auf ausreichend Schlaf – hier werden alle jungen Eltern müde lächeln –, sondern auch auf eine ausreichende und ausgewogene Ernährung. Was du isst und wann du isst, entscheidet über deinen Energielevel. Solltest du stillen, so benötigst du natürlich zusätzlich Energie für dein Baby. Viele Frauen, die stillen, geben an, weniger Gewichtsprobleme nach der Schwangerschaft zu haben, da ihr Körper extrem viel zusätzliche Energie verbraucht. Das glaube ich nicht. Aus meiner Sicht liegt der Grund vielmehr darin, dass die Frauen sich nicht genügend Zeit nehmen, ausreichend Nahrung aufzunehmen. Frauen, die stillen, essen ja umso mehr und bewusster, weil sie ihr Kind noch mitversorgen. Sie fahren im niedrig-kalorischen Bereich.

Es gibt zahlreiche Möglichkeiten, sich gut und gesund zu ernähren. Ob du Fleisch und Fisch isst oder dich vegetarisch ernährst, spielt in erster Linie keine Rolle, solange du ausreichend gut mit den notwendigen Nährstoffen versorgt bist. Nahrungsergänzungsmittel sind meiner Ansicht nach grundsätzlich in Ordnung, die Notwendigkeit der besonderen Zufuhr bestimmter Vitamine und Spurenelemente kennst du ja noch aus der Schwangerschaft (Folsäure etc.).

Ich schaue jetzt auf 30 Jahre Erfahrung mit Ernährung und Diäten zurück. Angefangen hat es im Alter von zwölf Jahren, als ich intensiv Judo als Wettkampfsport betrieben habe. Beim Judo kämpft man in Gewichtsklassen. Optimal ist es, am oder knapp über dem oberen Limit der jeweiligen Klasse zu liegen. Das führte dazu, dass ich vor einem Turnier oder einer Meisterschaft regelmäßig Gewicht machen, sprich, abnehmen musste. Das hat mich damals zu einer gesunden Ernährung motiviert und zahlreiche Methoden der Gewichtsreduktion ausprobieren lassen. Rückblickend muss ich zugeben, dass nicht jeder Ansatz, das Gewicht zu halten oder zu senken, sinnvoll war.

Der uralte Hinweis von Paracelsus „Alle Dinge sind Gift, nichts ist ohne Gift. Allein die Dosis macht, dass ein Ding kein Gift ist" oder einfacher „Es kommt auf die Menge an" ist meiner Erfahrung nach einer der besten Leitsätze für die Ernährung.

„Essen ist viel mehr, als einfach nur ein notwendiger Überlebensakt. Essen ist Energie, Gefühl, Projektionsfläche für Überzeugungen, sozialer Kitt und Kultur. Deshalb kann es nicht die perfekte Ernährung geben. Es gibt jedoch ein paar Leitfragen, die dir helfen, deinen Weg zu finden."

Was braucht dein Körper objektiv?

Du solltest täglich ausreichend kalorienarm trinken, fünf Stücke Obst und Gemüse verzehren. Du brauchst eine gewisse Menge an Proteinen, Fett und Kohlenhydraten. Das ist alles kein Geheimnis und doch keine Selbstverständlichkeit.

Wonach verlangt der Körper subjektiv?

Süß oder herzhaft, lokal oder exotisch? Was ist deine Leidenschaft? Wie fühlt es sich an, während du isst? Wie fühlt es sich anschließend an? Kannst du genießen oder plagt dich anschließend ein schlechtes Gewissen?

Wie ist dein Energielevel?

Wie energiegeladen fühlst du dich über den Tag verteilt? Es gibt beispielsweise Nahrungsmittel, die mir schmecken, die aber im Anschluss eine starke Müdigkeit zur Folge haben. Umgangssprachlich nennt man das eine Fressnarkose. In meinem Fall sind das mehr als zwei Brötchen beim Frühstück ohne ein vorausgegangenes Training am Morgen. Erkenne und vermeide Energieräuber und iss umgekehrt mehr Nahrungsmittel, die dir ein gutes, energiegeladenes Gefühl geben.

Wie sehen dein Timing und deine Belastung im Alltag aus?

Dein Baby ist mittags eingeschlafen, du hast endlich ein wenig Zeit für dich. Du hast dir und deinem Training trotz einer langen To-do-Liste die wohlverdiente Priorität eingeräumt. Plötzlich spürst du deinen Heißhunger und stellst fest, dass du heute außer einem Kaffee noch nichts gegessen und getrunken hast. Keine optimale Voraussetzung für dein Training. Was du wann isst, entscheidet darüber, wieviel Energie du hast und wann du sie nutzen kannst.

Wie sollen sich dein Gewicht und dein Körper entwickeln?

Möchtest du zu-/abnehmen oder dein Gewicht halten? Möchtest du eine andere Körperzusammensetzung? Soll dein Gewebe straffer werden? Bei all diesen Fragen spielt die Ernährung eine ganz entscheidende Rolle.

Was sind deine relevanten Überzeugungen?

Damit kann zum Beispiel der Verzicht auf tierische Produkte gemeint sein. Ebenso die Herstellungsart, zum Beispiel Bio oder die Herstellungsbedingungen, zum Beispiel Fair Trade. Deine Ernährungsgewohnheiten und die Produkte, die du konsumierst, sollten mit deinen Überzeugungen übereinstimmen.

Wie fühlt sich mein Essen für mich an?

Du wirst nur dauerhaft ein Ernährungskonzept beibehalten, wenn du ein gutes Bauchgefühl dabei hast, dir das Essen schmeckt und du dich gut fühlst.

Wie auch immer du dich entscheidest, wichtig ist es, dass du die Lebensmittel griffbereit hast, wenn du sie brauchst. Du kannst nur verzehren, was du auch im Haus hast.

Im Folgenden möchte ich auf einige interessante Fakten eingehen. Sie sind als zusätzliche Motivation dafür gedacht, dass du dich gesund und abwechslungsreich ernährst – für dich und für dein Baby.

Epigenetik – unsere Ernährung beeinflusst unsere Gene

Unsere Gene bekommen wir von unseren Eltern vererbt. Darauf können wir – bis auf wenige experimentelle Behandlungen – keinen Einfluss nehmen. Wir können aber teilweise mitbestimmen, welche Abschnitte ausgelesen und umgesetzt werden. Stress, Sport, Gefühle, Klima, Hunger und Überernährung können die Funktionsweise unserer Zellen dauerhaft umprogrammieren. In der Genetik spricht man von epigenetischen Schaltern. Sie können das Ablesen bestimmter genetischer Informationen verhindern. Besonders sensibel sind Menschen in der Phase der Organreifung. Das ist die Phase im Mutterleib, nach der Geburt und in der Kindheit. Gut erforscht ist der Zusammenhang zwischen dem Körpergewicht der Mutter und dem Risiko des Kindes, übergewichtig zu werden. Übergewicht der Mutter bei der Geburt verdoppelt das Risiko des Kindes, selbst übergewichtig zu werden. Und dies ein Leben lang. Diese Erkenntnisse lassen für Frauen in der Schwangerschaft die einfache und logische Konsequenz ableiten, ein Übergewicht zu vermeiden. Ebenfalls wichtig ist es, die Blutzuckerspiegel der Mutter während der Schwangerschaft im Auge zu behalten. Der Schwangerschaftsdiabetes, auch Gestationsdiabetes genannt, erhöht das Risiko, dass das Kind mit Übergewicht zu kämpfen haben wird. Stillen scheint umgekehrt eine sinnvolle präventive Maßnahme zur Risikoreduktion zu sein. Es senkt in etwa um ein Drittel das Risiko für das Kind, übergewichtig zu werden. Studien legen nahe, dass der geringere Eiweißanteil der Muttermilch dafür verantwortlich ist. Es besteht ein nachweisbarer Zusammenhang zwischen einer hohen Zufuhr an Eiweiß im ersten Lebensjahr und einem erhöhten Risiko für Übergewicht.

Auch unsere körperliche Leistungsfähigkeit hängt zu einem Teil von epigenetischen Mustern ab. Die Forschung macht ständig Fortschritte im Verständnis dieser Zusammenhänge. Noch ist es allerdings zu früh, um allgemeingültige Tipps zur Beeinflussung unserer epigenetischen Muster zur Leistungssteigerung zu geben. Persönlich bin ich davon überzeugt, dass eine ausgewogene, an unseren Bedarf angepasste und bewusste Ernährung in der Summe eine positive Auswirkung hat – für unseren Körper, unseren Geist und vielleicht auch für unsere Gene.

Abbildung 5 ↓
Verbindung Darm und Psyche

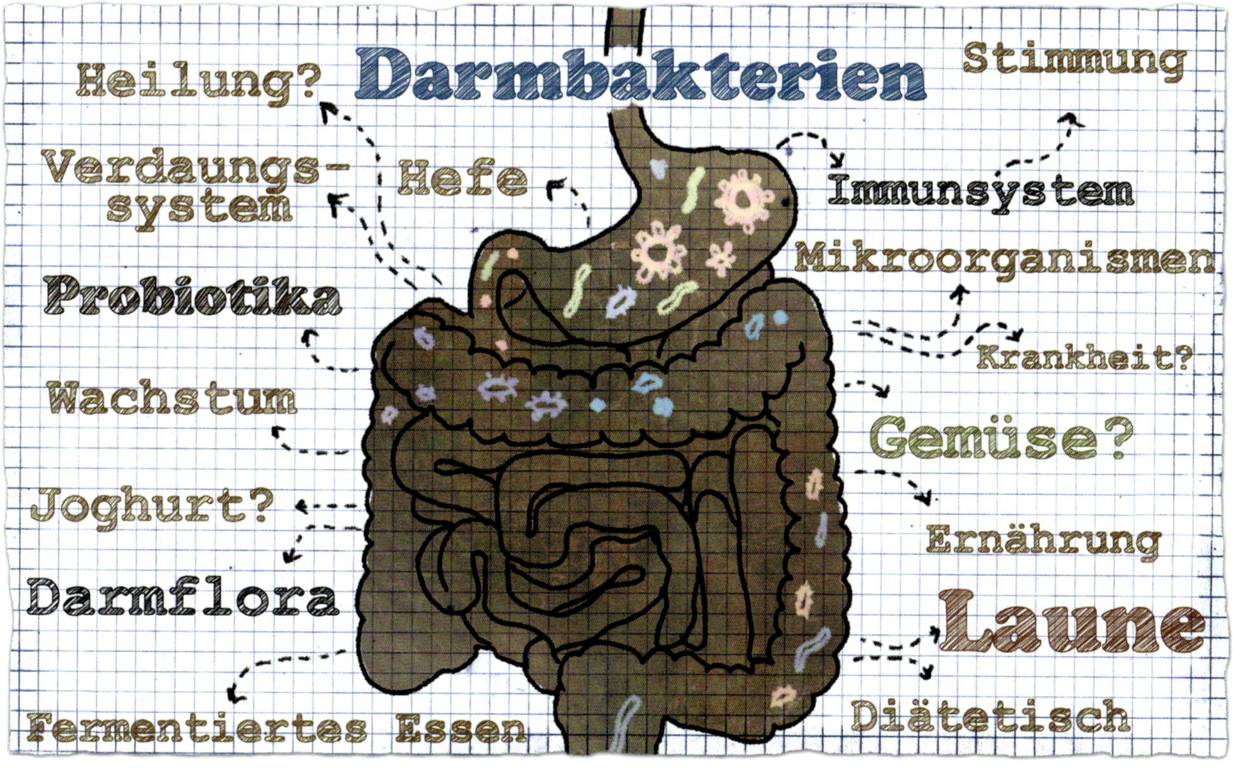

Darm an Gehirn

Unser Darm beeinflusst unser Gehirn und unsere Psyche. Grund dafür sind die Millionen von Bakterien in unserem Darm. Diese von Mensch zu Mensch sehr unterschiedliche und individuelle Besiedelung nennt man auch das Mikrobiom. Studien aus den letzten Jahren belegen, dass diese Bakterien Einfluss auf unser Immunsystem, unsere Leistungsfähigkeit und unsere Stimmung haben. Moleküle, die von den Bakterien gebildet werden, finden sich im Gehirn wieder. Das kann über den direkten Transport in der Blutbahn erfolgen oder über die Anregung des Darms, vermehrt bestimmte Neurotransmitter und Hormone zu bilden.

Bei bestimmten psychischen Erkrankungen, wie Depressionen, Schizophrenie und Autismus, lassen sich wiederkehrend typische Veränderungen des Mikrobioms feststellen. Weiterhin sind Veränderungen des Mikrobioms mit Übergewicht, nicht alkoholisch

Abbildung 6 ↓
Zusammenhang Stimmung und Darm

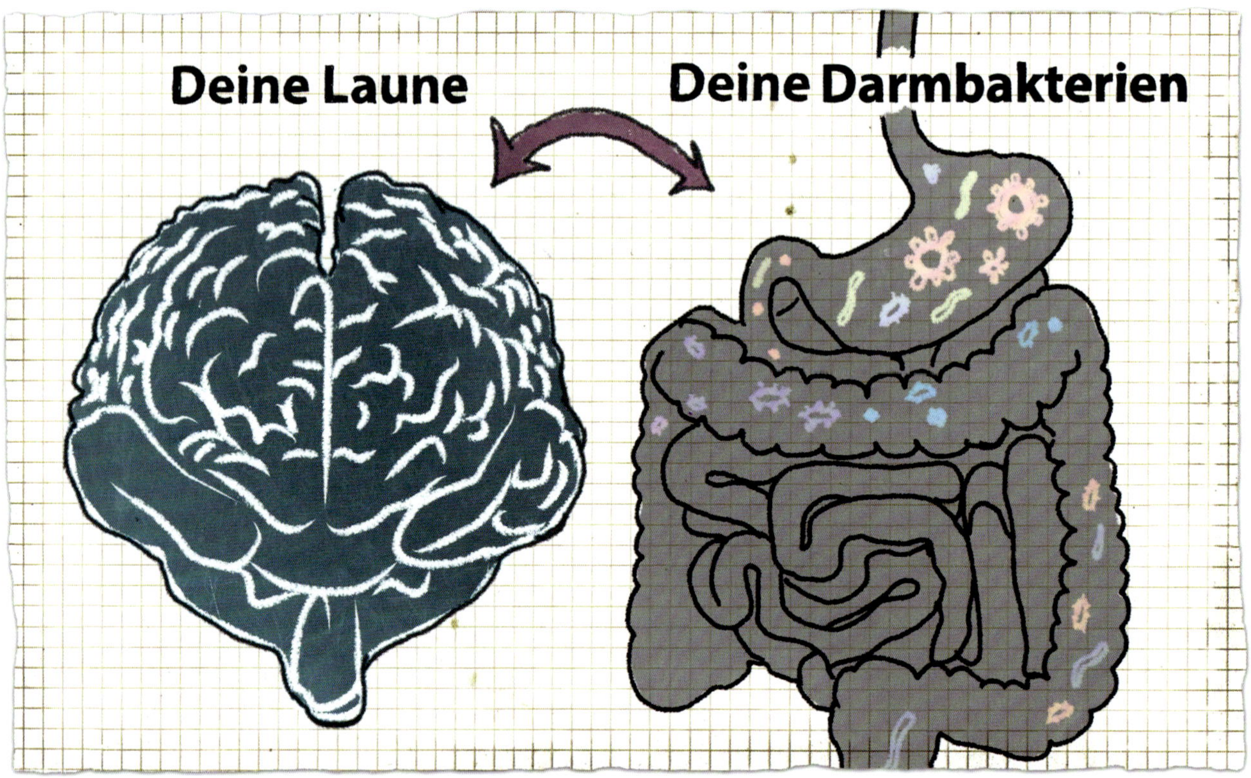

bedingter Fettleber, Herzerkrankungen, chronischen Nierenerkrankungen und rheumatoider Arthritis verknüpft.

Aufgrund der zahlreichen Nervenzellen in unserem Magen-Darm-Trakt spricht man auch von unserem zweiten Gehirn. Umgangssprachlich vertrauen wir in bestimmten Situationen unserem Bauchgefühl oder treffen eine Entscheidung aus dem Bauch heraus. Eine direkte Verbindung zwischen Darm und Gehirn stellt zudem der Vagusnerv dar. Wer seinen Darm positiv beeinflussen möchte, sollte sich möglichst abwechslungsreich ernähren und regelmäßig ballaststoffreiche Lebensmittel verzehren. Dazu gehören Vollkornprodukte, Samen, Hülsenfrüchte, Beeren, Möhren, Paprika. Ein weiterer Tipp sind lebendige Lebensmittel. Gemeint sind Produkte, die von Natur aus viele lebende Bakterien enthalten. Kefir und Joghurt gehören genauso dazu wie Sauerkraut oder Kimchi.

Viele probiotische Drinks halten leider nicht, was die Hersteller versprechen. Nach einer Untersuchung der Europäischen Behörde für Lebensmittelsicherheit konnte kein ausreichender Wirksamkeitsnachweis seitens der Hersteller erbracht werden. Deshalb wurden die meisten Gesundheitsslogans von den Verpackungen entfernt.

Die Ernährung und unsere Stimmung

„Du bist, was du isst", sagte der deutsche Philosoph Ludwig Feuerbach. Das Zitat ist nicht korrekt. Korrekt lautet es „Der Mensch ist, was er isst". Nahrung kann auch unsere Stimmung maßgeblich beeinflussen. Eine ausreichende Zufuhr von Omega-3-Fettsäuren, Obst, Gemüse, Hülsenfrüchten und Folsäure kann möglicherweise das Risiko verringern, an einer Depression zu erkranken. Fehlt es dem Körper umgekehrt an essentiellen Fettsäuren, B-Vitaminen und Spurenelementen, begünstigt das unter Umständen einen Mangel an Neurotransmittern (Botenstoffen im Gehirn) und somit die Entstehung einer Depression. Es ist natürlich im wahrsten Sinne des Wortes küchenpsychologisch zu behaupten, Depressionen seien ein reines Ernährungsproblem. Man kann dem Körper aber sehr wohl mit der Ernährung die notwendigen Bausteine für die Produktion von wichtigen Neurotransmittern bereitstellen und damit die Gesundheit des zentralen und peripheren Nervensystems günstig beeinflussen.

Feigen, Fenchel, Kartoffeln, Kürbiskerne, Mandeln, Spinat und Walnüsse beispielsweise enthalten Tryptophan, eine Vorstufe des Neurotransmitters Serotonin, Avocado, Bananen, Karotten, Nüsse und Paprika unterstützen die Produktion von Dopamin, einem anderen wichtigen Botenstoff unseres zentralen Nervensystems.

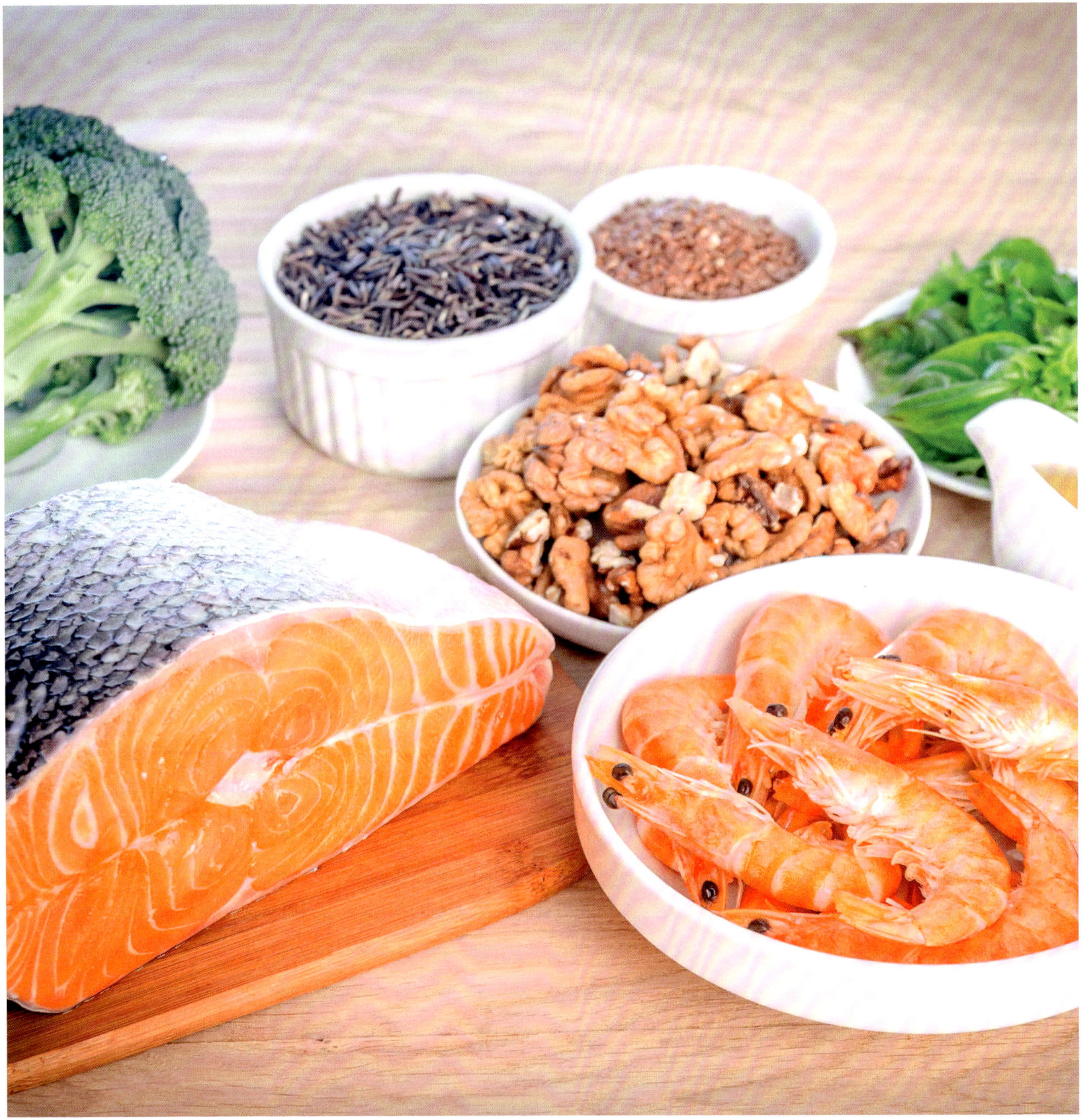

Omega-3-Fettsäuren

Es finden sich weiterhin viele Studien, die einen Zusammenhang von mehrfach ungesättigten Fettsäuren, insbesondere Omega-3-Fettsäuren, und Depressionen belegen. Unabhängig von dieser Verbindung sind Omega-3-Fettsäuren in vielfacher Weise positiv für unseren Körper. Unterschieden werden können pflanzliche und marine Quellen. Vor allem den marinen Quellen – also Fisch, Krustentiere, Algen – werden von der Europäischen Behörde für Lebensmittelsicherheit (EFSA) positive Gesundheitseffekte zugesprochen. Positiv für unser Herz sind die Auswirkungen der marinen Omega-3-Fettsäuren auf die Fließeigenschaften unseres Blutes und den Zellstoffwechsel. Ebenfalls positiv erscheint die Wirkung auf unsere Sehkraft, unsere Gehirnfunktionen und die Entwicklung der Augen und des Gehirns der Föten im Mutterleib. Die positive Auswirkung auf die Sehkraft wurde auch bei Säuglingen bis zum Alter von zwölf Monaten festgestellt. Reichhaltige Lebensmittel für deine Omega-3-Zufuhr sind Fisch, zum Beispiel Lachs, Thunfisch, Forelle, Makrele und Sardine. Nüsse und Samen, Leinöl, Algen und bestimmte Gemüse, wie Avocado, Bohnen und Spinat, weisen eine hohe Konzentration von Omega-3-Fettsäuren auf. Gerade bei Fisch ist der Wildfang dem Zuchtfisch vorzuziehen. Letztere werden häufig mit Soja, Getreide oder Fischabfällen gefüttert und nicht mit Algen, die reich an Omega-3 sind. Bei einer Substitution solltest du darauf achten, nur hochwertige Produkte zu verwenden.

Vitamin D

Vitamin D kann unser Körper selbst in der Haut bilden. Voraussetzung dafür ist eine ausreichende Sonneneinstrahlung. Fünfzehn Minuten pro Tag sollen nach Expertenmeinung ausreichend sein, wenn die Sonne auf unser Gesicht und unsere Hände strahlt. Im Sommer ist dies meistens der Fall, im Winter kann man oftmals weit davon entfernt sein.

Nach Angaben der Deutschen Gesellschaft für Ernährung (DGE) sind nur etwa 40 Prozent der Deutschen ausreichend mit Vitamin D versorgt. Über die Notwendigkeit, Schwangeren Vitamin D zu geben, gibt es unterschiedliche Meinungen. In Deutschland ließ sich bei bis zu 80 Prozent der schwangeren und stillenden Frauen ein Mangel an Vitamin D feststellen. Mehrere internationale Studien weisen auf einen Zusammenhang zwischen einem Mangel an Vitamin D und Komplikationen, wie Bluthochdruck, Gestationsdiabetes und Frühgeburten hin.

In Deutschland ist man im Allgemeinen eher zurückhaltend mit der Empfehlung, Nährstoffe zu substituieren. Auch bei Vitamin D verweist die Deutsche Gesellschaft für Ernährung darauf, dass Sonnenlicht und eine Ernährung, die reich an Vitamin D ist, ausreichen. Letztere sind beispielsweise Fettfische, wie Makrele oder Hering. Persönlich bin ich pragmatisch und rate meinen Kunden und Patienten dazu, den Vitamin D-Spiegel im Blut zu bestimmen. Ist er zu niedrig, kann der Patient selbst wählen, ob er sein Verhalten und seine Ernährung anpassen oder/und Vitamin D substituieren möchte. Schwangere sollten eine Substitution mit ihrem Frauenarzt besprechen.

Was muss ich beachten, wenn ich stille?

Mütter, die ihr Baby stillen, haben einen vergleichsweise erhöhten Energieverbrauch. Dieser variiert natürlich von Frau zu Frau. Es handelt sich etwa um 500 Kilokalorien pro Tag. Dieser Mehrbedarf unterstützt einen Gewichtsverlust nach der Schwangerschaft. Radikaldiäten sollten in der Stillzeit unbedingt vermieden werden, um eine ausreichende Nährstoffversorgung des Babys nicht zu gefährden.

Manche Lebensmittel können Koliken beim Kind verstärken. Für Kuhmilchprodukte gibt es eine statistische Häufung. Ansonsten ist diese Reaktion sehr individuell. Auf koffeinhaltige Getränke musst du nicht vollständig verzichten. Du solltest sie nur nicht am späten Nachmittag oder Abend einnehmen. Vorsichtig solltest du allerdings mit Alkohol sein. Der Alkoholgehalt in der Muttermilch ist genauso hoch wie in deinem Blut. Deshalb sollte Alkohol nicht nur während der Schwangerschaft, sondern auch während der Stillzeit tabu sein.

Weiterführende und aktuelle Informationen erhältst du auf der Webseite www.stillen.de. Die Bundeszentrale für gesundheitliche Aufklärung bietet ebenfalls viele wichtige Tipps und Tricks unter www.kindergesundheit-info.de.

2.6 Sei achtsam zu dir und deinem Körper

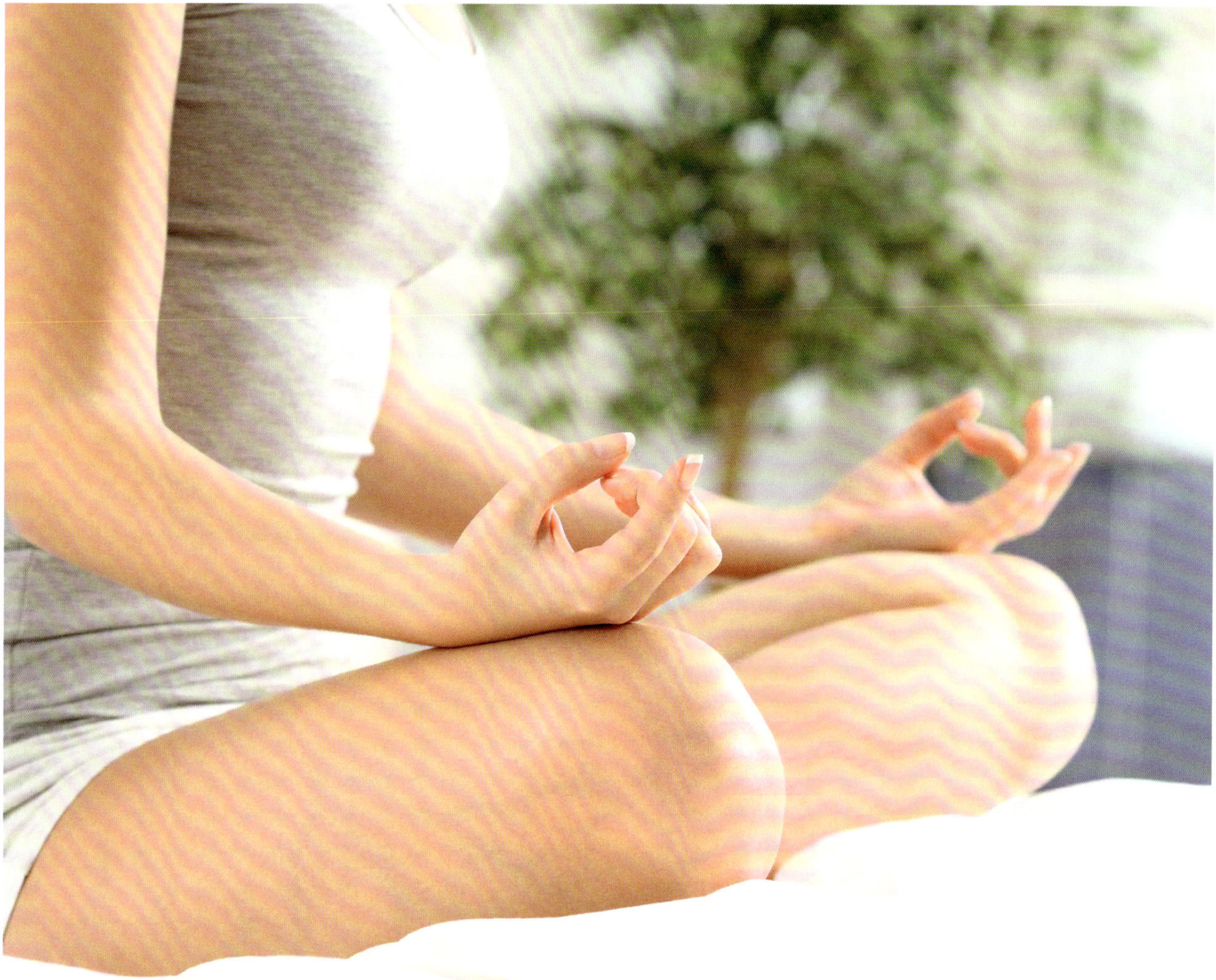

Zum Abschluss dieses Kapitels möchte ich die wichtigsten Punkte zusammenfassen, die dir helfen, achtsam mit dir und deinem Körper umzugehen.

Couch, Kardio oder Kino? Entspannen, Sport oder ausgehen? Dein Leben ändert sich mit einem Kind. Behalte bei, was dir guttut. Das gilt für dich selbst und deine Hobbys, deinen Partner, deinen Freundeskreis und deine Familie.

Deine Ernährung spielt eine zentrale Rolle für die Bereiche Energie, Regeneration, Training, Körpergewicht und mit zunehmendem Alter als Vorbild für dein Kind. Denk auch daran, ausreichend zu trinken. Zwei bis drei Liter Wasser, Tee, Schorlen etc.

Beachte, dass Pfefferminz- und Salbeitee die Milchbildung hemmen können, falls du stillst. Bestimmte Nahrungsmittel, die dir guttun, können bei deinem Baby Verursacher von Blähungen oder einem wunden Po sein, wenn du stillst. Dazu gehören Beeren, Zitrusfrüchte, Orangen- oder Grapefruitsaft, Kernobst, Bohnen, Zwiebelgemüse und Linsen.

Versuche, ausreichend Schlaf zu bekommen. Ob du Power Naps nimmst oder deinen Schlafrhythmus dem deines Kindes anpasst: Versuche, deinem Körper ein Mindestmaß an Schlaf zu gönnen. Manchmal können Apps sehr hilfreich sein, das eigene Schlafverhalten zu beobachten und zu verbessern. Auch bei Power Naps können Apps eingesetzt werden.

Übe Entspannungstechniken. Gemeint sind sowohl körperliche Entspannung durch Bewegung und Dehnung, wie beispielsweise Yoga, ebenso wie Meditation, progressive Muskelentspannung und Atemtechniken.

Achte darauf, deine Umgebung möglichst angenehm zu gestalten. Wenn du viel Zeit zu Hause mit dem Kind verbringst, solltest du dich in deiner Umgebung auch möglichst wohl fühlen.

Nutze dein soziales Netzwerk. Gemeint sind nicht deine 1.000 Freunde auf Facebook, sondern Familie, Freunde, Nachbarn und Kollegen. Für Unterhaltungen, Anregungen und Chats sind soziale Netzwerke sicherlich eine Bereicherung, aber eine handfeste Hilfe liefert dir dein persönliches Umfeld.

Zeitmanagement ist ein wesentlicher Faktor zur Stressvermeidung und zur Befriedigung deiner eigenen Bedürfnisse. Stress, Anpassungsschwierigkeiten und Anspannung sind vollkommen normal. Wir können sie nicht immer vermeiden, wir können aber entscheiden, wie wir damit umgehen. Entwickle positive Rituale für dich selbst und gemeinsam mit deinem Kind und Partner oder anderen Personen, die euch nahestehen.

Stimmungsschwankungen und Depressionen

Unter milden Stimmungsschwankungen, dem Babyblues, leiden etwas 50-80 Prozent aller Mütter um den dritten bis vierten Tag nach der Geburt. Die Gefühlsturbulenzen sind primär auf den plötzlichen und drastischen Hormonabfall nach der Geburt zurückzuführen und binnen weniger Stunden bis Tage selbstlimitierend.

Hiervon abzugrenzen ist die sogenannte postpartale Depression (PPD) (Wochenbettdepression). Sie entwickelt sich meist schleichend in den ersten vier bis sechs Wochen nach der Geburt, kann aber auch zu einem späteren Zeitpunkt innerhalb der ersten zwölf Lebensmonate des Kindes auftreten. Glücklicherweise ist das Risiko für eine postpartale Depression mit nur etwa zehn Prozent deutlich geringer als das eines Babyblues und in etwa genau so hoch wie das generelle Risiko einer Frau, schwangerschaftsunabhängig an einer Depression zu erkranken. Bei etwa 780.000 Geburten in Deutschland in 2019 betrifft sie dennoch fast 80.000 Frauen. Schuld- und Schamgefühle sowie Ängste vor Stigmatisierung und die Tatsache, dass die Depression sich häufig erst dann entwickelt, wenn die Frau längst aus dem Krankenhaus entlassen ist, führen dazu, dass sie oft erst recht spät erkannt und behandelt werden kann. Experten gehen davon aus, dass auch eine hohe Dunkelziffer nicht erkannter und damit nicht behandelter Fälle existiert.

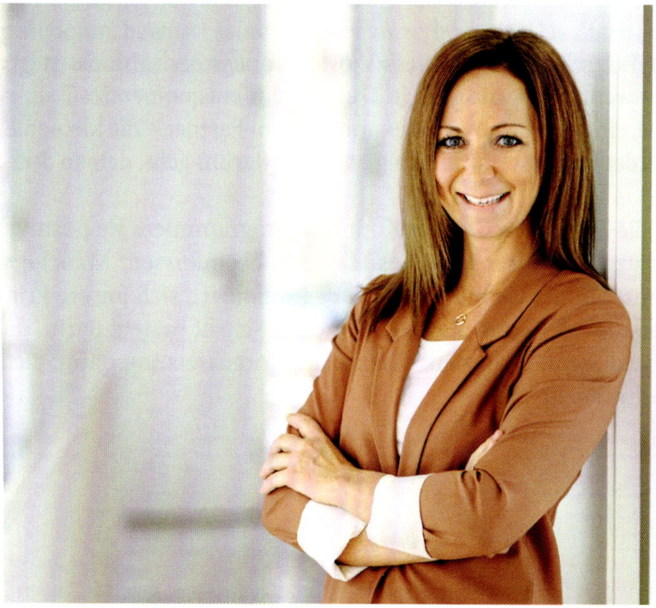

← Abbildung 7
Dr. med. Miriam Klingenberg

„Man muss dem Körper Gutes tun, damit die Seele Lust hat, darin zu wohnen.“

Winston Churchill

Start **today**
not tomorrow

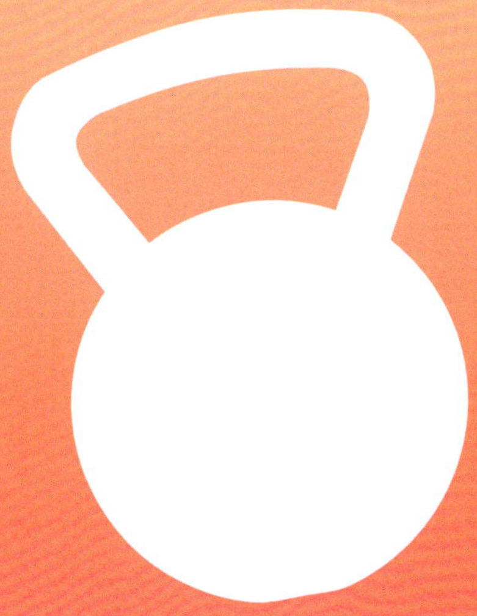

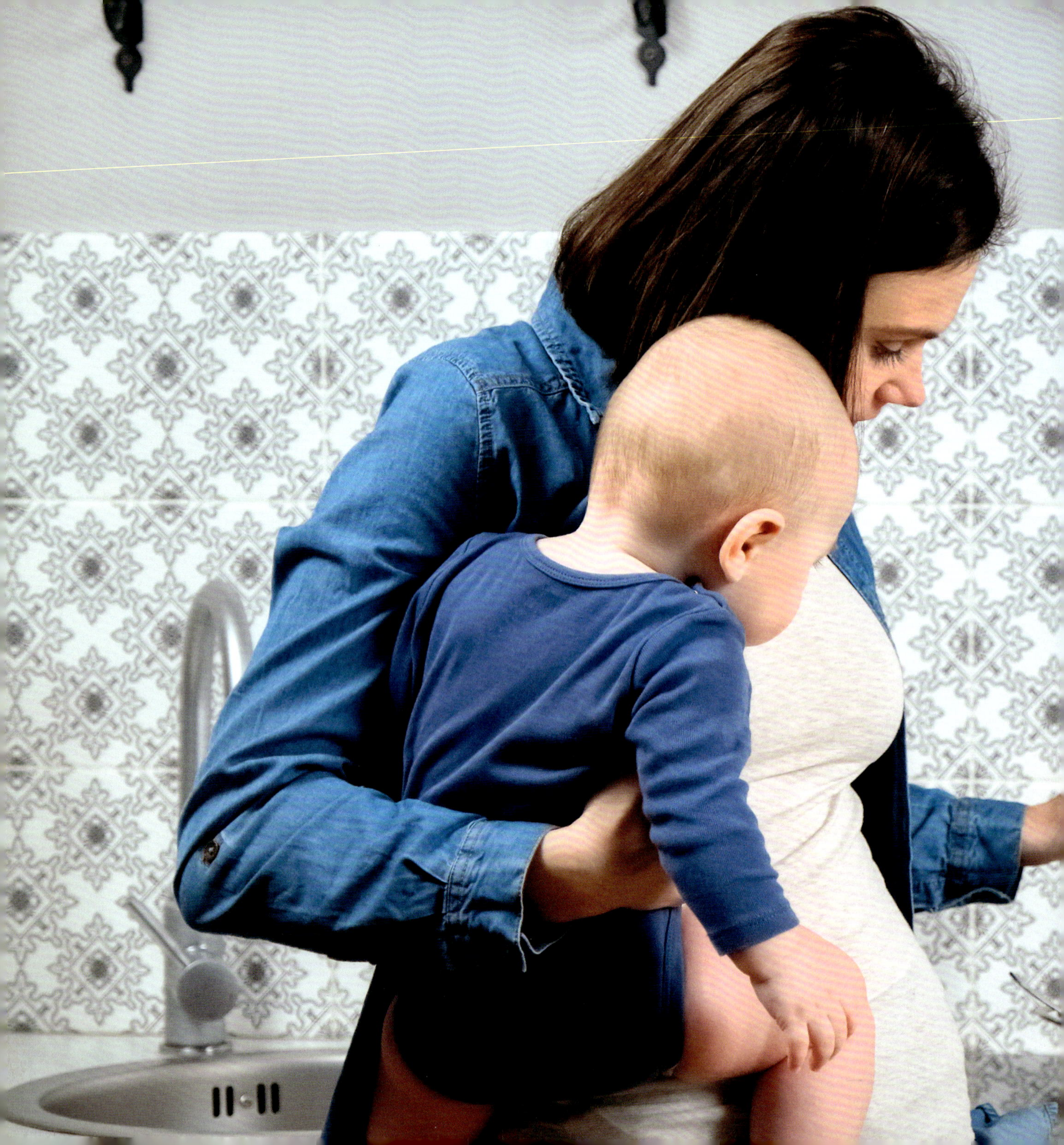

Kapitel 3

Wahre Heldinnen kochen auch nur mit Wasser

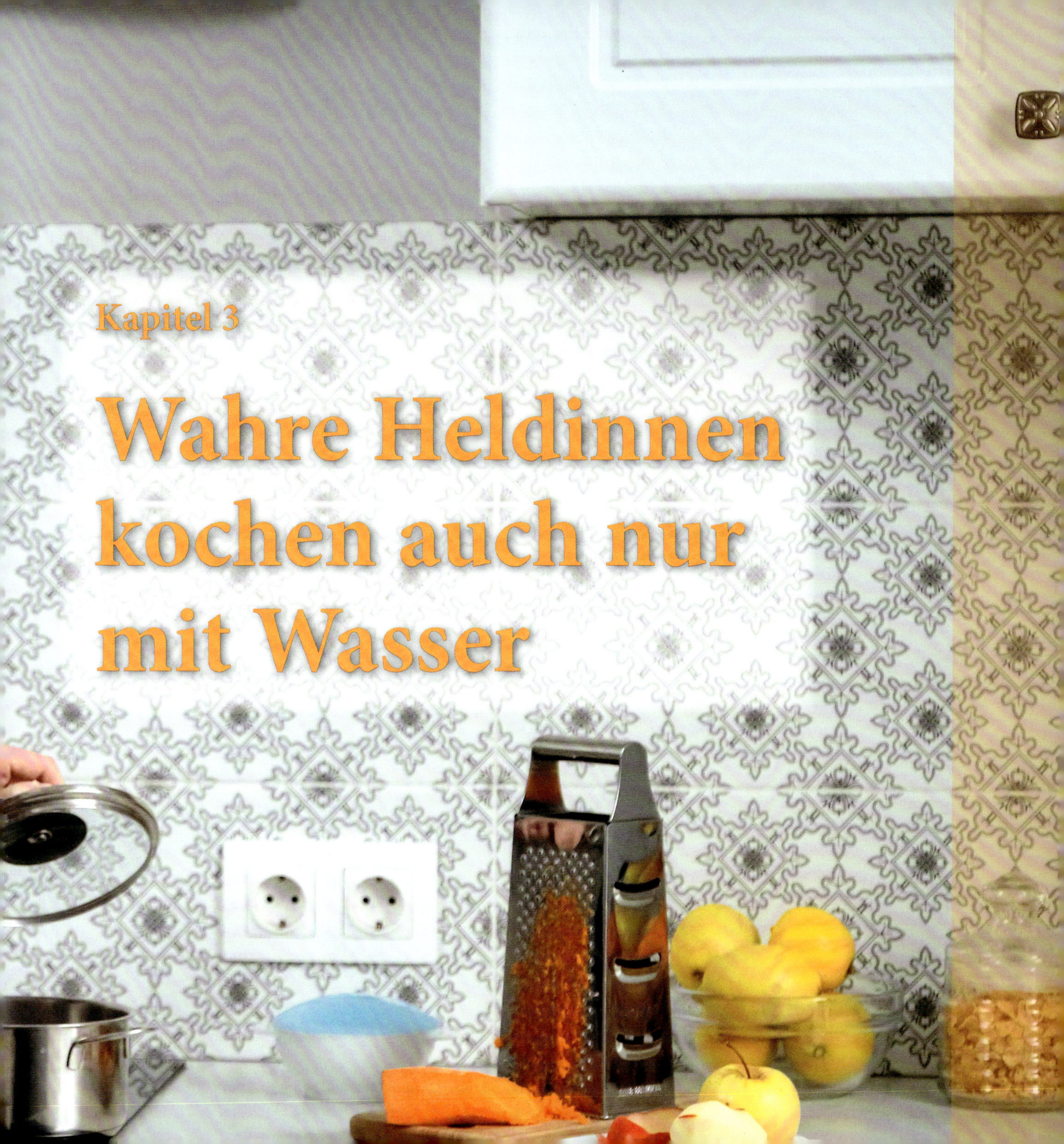

„Beauty begins the moment you decide to be yourself." Coco Chanel

In diesem Kapitel geht es um Vorbilder. Das sind für mich Mütter, die jede auf ihre eigene Art und Weise den Spagat zwischen ihren verschiedenen Rollen gemeistert haben. Gemeinsam ist diesen Müttern jedoch die Fähigkeit, diesen Herausforderungen positiv zu begegnen, an sich selbst zu glauben und eine Balance gefunden zu haben.

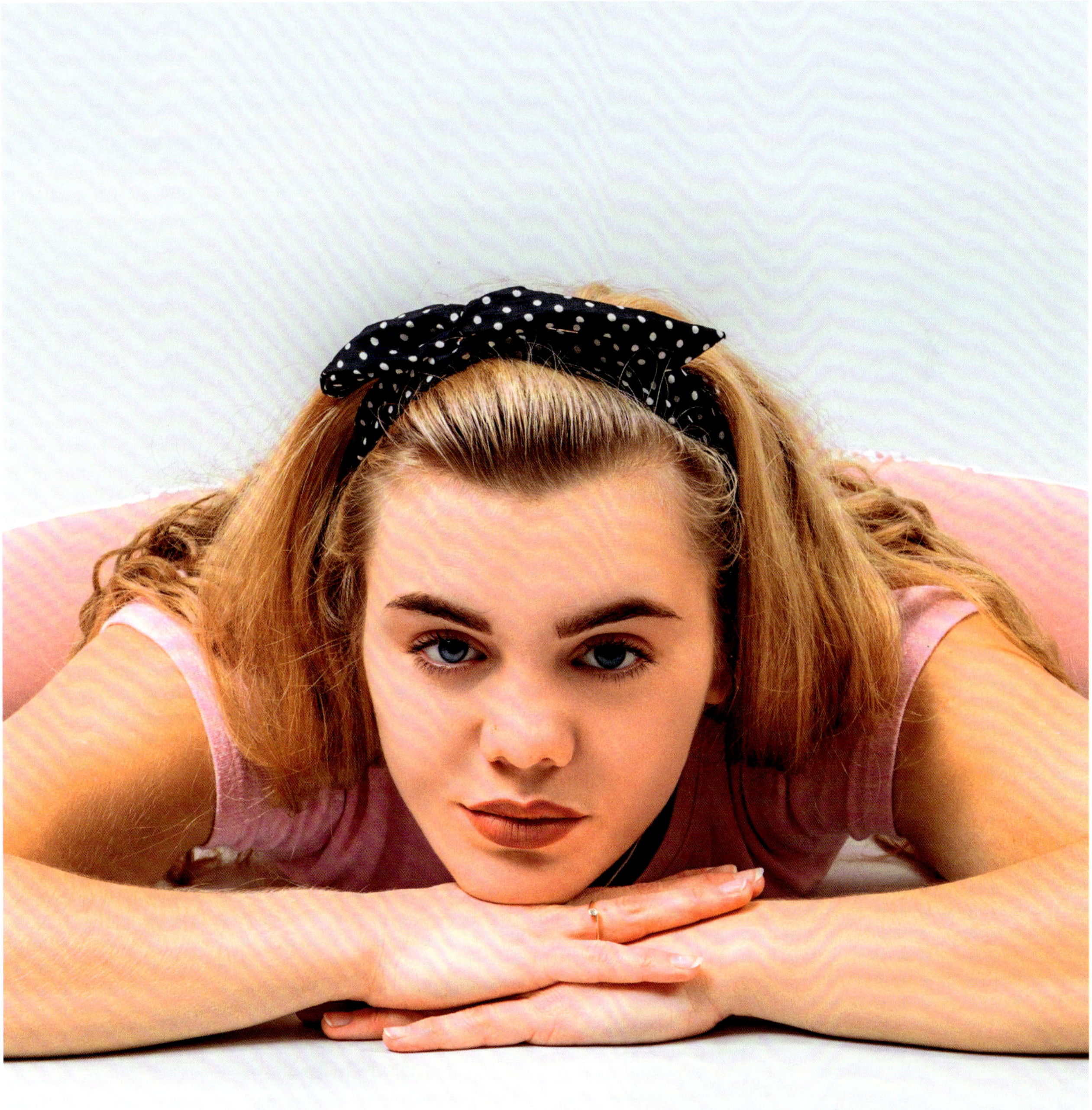

3.1 Interview mit einer Expertin

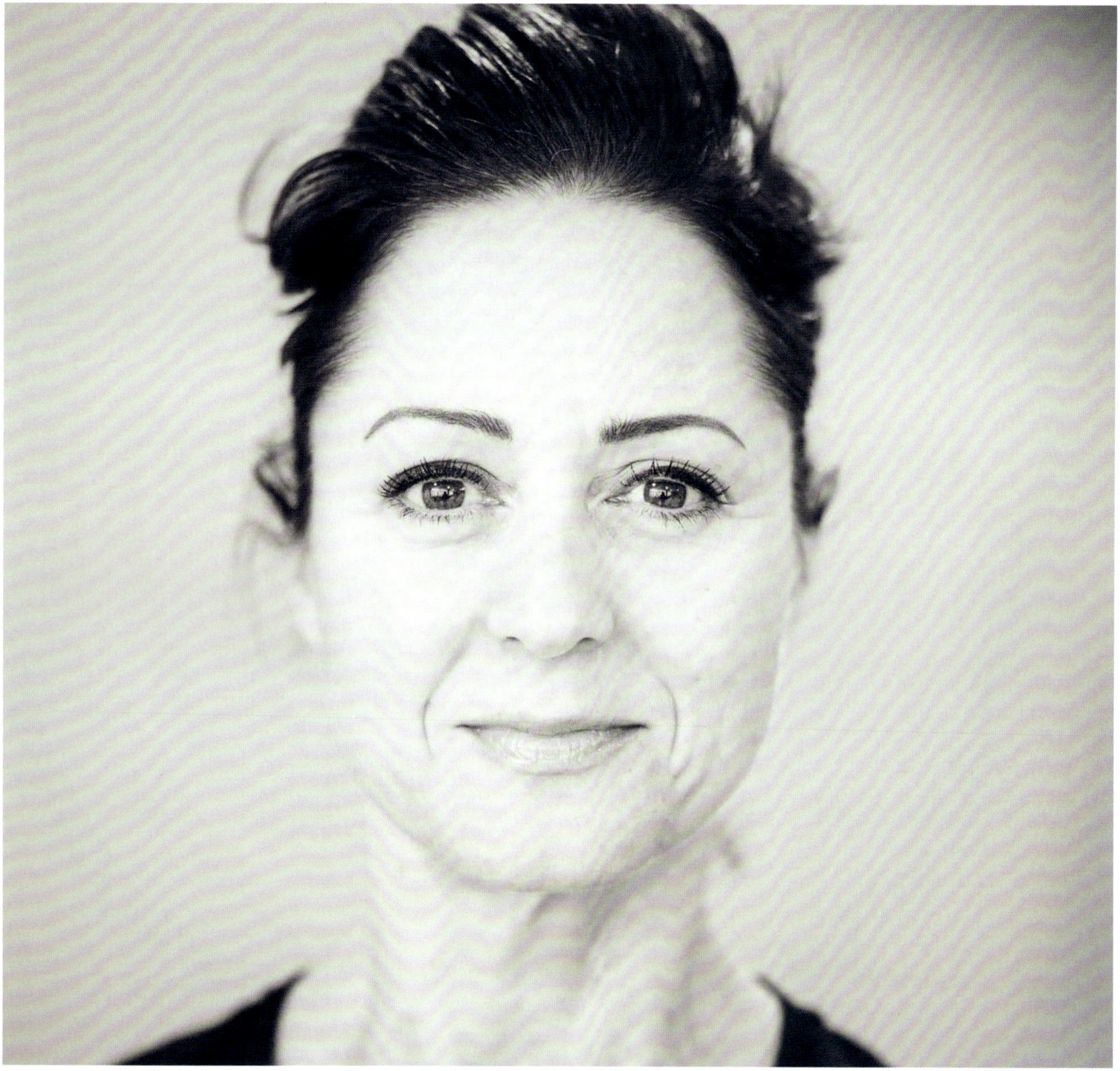

Moni Homann, 48, selbst Mutter eines inzwischen fast 15-jährigen Sohnes, weiß, wovon sie spricht: Seit 28 Jahren in der Fitnessbranche tätig, hat sie sich vor zehn Jahren als Personal Trainerin selbstständig gemacht und sich auf junge Mütter spezialisiert. Unter dem von ihr entwickelten Betreuungskonzept „Schöne Mütter – das Personal Training" betreut und berät sie ihre Kundinnen rund um das Thema Sport und Ernährung nach der Schwangerschaft. Die ausgebildete Fitness- und Personal Trainerin hat ihre Kenntnisse durch zusätzliche Ausbildungen, u. a. in den Bereichen Athletiktraining, funktionelles Training, Leistungsdiagnostik, myofasziales Taping sowie Ernährungscoaching vertieft, die sie seit Jahren erfolgreich anwenden darf. Sie lebt und arbeitet in Hamburg. www.monihomann.de

MK (Markus Klingenberg):
Moni, du hast dich vor über zehn Jahren im Bereich des Personal Trainings auf junge Mütter spezialisiert. Wie kam es dazu? Was hat dich motiviert?

MH (Monika Homann):
Das ganze Thema ist aus meiner eigenen Situation heraus entstanden. Als mein Sohn 2005 geboren wurde, war auf einmal eine sportliche Lücke entstanden: Auf der einen Seite war da das hormondurchtränkte innere-Aufzug-fahrende Turnen meiner Hebamme, die im Kurs Wollsocken trug. Und auf der anderen Seite wartete sehnsüchtig mein altes Sportleben auf mich – ich war ja damals auch schon beruflich in der Fitnessbranche aktiv. Und trotzdem war ich total unsicher, was schon geht und was lieber noch nicht. Ich suchte

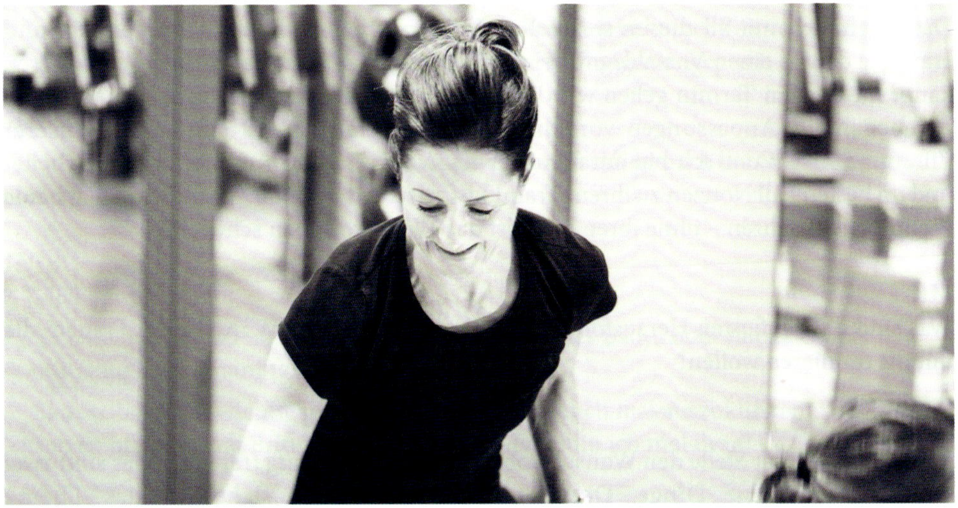

← Abbildung 8
Moni Homann, 48 Jahre alt, Personal Trainerin

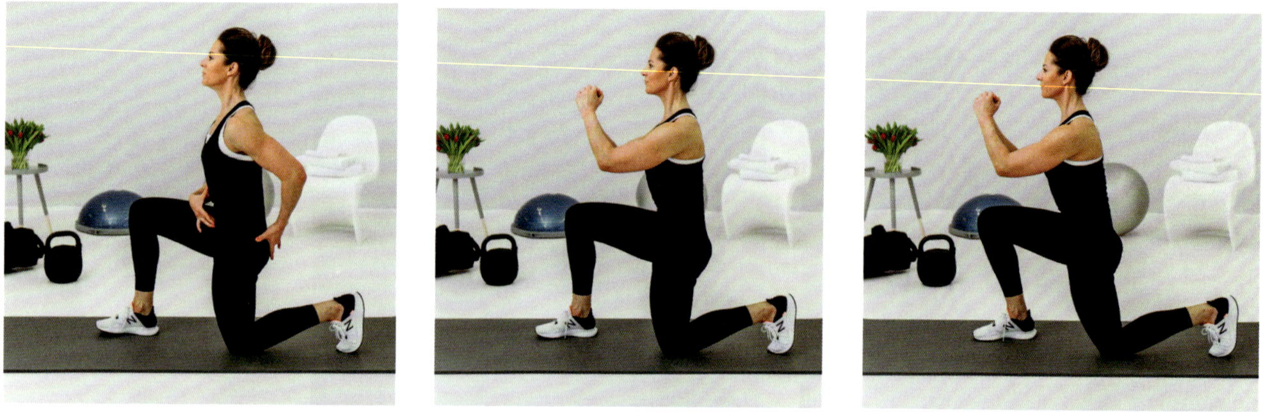

Hüftbeugerdehnung – aber vollständig

Begib dich in den Kanutenstand. Das aufgestellte Bein hat das Knie über der Ferse positioniert, beim abgestellten Bein stehen Knie und Hüfte in einer Linie übereinander. Nun spannst du die Po- und Bauchmuskeln an, streckst dadurch die Hüfte und verkürzt so den Abstand zwischen Rippenbogen und Hüftknochen. Erst dann gehst du mit dem Oberkörper ein paar Zentimeter nach vorn, ohne ins Hohlkreuz zu fallen. Bemerkst du, dass es gar nicht mehr so richtig weit nach vorn geht? Glückwunsch, dann hast du alles richtig gemacht.

3.2 Die Geheimnisse erfolgreicher Mütter

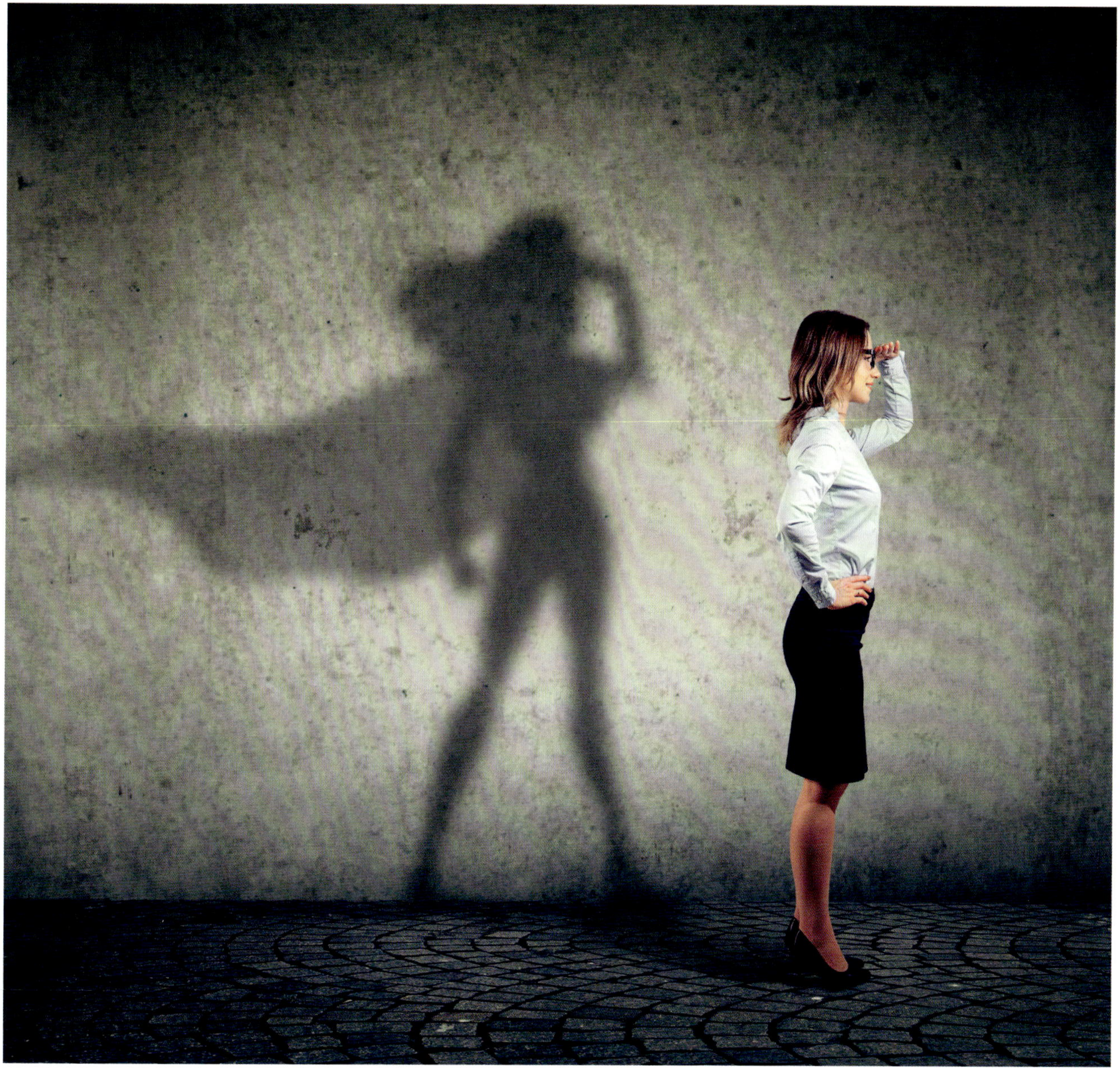

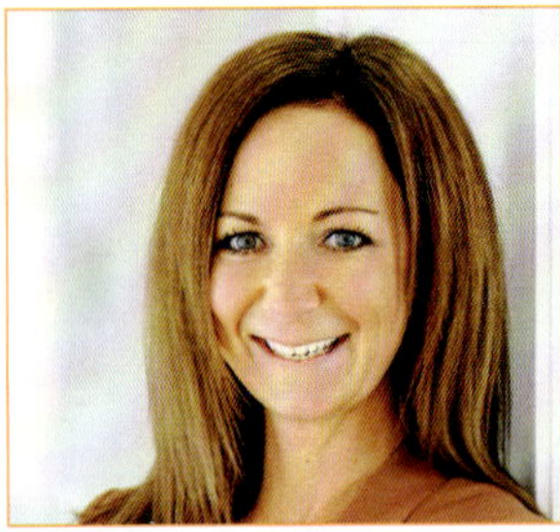
Dr. med. Miriam Klingenberg

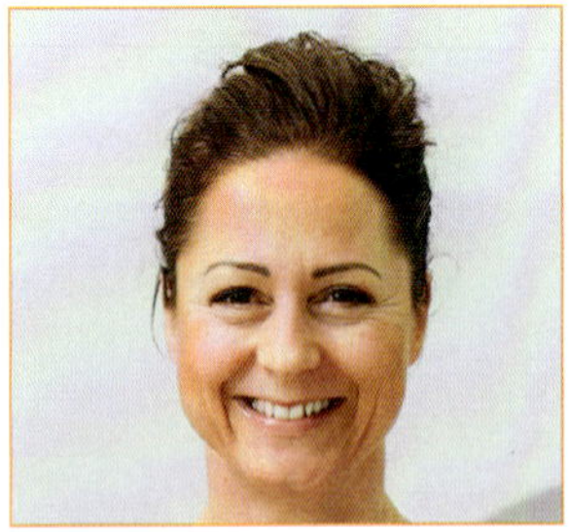
Moni Homann

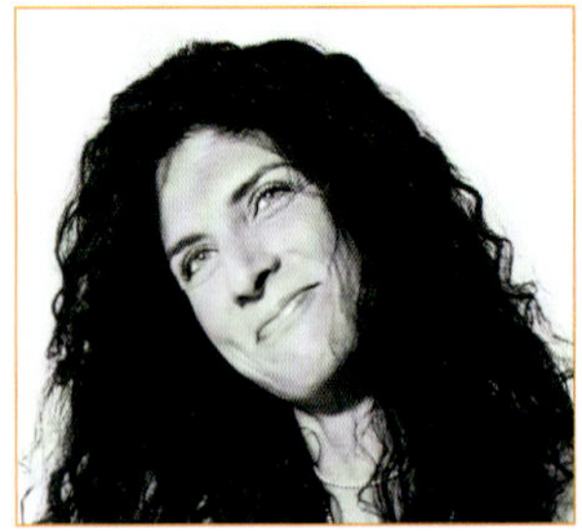
Claudia Schumacher

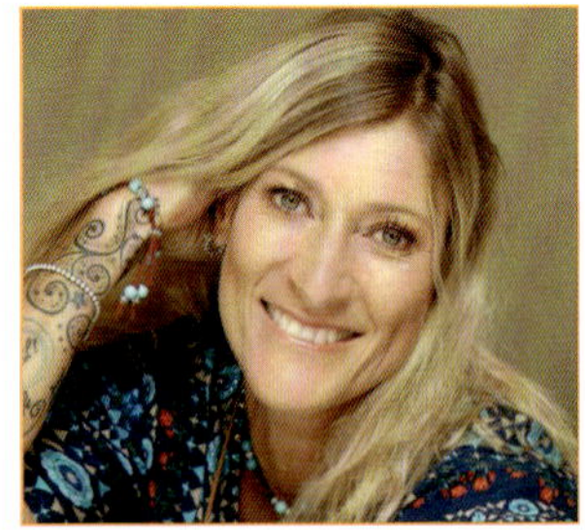
Daniela Meiz

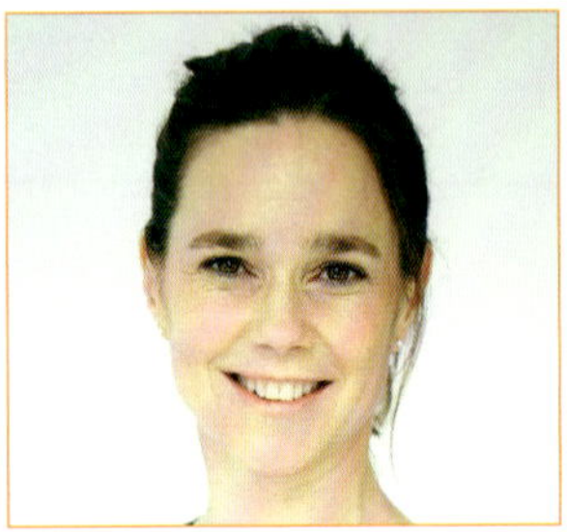
Daniela Stohn

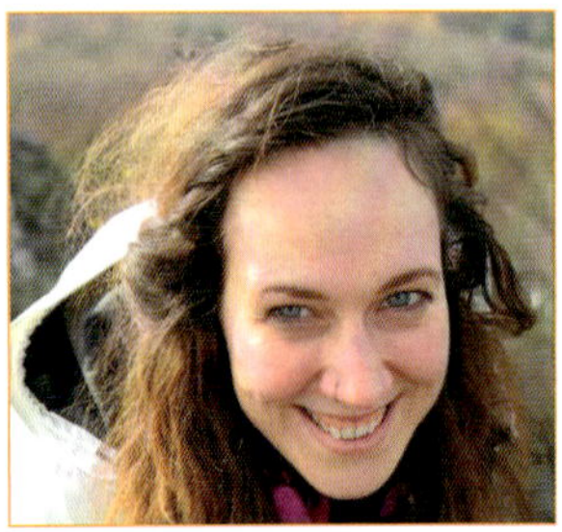
Dr. med. Christiane Bauch

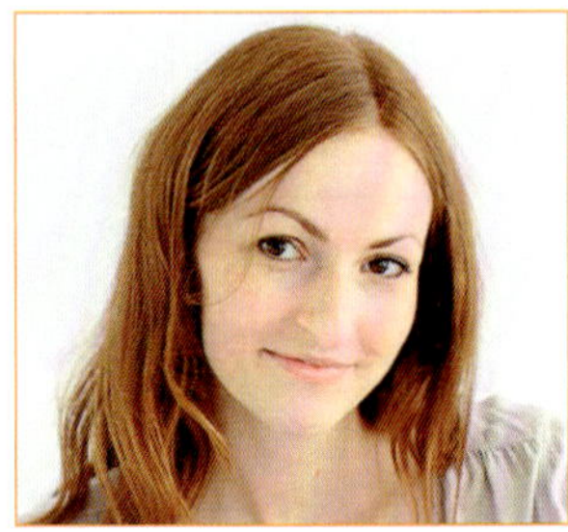
Dr. med. Fee Anselmino

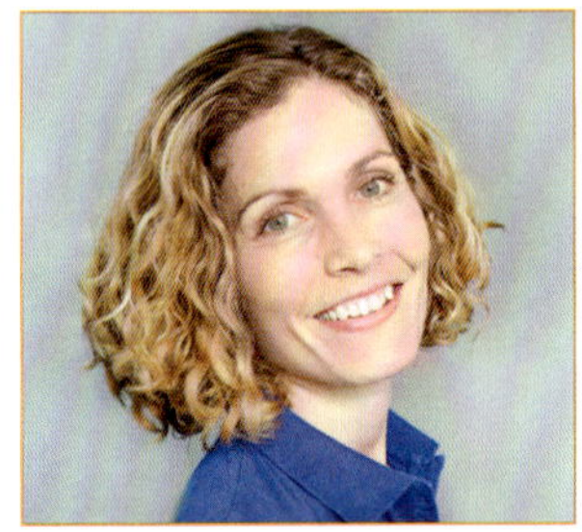
Dr. Nadja Klag

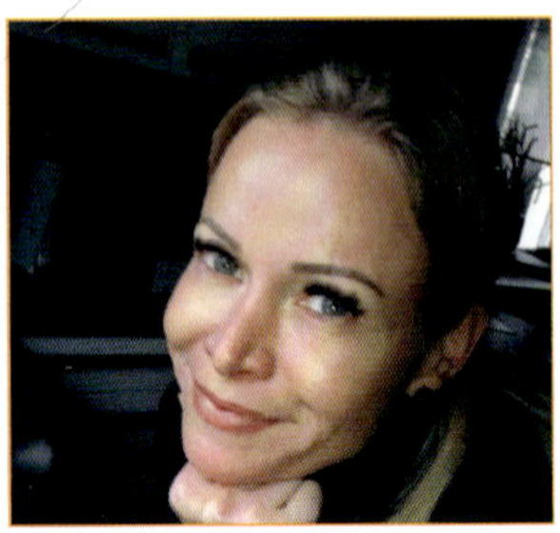
Ellen Trapp

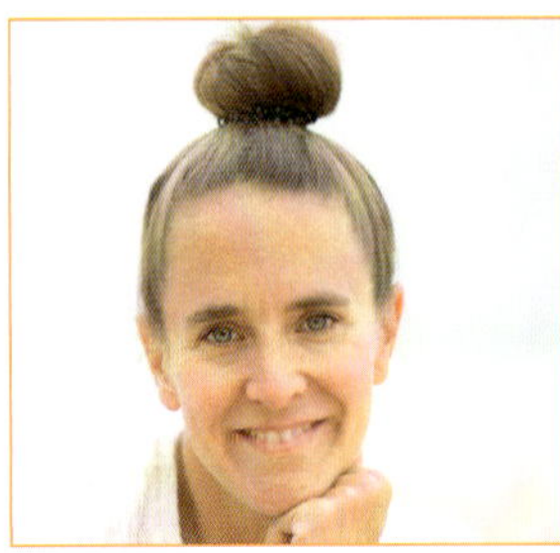
Johanna von Manteuffel

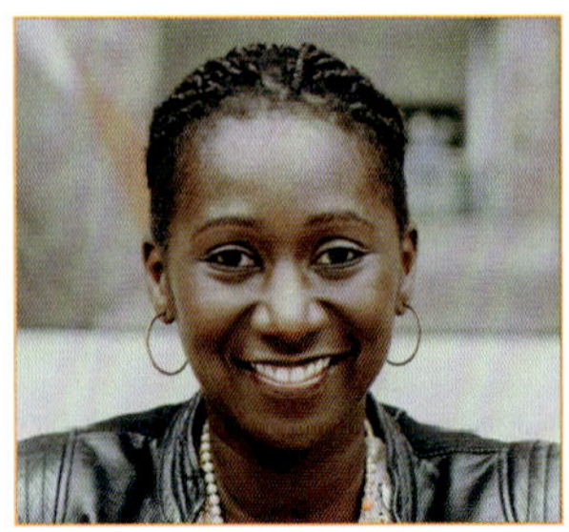
Juliana Afram

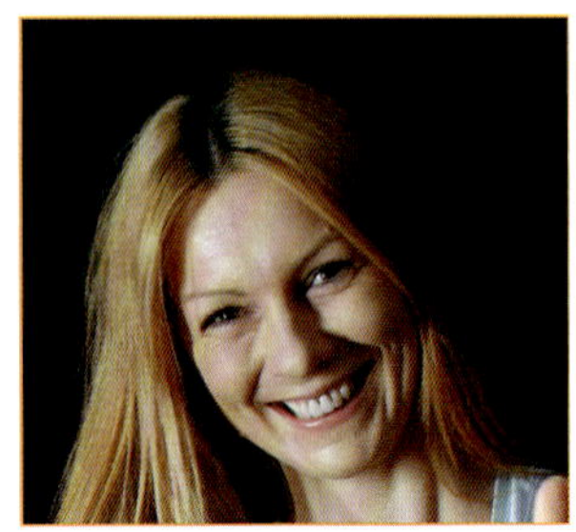
Manuela Schauer

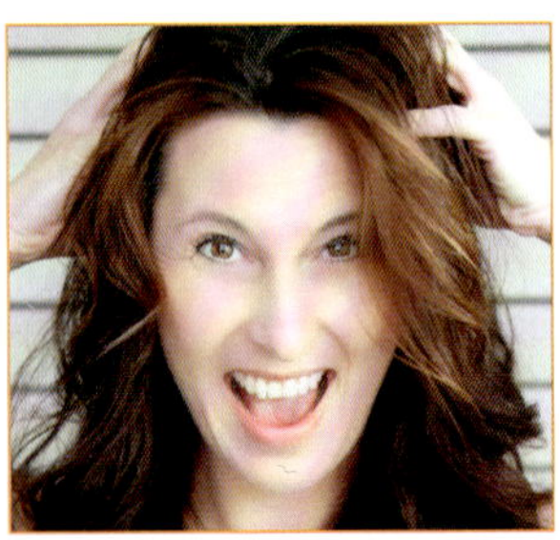
Nina Indlekofer

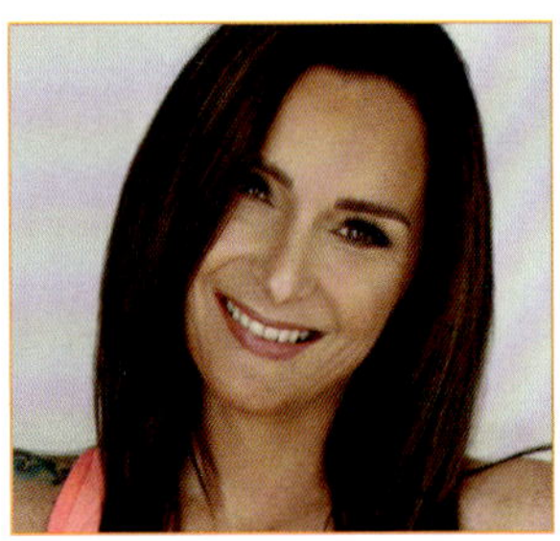
Sonja Thiel

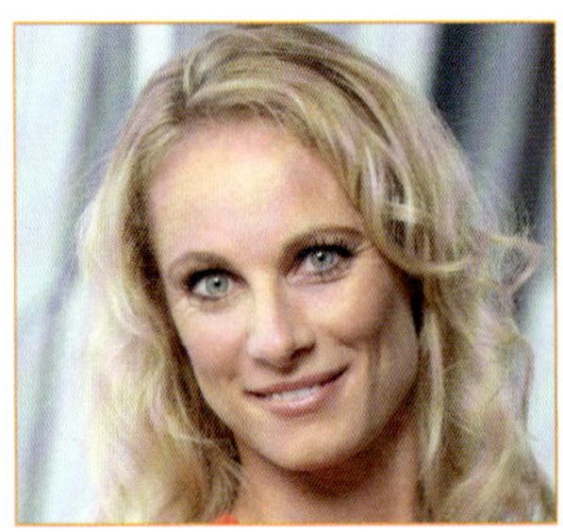
Ulli Lessmeister-Aschenbrenner

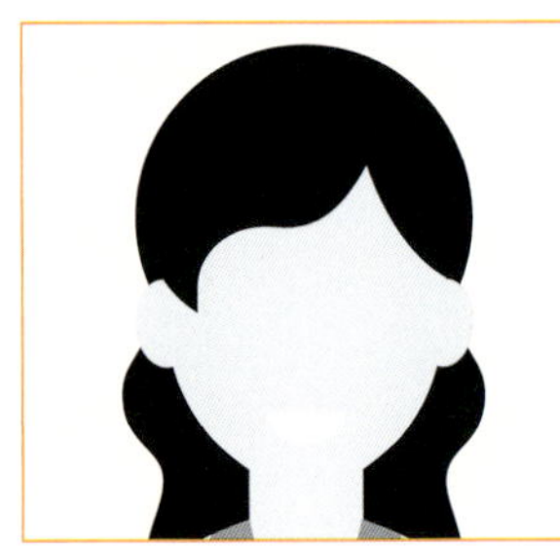
Du bist die nächste Heldin!

In diesem Kapitel geht es um Vorbilder. Das sind für mich Mütter, die jede auf ihre eigene Art und Weise den Spagat zwischen ihren verschiedenen Rollen gemeistert haben. Zeit und Energie scheinen oftmals nicht zu reichen, wenn es darum geht, die Bedürfnisse und Pflichten als Mutter mit den eigenen Bedürfnissen als Frau und vielleicht auch noch als Partnerin zu vereinbaren. Selbstverständlich unterscheiden sich die individuellen Bedingungen von Frau zu Frau. Gemeinsam ist diesen Müttern jedoch die Fähigkeit, diesen Herausforderungen positiv zu begegnen und eine Balance gefunden zu haben. Sicherlich nicht immer. Müdigkeit, Tränen, Streit mit dem Partner, ein schlechtes Gewissen und das Gefühl einer Überforderung kennen auch meine Vorbilder. Sie lassen sich davon aber nicht entmutigen.

Ratschläge bekommen wir in unserem Leben mehr als genug. Bisweilen erfragen wir sie bei Personen, deren Meinung wir schätzen. Viel häufiger bekommen wir sie allerdings ungefragt – nur zu unserem Besten, versteht sich. Das Angebot an Online- und Printratgebern für die Zeit der Schwangerschaft und die gesamte Zeit der Kindererziehung ist inzwischen schlicht unüberschaubar. Dieses wird ergänzt durch Ratschläge aus der eigenen Familie, von Freundinnen, der Hebamme und vielen weiteren Menschen. Gut gemeint sind sie sicherlich meistens. Das bedeutet jedoch keineswegs, dass sie auch zu der jungen Mutter passen. Bei einigen Themen neigen die Ratgeber dazu, zu polarisieren – stillen oder nicht stillen. Kita oder zu Hause bleiben. Bisweilen bekam ich persönlich den Eindruck, dass der Wunsch, beim Projekt Kind alles perfekt zu machen, genau das Gegenteil bewirkt. Die Anspannung der Frau ist auf natürliche Weise erhöht, die Angst, etwas falsch zu machen, ist mehr oder weniger permanent präsent. Nicht nur der eigene Körper, auch das eigene Empfinden verändert sich. In anderen Lebensbereichen habe ich immer die besten Erfahrungen gemacht, wenn ich mir meine Ratgeber gezielt ausgesucht habe. Ob es um die Wahl eines neuen Jobs, die Orientierung in einem neuen Land oder das Erlernen einer neuen OP-Technik ging – gute Ratgeber sind wie ein guter Kompass.

In meinem privaten und beruflichen Umfeld kenne ich viele Frauen, die es jede auf ihre Art und Weise geschafft haben, während und nach ihren Schwangerschaften ihren Sport weiter auszuüben. Sie sind meine Vorbilder und Ratgeber. Körperlich fehlt mir die Erfahrung, schwanger gewesen zu sein. Zwar kann ich Bewegungsmuster analysieren, die Auswirkung von Hormonen erklären und ausgefeilte Trainingsprogramme erstellen, jedoch ersetzt all das nicht die individuelle Erfahrung sportlicher Frauen während und nach der Schwangerschaft.

Ich wünsche mir, dass du, liebe Leserin, vielleicht den ein oder anderen Tipp für dich anwenden kannst. Vielleicht nimmt es dir in bestimmten Situationen auch ein wenig den inneren Druck, alles perfekt machen zu müssen und motiviert dich umgekehrt, wieder Freude an der Bewegung zu finden.

An dieser Stelle möchte ich den Interviewpartnerinnen noch einmal danken. Dafür, dass sie sich die Zeit genommen haben, mit mir offen und ehrlich zu sprechen und dafür, dass sie ihre Erfahrungen mit mir geteilt haben.

Interviews

Den Interviewpartnerinnen wurden nachfolgende Fragen gestellt.

Frage 1: *Wie viele Kinder hast du?*

Frage 2: *Bis wann hast du vor der Geburt Sport gemacht und was hast du trainiert?*

Frage 3: *Hast du an einer Rückbildungsgymnastik teilgenommen und wenn ja, wie lange?*

Frage 4: *Wann hast du dein Training nach der Schwangerschaft wieder aufgenommen und was hast du konkret gemacht?*

Frage 5: *Konntest du dein persönliches Trainingsziel erreichen?*

Frage 6: *Gibt es Übungen, die du rückblickend weglassen hättest sollen?*

Frage 7: *Welche Unterstützung hättest du dir zusätzlich für dein Training nach der Schwangerschaft gewünscht?*

Frage 8: *Was waren die größten Hindernisse auf deinem Weg zurück in den Sport?*

Frage 9: *Was kannst du anderen Müttern raten? Welchen Tipp kannst du anderen Müttern für den Wiedereinstieg in das Training aus deiner eigenen Erfahrung geben?*

Frage 10: *Bietest du selbst ein Training für junge Mütter an?*

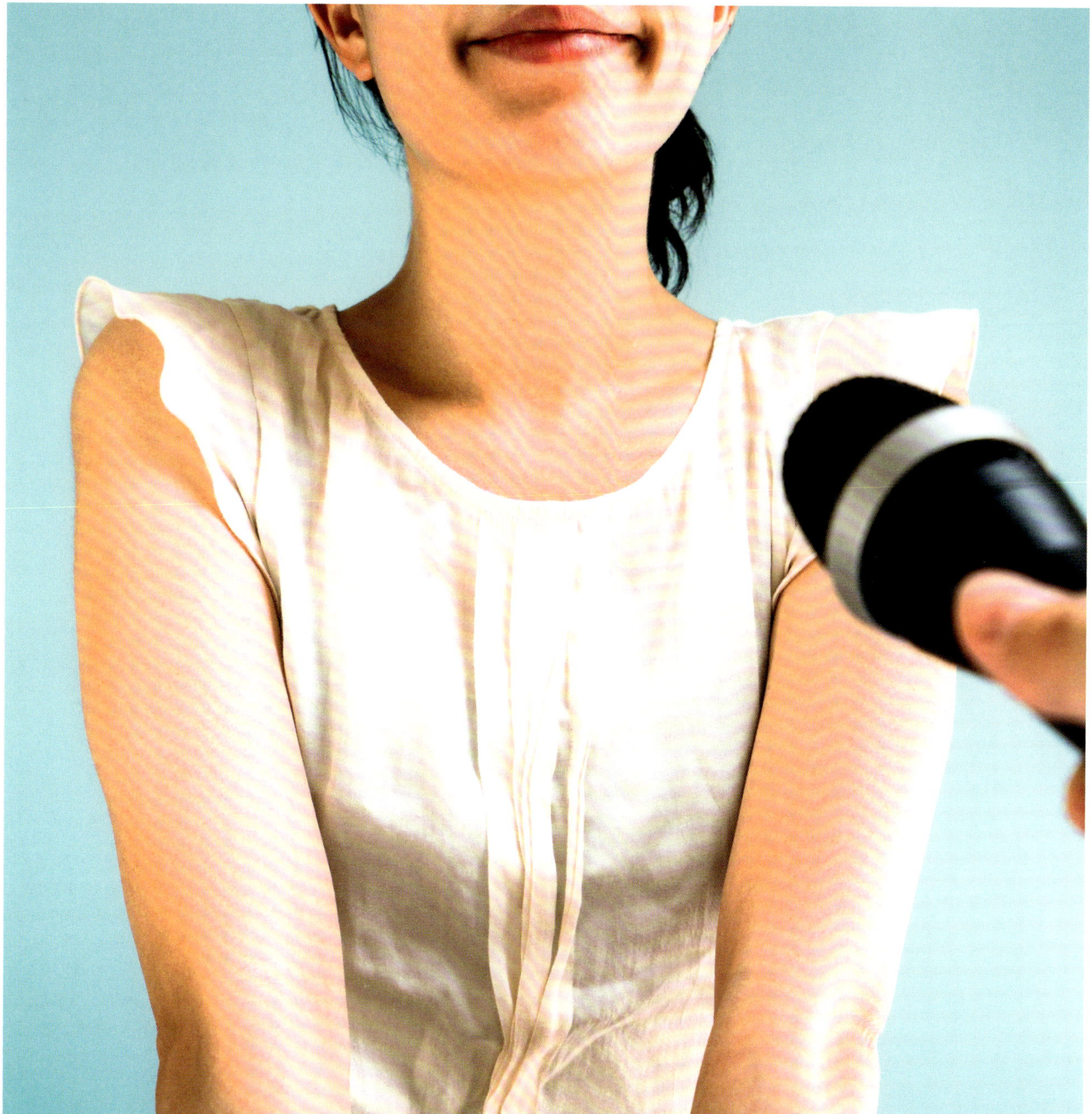

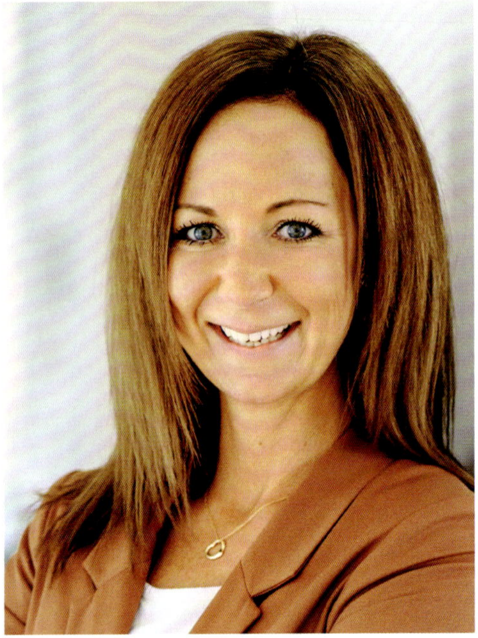

Dr. med. Miriam Klingenberg, 36 Jahre, Fachärztin für Psychiatrie und Psychotherapie, Bonn

Frage 1: *Wie viele Kinder hast du?*
Bisher eins, mal sehen, wie viele mein Mann noch mitmacht.

Frage 2: *Bis wann hast du vor der Geburt Sport gemacht und was hast du trainiert?*
Trainiert habe ich die ganze Schwangerschaft über circa vier- bis fünfmal pro Woche bis etwa zehn Tage vor der Geburt. Bis etwa zur 28. SSW habe ich mein relativ „normales" Programm absolviert (mit einigen Anpassungen natürlich, z. B. im Bauchtraining), also Ganzkörper Functional Training mit TRX, aber auch Crossfit-Elemente mit Kettlebells, Langhantel etc. Ich habe versucht, auf meinen Körper und mein Gefühl beim Training zu achten. Gegen Ende der Schwangerschaft hat mein Körper sich ein sanfteres Training gewünscht, sodass ich mich mit täglichen Yoga-Einheiten gut gefühlt habe. Was mir die ganze Schwangerschaft über super gutgetan hat, war das Kardiotraining. Jogging an der frischen Luft bis circa zur 25. SSW, danach Crosstrainer.

Frage 3: *Hast du an einer Rückbildungsgymnastik teilgenommen und wenn ja, wie lange?*
Nein. Ich bin da natürlich kein berauschendes Vorbild für Hebammen, aber ich wusste dank oder wegen meines Medizinstudiums und einiger beruflicher Erfahrungen im Bereich Geburtshilfe schon relativ genau, was mich in solch einem Kurs erwarten würde – und das deckte sich nicht so mit meinen Wünschen für einen sanften Wiedereinstieg ins Training.

Frage 4: *Wann hast du dein Training nach der Schwangerschaft wieder aufgenommen und was hast du konkret gemacht?*
Ich bin nach knapp vier Wochen wieder ins Training eingestiegen. Primär mit Beckenboden- und Core-stabilisierenden Übungen, Elementen aus Yoga und Pilates sowie mildem Kardiotraining auf dem Crosstrainer. Auch hier habe ich versucht, mehr auf mein Körpergefühl als auf den inneren Ehrgeiz zu hören, was mir unterm Strich auch ganz gut gelungen ist. Etwa acht Wochen nach der Geburt habe ich die erste intensive Deep Work Einheit „geschafft".

Frage 5: *Konntest du dein persönliches Trainingsziel erreichen?*
Jein. Mein Trainingsziel bestand darin, bis zu unserem erste „Elternzeittrip" auf die Seychellen (14 Wochen nach der Geburt) mich selbst im Bikini wieder als tageslichttauglich zu empfinden und die Schwangerschaftskilos los zu sein. Das hat geklappt. Unabhängig von der Zahl auf der Waage verändert so eine Schwangerschaft und Geburt aber noch viel mehr am und im Körper einer Frau. Nicht nur das Herz und die Seele werden „weicher". Das zu verstehen und zu akzeptieren ist ein Prozess, der genau genommen heute noch andauert. Vor allem wenn der Faktor „Zeit" plötzlich eine solch gewichtige Rolle spielt. 100 %-ig zufrieden mit meinem aktuellen Trainingslevel bin ich also nicht.

Frage 6: *Gibt es Übungen, die du rückblickend weglassen hättest sollen?*
Ich war etwa fünf Wochen nach der Geburt zum ersten Mal joggen. Das war definitiv zu früh und hat mir nicht gutgetan.

Frage 7: *Welche Unterstützung hättest du dir zusätzlich für dein Training nach der Schwangerschaft gewünscht?*
Ich war in der privilegierten Situation, meine liebe Freundin und Trainerin und 4-fach-Mama Nadja mit all meinen Fragen und Unsicherheiten jederzeit konsultieren zu können. In ihrem Studio konnte ich zudem auf eine Babybetreuung ab dem ersten Training zurückgreifen. Jede sportliche Mama weiß, welchen Luxus das bedeutet. Gefehlt hat mir lediglich manchmal gewissermaßen ein „partner in crime", also eine andere frisch gebackene Mutti auf einem ähnlichen Trainingslevel mit ähnlichen Ambitionen.

Frage 8: *Was waren die größten Hindernisse auf deinem Weg zurück in den Sport?*
Definitiv Zeitmangel. Und Müdigkeit. Denn trotz der privilegierten Ausgangssituation stellt so ein kleines Wunder ja alle vorherigen Vorstellungen von Zeitmanagement erstmal auf den Kopf. Und mein Mann würde noch hinzufügen, dass mir etwas mehr Egoismus ganz gutgetan hätte.

Frage 9: *Was kannst du anderen Müttern raten? Welchen Tipp kannst du anderen Müttern für den Wiedereinstieg in das Training aus deiner eigenen Erfahrung geben?*
Hier muss eine kleine Anekdote sein. Mein geliebter Ehemann (der ja zufälligerweise der Autor dieses Buches ist und den ich jetzt hiermit oute – mal sehen, ob das Folgende es ins Buch schafft) und ich hatten zu Beginn der Schwangerschaft eine kleine Wette: Wenn ich es binnen neun Monaten „schaffte", ein kleines Bündel Menschenkind in mir heranwachsen zu lassen und auf die Welt zu bringen, dann würde er etwas ähnlich Bedeutsames – nämlich einen einarmigen Klimmzug – erlernen und „schaffen". Tja – was soll ich sagen? Leo ist heute ziemlich genau 20 Monate alt. Und Markus trainiert noch immer an seinem einarmigen Klimmzug ...

Was ich damit sagen will? Stresst euch nicht. Und vor allem lasst euch nicht stressen. Nicht von euren Männern, von eurem Umfeld, von Facebook oder Instagram. Und vor allem nicht von euch selbst. Gebt euch Zeit. Atmet durch. Lächelt. Euer Körper hat in den vergangenen neun Monaten eine sportliche Höchstleistung vollbracht, gönnt euch einen sanften Start und am Allerwichtigsten: Follow your instinct!

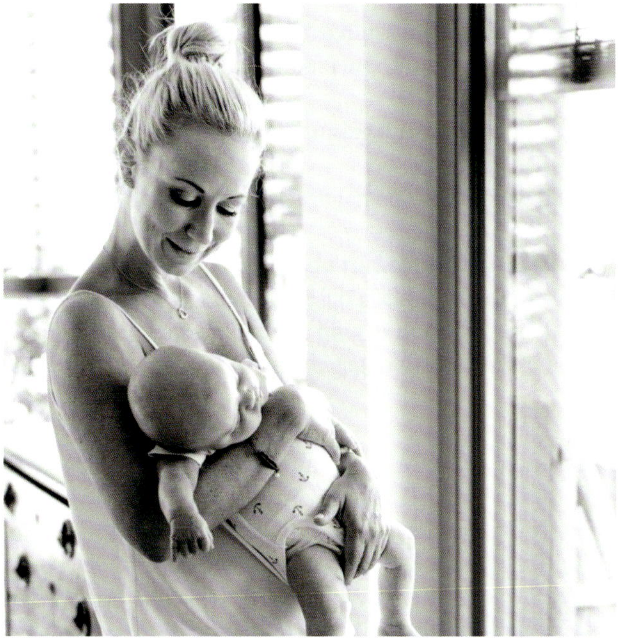

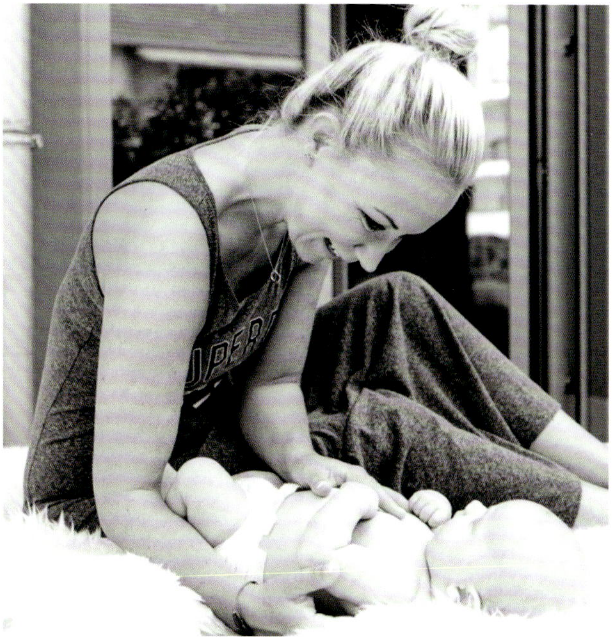

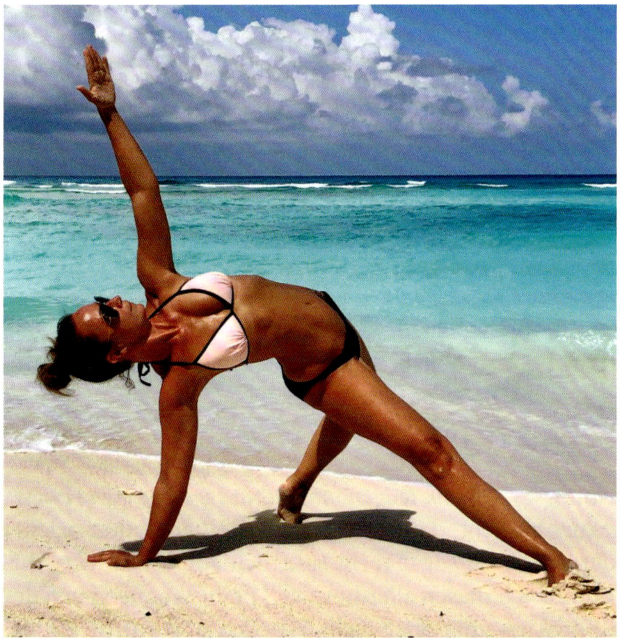

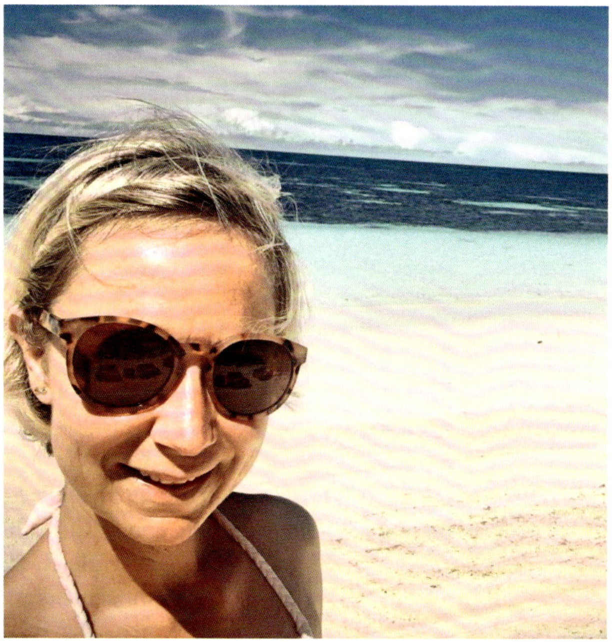

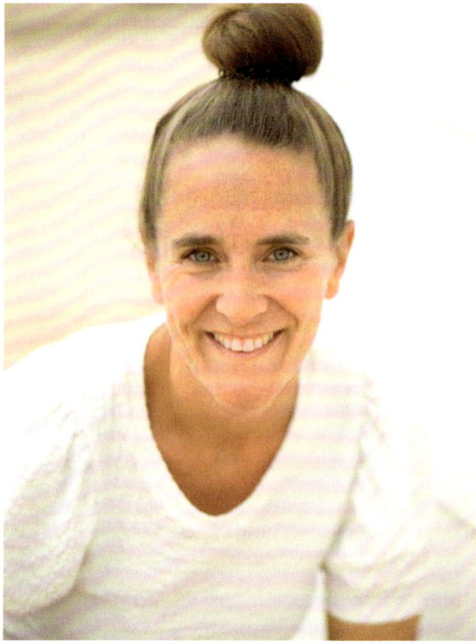

Johanna von Manteuffel, 37 Jahre, Politikwissenschaftlerin aus Hamburg

Frage 1: *Wie viele Kinder hast du?*
Zwei Kinder.

Frage 2: *Bis wann hast du vor der Geburt Sport gemacht und was hast du trainiert?*
Vor beiden Schwangerschaften habe ich sehr regelmäßig trainiert. Vor der ersten etwa sechsmal pro Woche und vor der zweiten etwa drei- bis viermal pro Woche. Neben regelmäßigem Joggen im Park gehörten insbesondere HIIT, Functional Work-out und Yoga im Fitnessstudio zu meinem wöchentlichen Training.

Ich glaube, das Joggen und das HIIT habe ich beides relativ früh drangegeben, in der 16/17. Woche ungefähr. Beim Joggen hatte ich das Gefühl, dass es meinem Bindegewebe am Bauch nicht zuträglich gewesen wäre und das HIIT muss man vielleicht auch nicht unbedingt in der Schwangerschaft verfolgen. Wenn ich trainiere, dann gern richtig und schwanger macht jegliches HIIT meiner Meinung nach keinen wirklichen Sinn. Insgesamt habe ich in meinen Schwangerschaften so lange es jeweils ging, Functional Work-out und Yoga trainiert.

In meiner zweiten Schwangerschaft habe ich zum Ende hin gern an einem Kurs in meinem Fitnessstudio teilgenommen. Der hieß Move-IT-Fit-Age. Im Durchschnitt waren die Kursteilnehmer 65 Jahre alt.

Frage 3: *Hast du an einer Rückbildungsgymnastik teilgenommen und wenn ja, wie lange?*
Ich habe nach beiden Schwangerschaften einen Pilatesrückbildungskurs ohne Baby bei einer Pilateslehrerin besucht. Das ist ein Konzept, welches ich uneingeschränkt weiterempfehlen würde. Nach meiner zweiten Schwangerschaft habe ich zusätzlich einen normalen Rückbildungskurs bei einer Hebamme besucht. Diesen empfand ich persönlich als ganz furchtbar und ziemlich nutzlos.

Frage 4: *Wann hast du dein Training nach der Schwangerschaft wieder aufgenommen und was hast du konkret gemacht?*
Ich habe jeweils nach ungefähr zehn Wochen mit der Rückbildung angefangen und bin nach sechs Monaten zurück ins Fitnessstudio. Dort habe ich dann langsam wieder angefangen zu trainieren. Mit dem Joggen habe ich jeweils mindestens neun beziehungsweise zwölf Monate gewartet.

Frage 5: *Konntest du dein persönliches Trainingsziel erreichen?*
Ja, ich denke schon. Heute würde ich sagen, dass ich genau so fit bin wie vor meiner ersten Schwangerschaft und wiege tatsächlich etwas weniger.

Frage 6: *Gibt es Übungen, die du rückblickend weglassen hättest sollen?*
Nein. Aber ich habe mir auch nach beiden Schwangerschaften relativ viel Zeit gelassen, um wieder mit richtigem Training zu beginnen. Mir war nach den Geburten meiner Kinder klar, dass mein Körper wohl einige Zeit braucht, um sich zu erholen.

Frage 7: *Welche Unterstützung hättest du dir zusätzlich für dein Training nach der Schwangerschaft gewünscht?*
Dass es Kurse auch im Fitnessstudio gibt, die auf Rückbildung abzielen. Denn dort hätte man auch die Option, das Kind in der Kinderbetreuung abzugeben.

Frage 8: *Was waren die größten Hindernisse auf deinem Weg zurück in den Sport?*
Das Kind oder die Kinder.

***Frage 9:** Was kannst du anderen Müttern raten? Welchen Tipp kannst du anderen Müttern für den Wiedereinstieg in das Training aus deiner eigenen Erfahrung geben?*
Ich selbst würde rückblickend vielleicht etwas früher zurück ins Fitnessstudio gehen. Zunächst deshalb, damit das Baby die Kinderbetreuung kennenlernt und man selbst weiß, wie der Ablauf mit dem Baby ist. So kann man sich langsam an eine Routine mit Kind und Fitnessstudio gewöhnen. Denn sonst ist man beim ersten Mal extrem motiviert zu trainieren, hat aber mit Sicherheit die Hälfte der Sachen für das Kind vergessen oder die Kinderbetreuung hat keinen Platz oder was auch immer.

Zudem finde ich, dass es einfach ein ganz anderes Tranig ist, wenn man im Fitnessstudio ohne Kind trainiert, als wenn man damit allein zu Hause gelassen wird, wo auch immer Wäsche wartet oder der Zwerg ganz sicher genau dann aufwacht, wenn man angefangen hat zu trainieren.

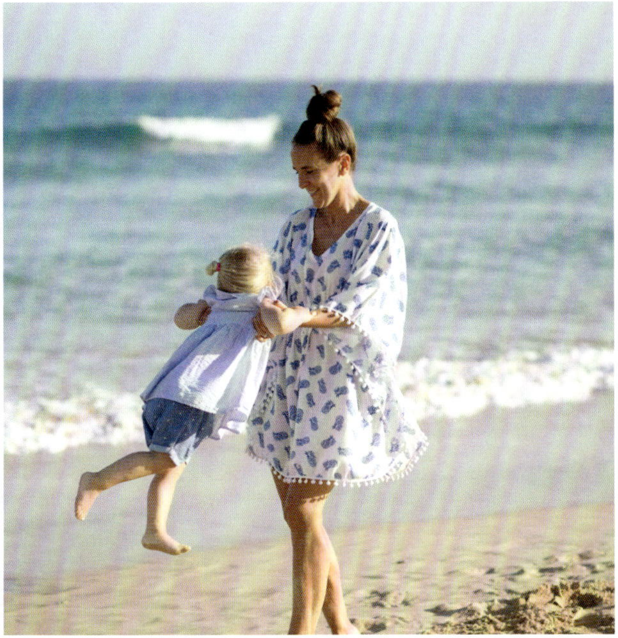

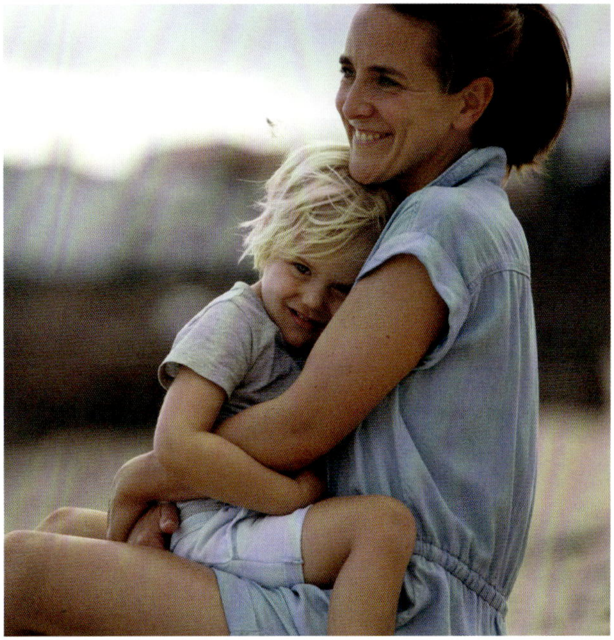

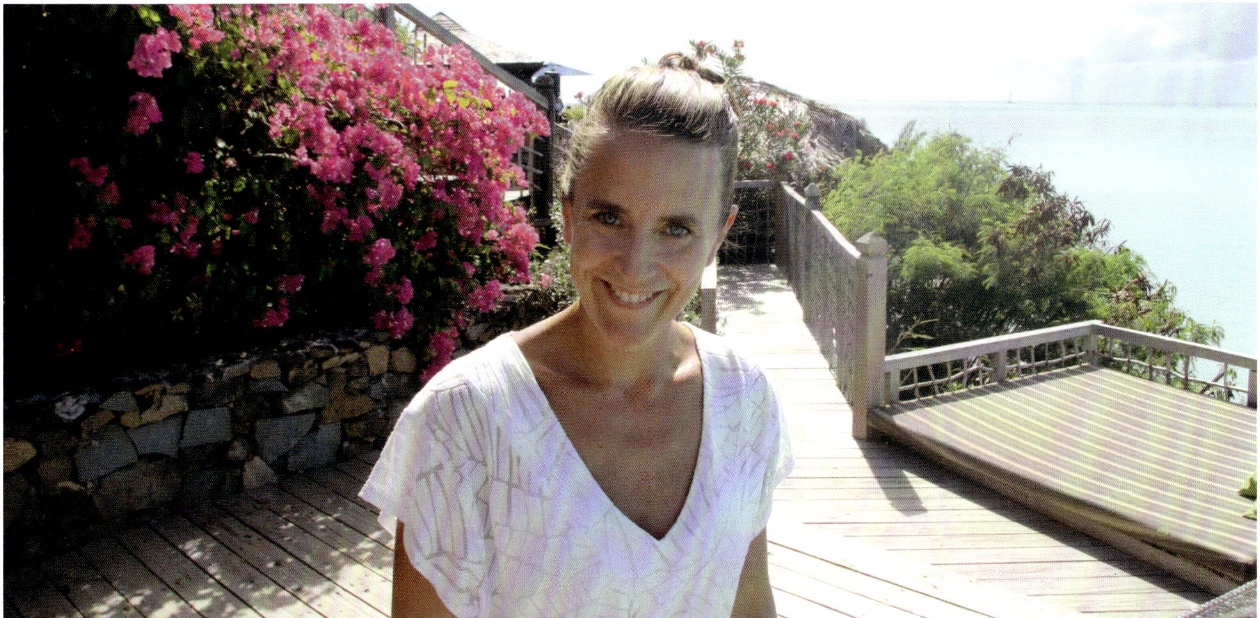

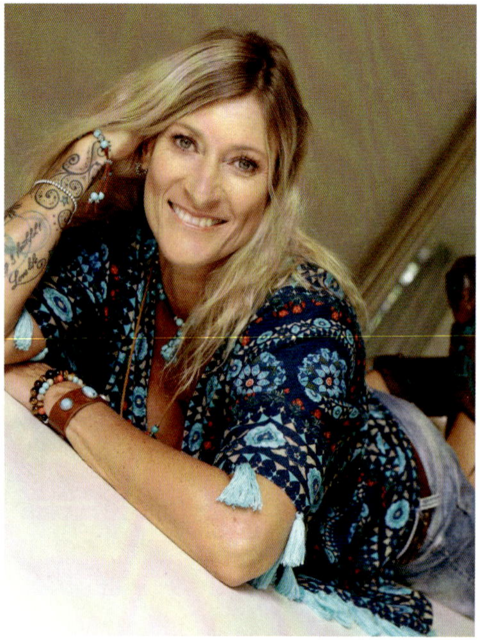

Daniela Meiz, 51 Jahre,
CEO Shaping-up Fitness Club, selbstständige Ausbilderin für HOT IRON, Referentin IFHIAS Instituts

Frage 1: *Wie viele Kinder hast du?*
Ich habe ein Kind (heute 14 Jahre).

Frage 2: *Bis wann hast du vor der Geburt Sport gemacht und was hast du trainiert?*
Ich habe bis direkt vor der Geburt trainiert. Beim Krafttraining habe ich nach und nach reduziert (Gewicht und auch Übungen entsprechend umgestellt, damit der Beckenboden ab dem siebten Monat nicht mehr so stark beansprucht wurde. Außerdem habe ich das Bauchtraining reduziert beziehungsweise umgestellt, Übungen in Rückenlage auf Schräglage verändert usw. Immer so, dass ich das Training noch gut und sicher ausführen konnte und es mir für meine Lage sinnvoll, sicher und angemessen erschien. Kardiotraining habe ich ebenfalls bis zur Geburt gemacht, anfangs bin ich noch gelaufen, später habe ich zum Spinning gewechselt. Und Mobility für den Rücken- und Schulterbereich habe ich verstärkt eingebaut.

Frage 3: *Hast du an einer Rückbildungsgymnastik teilgenommen und wenn ja, wie lange?*
Rückbildungsgymnastik habe ich bei meiner Hebamme genau zweimal gemacht. Ich fand es völlig sinnlos und ineffektiv und kam mir fehl am Platz vor. Ich habe stattdessen lieber Beckenbodentraining und etwas Mobility für mich allein gemacht und dieses in mein eigenes Training später inkludiert.

Frage 4: *Wann hast du dein Training nach der Schwangerschaft wieder aufgenommen und was hast du konkret gemacht?*
Drei Wochen nach der Entbindung habe ich wieder an HOT IRON-Kursen teilgenommen (noch nicht unterrichtet, da ich mich ganz auf mich selbst konzentrieren wollte). Natürlich mit wenig Gewicht und die eine oder andere Übung habe ich noch angepasst. Zusätzlich weiterhin sinnvolles Mobility Training, leichtes Yoga und Rückentraining an den Geräten.

Frage 5: *Konntest du dein persönliches Trainingsziel erreichen?*
Nach der Entbindung hatte ich erst einmal gar kein richtiges Trainingsziel. Ich wollte einfach fit und belastbar sein, um mein Kind zu genießen und im Alltag und im Job wieder belastbar zu sein. Die Figur stand da nicht an erster Stelle. Ich hatte in der Schwangerschaft nicht extrem zugenommen (13 kg) und davon waren nach den ersten Wochen noch drei bis vier Kilos übrig. Dafür wollte ich mir ganz viel Zeit nehmen und keine Diät oder so etwas machen, da ich ja auch gestillt habe. Ich habe lieber gesund und vielfältig gegessen, da ich ja mein Baby mitversorgt habe. Mein äußerstes Limit für die vor-Baby-Figur hatte ich mir auf drei Jahre nach der Entbindung gesetzt – das hat sich im Laufe der Zeit aber von selbst ergeben. Ich habe das zeitlich nicht genau verfolgt.

Frage 6: *Gibt es Übungen, die du rückblickend weglassen hättest sollen?*
Beim Lauftraining habe ich anfangs gemerkt, dass ich etwas zu früh begonnen habe, da mein Beckenboden noch nicht kräftig genug war und auch die Brüste zu sehr geschmerzt haben. Ich habe das dann etwas zurückgestellt und erst später wieder mit dem Lauftraining begonnen.

Frage 7: *Welche Unterstützung hättest du dir zusätzlich für dein Training nach der Schwangerschaft gewünscht?*
Bezüglich Unterstützung und Auskunft nach der Entbindung bin ich eher der Typ Jäger und Sammler. Ich habe mir Beckenbodentipps aus dem Internet geholt und habe eine Yogatrainerin dazu befragt. Ansonsten hatte ich durch meine Tätigkeit als HOT IRON Trainer sehr viel Information gesammelt, was ich jetzt sehr gut anwenden konnte. Ich habe es auch etwas als Selbststudie gesehen, um meine Erfahrung an meine Kunden im Studio weitergeben zu können.

Mit mir zusammen waren übrigens noch vier meiner Teilnehmerinnen schwanger und wir haben uns dazu auch viel ausgetauscht. Das Trainingsverhalten war natürlich sehr unterschiedlich, aber das muss jede Mutter für sich selbst entscheiden, was sie kann, was sie sich zutraut und womit sie sich sicher fühlt. Eine Kollegin hat im 8. Monat noch Klimmzüge gemacht, eine andere nur noch Training mit dem Gymnastikball.

Frage 8: *Was waren die größten Hindernisse auf deinem Weg zurück in den Sport?*
Wirkliche Hindernisse habe ich für mich beim Wiedereinstieg ins Training nicht entdeckt. Ich habe aber auch einen Mann, der mich diesbezüglich sehr unterstützt hat und abends extra rechtzeitig heimgekommen ist, um mich zum Training zu schicken. Ich wusste, dass er sich wunderbar um unser Baby kümmert und ich musste kein schlechtes Gewissen haben. Wenn man so eine Unterstützung nicht hat, kann ich mir vorstellen, dass es schwierig ist, sich zum Training aufzuraffen – vor allem, wenn das Baby viel weint und man es nicht mit gutem Gewissen von einer fremden Person betreuen lassen mag.

Ich denke, es kann kein Mann und auch keine nicht-Mutter nachvollziehen, was physisch mit dem Körper der Mutter passiert, wenn das Neugeborene weint. Das ist nicht willkürlich zu steuern. Der Puls rast, Schweiß bricht aus und die Brüste ziehen sich schmerzhaft zusammen – bereit, das Baby zu stillen. Das ist wie ein Fluchtmodus in Reverse. Flucht aus der Realität, zurück in die Babyblase. Viele Mütter fühlen sich dadurch sehr gestresst, vor allem, wenn ihr Umfeld (oder noch schlimmer ihr Mann) das nicht versteht und sogar äußert, sie solle sich nicht so anstellen. Dann wird das schlechte Gewissen, ihr Baby in diesem Moment zu verlassen, unerträglich und ihr Körper will auch zurück zum Kind. Die beste Unterstützung, um eine Mutter zum Training zu bringen, ist eine liebevolle Unterstützung mit dem Baby, so dass sie kein schlechtes Gewissen haben muss. Aus diesem Grund biete ich jungen Müttern mit ganz kleinen Babys auch an, dieses zu mir ins Studio zu bringen. Mein Büro grenzt offen direkt an den Trainingsraum und ich kümmere mich dann um das Kleine, während die Mama trainiert. Dann muss sie sich nicht trennen und hat gefühlt trotzdem die Kontrolle (natürlich nur nach Anmeldung und nur ein Kind zurzeit).

Frage 9: *Was kannst du anderen Müttern raten? Welchen Tipp kannst du anderen Müttern für den Wiedereinstieg in das Training aus deiner eigenen Erfahrung geben?*
Ich rate anderen Müttern dringend, sich nicht zu vergleichen. Sie sollen sich genau überlegen, was zu welcher Zeit für sie wichtig ist. Beim Training würde ich empfehlen, weniger an den Figureffekt und mehr an die Gesundheit und Belastbarkeit nach der Entbindung zu denken. Denn auch ein Baby, das man den ganzen Tag auf dem Arm herumträgt, wird mit der Zeit eine Belastung (für den Schultergürtel und für den Kopf). Wenn man sich

zu schnell mit Figurwünschen kasteit, wird die ganze Situation unnötig stressig. Lieber auf die Gesundheit achten und auch die Entspannung nicht vergessen. Nur eine gesunde, belastbare Mutter ist eine glückliche Mutter. Und ein Baby mit einer glücklichen Mutter weint weniger.

Beim Wiedereinstieg ins Training empfehle ich ebenfalls, nicht nach rechts und links zu schauen, sondern mach innen. Die eine mag bereits recht schnell auf dem Bauch liegen, die andere nicht. Na und? Die eine hatte eine Rektusdiastase und kann noch keine geraden Crunches machen, die andere nicht. Egal. Es ist keine Challenge wie bei den Promis, wo nach der Entbindung direkt die Bauchdecke gestrafft wird. Mein Bauch ist auch faltiger geblieben als davor (ich war mit 37 auch spätgebärend), aber ich sehe das nicht als Makel. Das sind meine Hero-Narben für den größten Kampf und Sieg, den eine Frau gewinnen kann. Und das Geschenk ist mein Sohn. Mein Mann und auch mein Sohn teilen diese Einstellung.

Ich rate den Müttern: Seid gut zu euch. Schenkt euren Körpern Kraft und Gesundheit, Entspannung und vor allem Lob über die erbrachte Höchstleistung.

Frage 10: *Bietest du selbst ein Training für junge Mütter an?*
Ich biete keine festen Kurse für Schwangere und junge Mütter an, weil nicht vielfach der Bedarf daran besteht. Bei mir Filmstudio fühlen sich Schwangere und junge Mütter aber prima betreut, weil ich ihnen alles an Informationen und Tipps anbiete, was ich seither gesammelt habe. Ich habe regelmäßig Teilnehmerinnen in meinen Kursen, die in der Schwangerschaft bei mir weiter trainieren und auch danach direkt wieder zu mir kommen. Und wie ich bereits oben schrieb, können sie ihr Baby auch gern bei mir (oder bei meiner Schwester) im Büro lassen, während sie trainieren. Das wird sehr gern genutzt.

Web-Infos

Webseite: www.shaping-up.de
Facebook: Dani Meiz
Instagram: @danimeiz.fitlifestyle

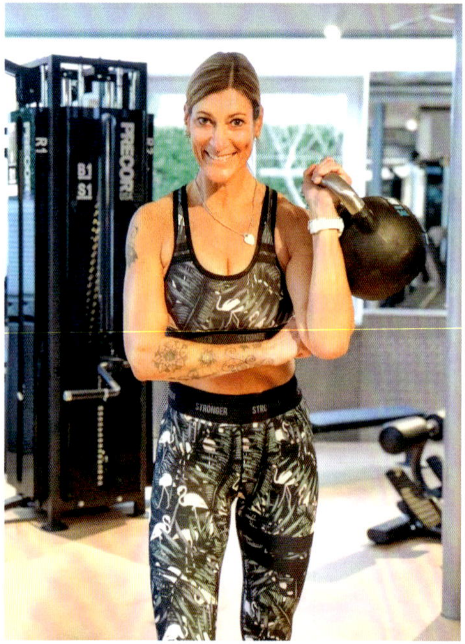
STRONGER

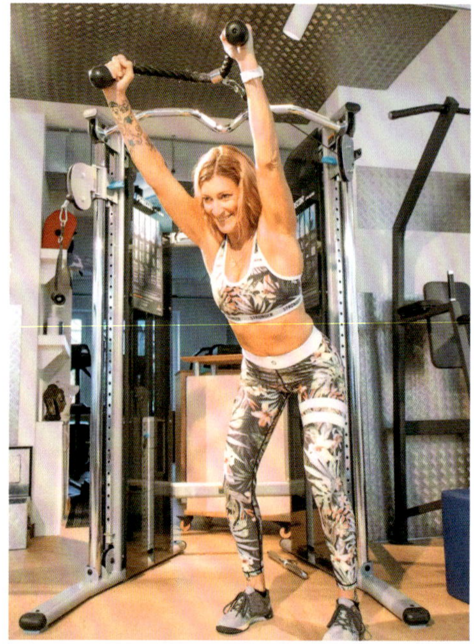

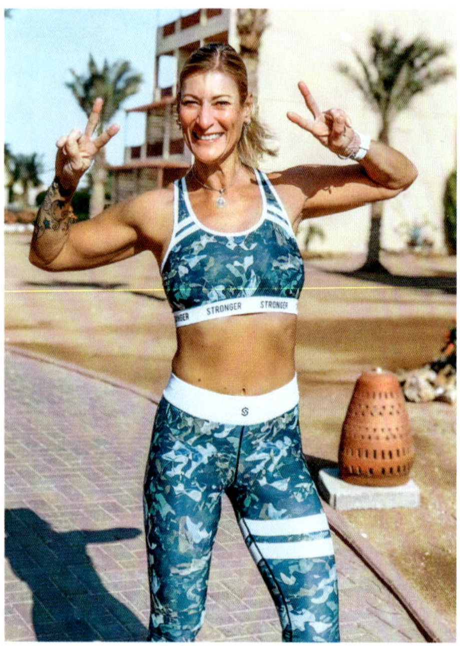
STRONGER
STRONGER

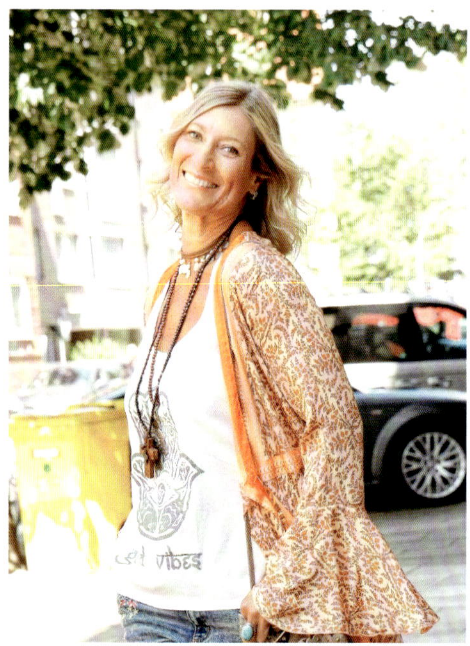

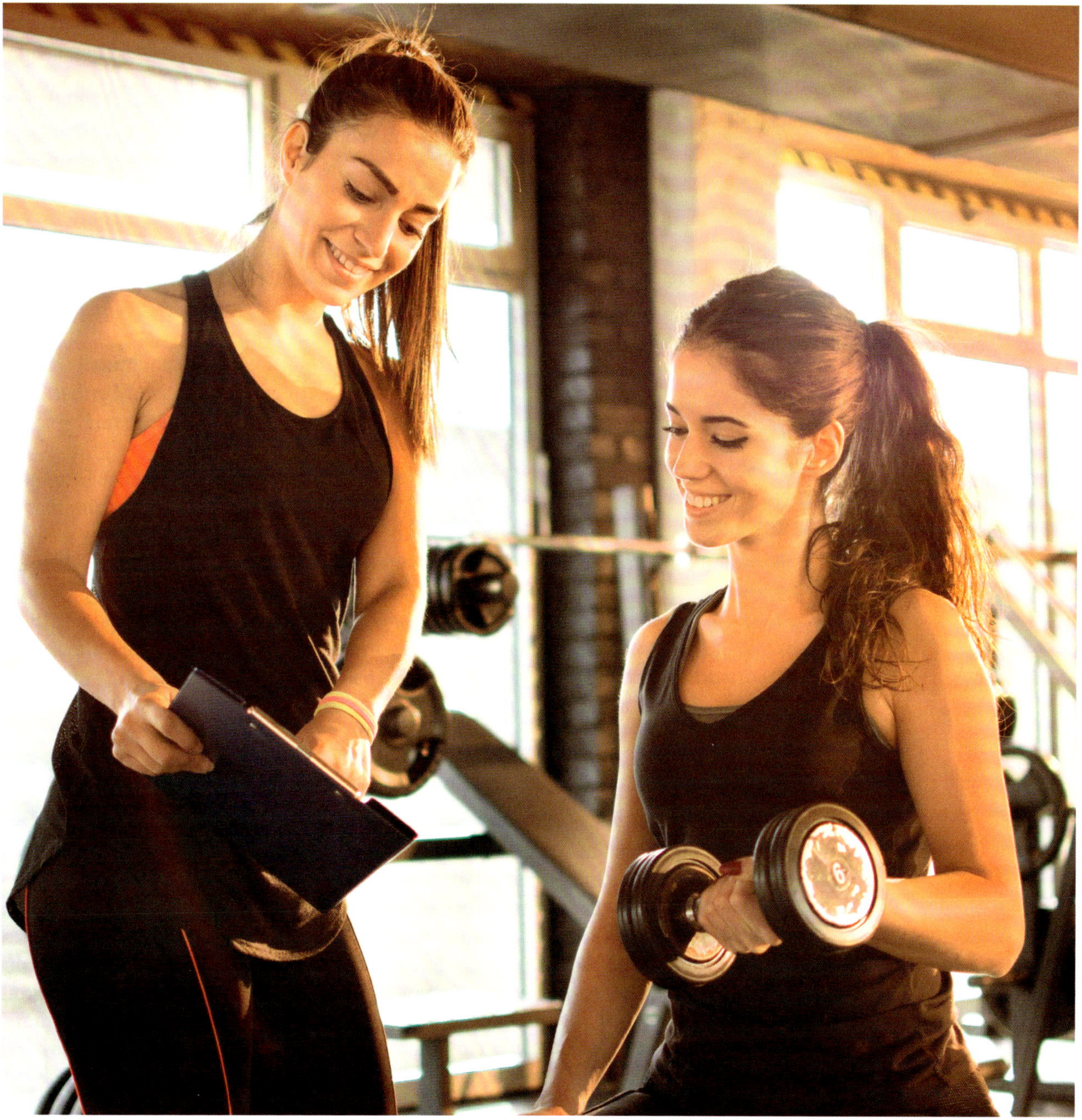

haben, wenn du einen gesunden Egoismus an den Tag legst. Nur wenn es der Mama gut geht, geht es deinem Kind auch gut, denn Unzufriedenheit überträgt sich. Also, leg los.

Web-Infos

Facebook: Nina Indlekofer
Instagram: @Nina Indlekofer

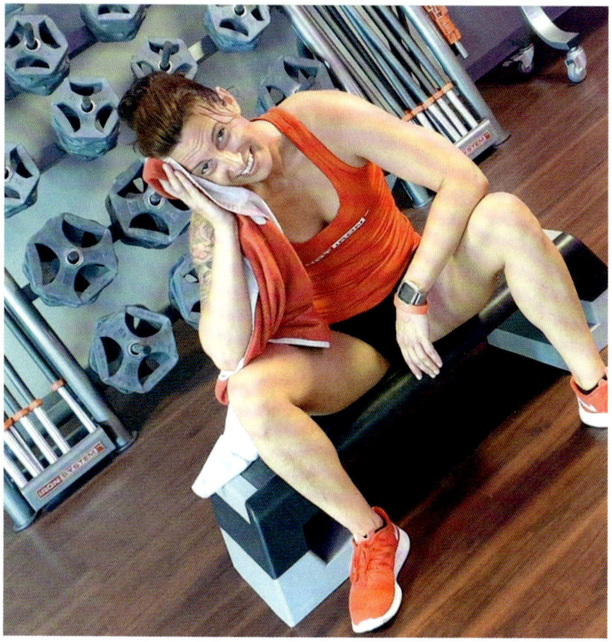

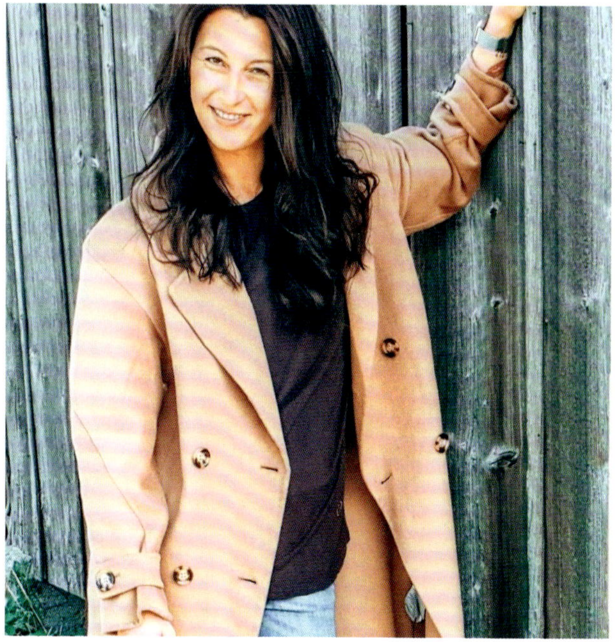

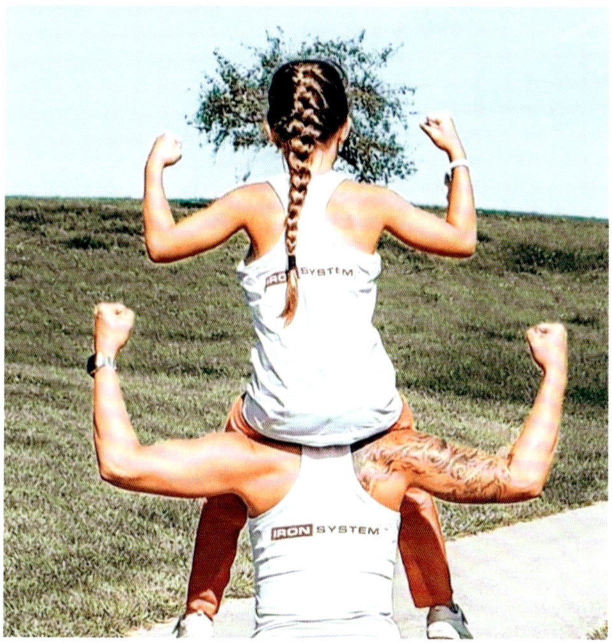
IRON SYSTEM
IRON SYSTEM

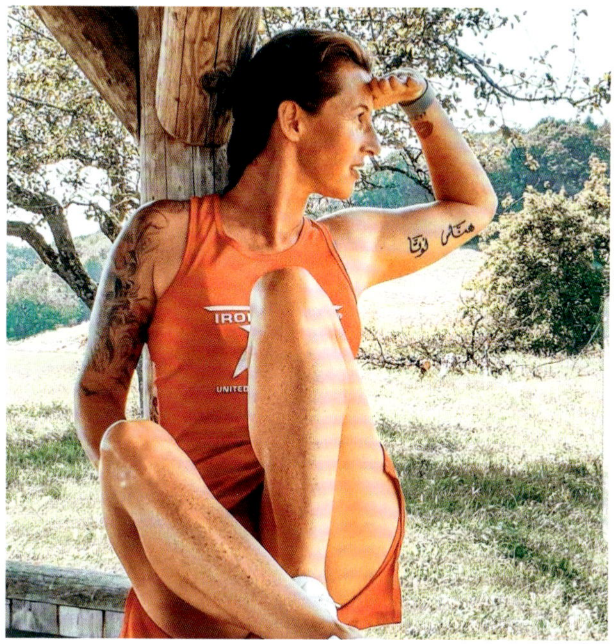

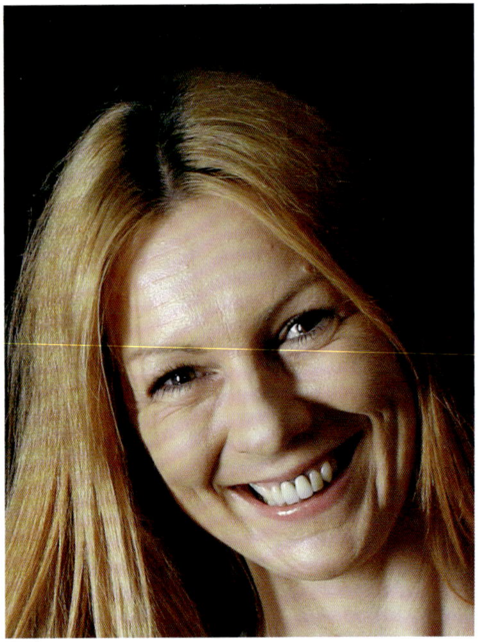

Manuela Schauder, 46 Jahre, Personal Trainerin aus München

Frage 1: *Wie viele Kinder hast du?*
Ich bin Mutter eines Kindes.

Frage 2: *Bis wann hast du vor der Geburt Sport gemacht und was hast du trainiert?*
Nach langjähriger Trainingserfahrung habe ich bis zur 34. SS Woche Sport betrieben. Dabei haben sich Krafttrainings- und Laufeinheiten abgewechselt. Die Intensität hat sich mit zunehmender Schwangerschaftswoche reduziert.

Frage 3: *Hast du an einer Rückbildungsgymnastik teilgenommen und wenn ja, wie lange?*
Ich habe an einem Rückbildungsprogramm mit sechs Einheiten teilgenommen.

Frage 4: *Wann hast du dein Training nach der Schwangerschaft wieder aufgenommen und was hast du konkret gemacht?*
Sechs Wochen nach der Geburt habe ich mein Lauftraining wieder aufgenommen. Ich habe mit kurzen und ruhigen Läufen begonnen. Mit dem Krafttraining habe ich nach drei Monaten gestartet.

Frage 5: *Konntest du dein persönliches Trainingsziel erreichen?*
Mit zunehmender Intensität und Umfang konnte ich mein Ziel erreichen.

Frage 6: *Gibt es Übungen, die du rückblickend weglassen hättest sollen?*
Rückblickend würde ich den frühen Einstieg in das Lauftraining ablehnen beziehungsweise erst nach Abschluss der Rückbildung starten.

Frage 7: *Welche Unterstützung hättest du dir zusätzlich für dein Training nach der Schwangerschaft gewünscht?*
Empfehlungen seitens Hebamme, Ärzte oder Trainer wären wünschenswert gewesen. Leider scheint die Beratung das Training betreffend, nicht auf sportliche junge Mütter ausgerichtet zu sein.

Frage 8: *Was waren die größten Hindernisse auf deinem Weg zurück in den Sport?*
Das größte Hindernis war die Neuorganisation des Alltags inklusive des Sports mit dem neuen Familienmitglied.

Frage 9: *Was kannst du anderen Müttern raten? Welchen Tipp kannst du anderen Müttern für den Wiedereinstieg in das Training aus deiner eigenen Erfahrung geben?*
Den Wiedereinstieg möglichst sanft zu gestalten. Vor allem, sich mit dem Lauftraining mindestens bis nach der Rückbildung zu gedulden. Das Training der geraden Bauchmuskulatur ist erst nach Heilung der Rektusdiastase ist zu empfehlen. Wer mit Gewicht arbeitet, sollte das Gewicht reduzieren und die Wiederholungszahl nach oben setzen. Kursstunden, wie Pilates oder Rückentraining, sind optimal für den Trainingseinstieg.

Frage 10: *Bietest du selbst ein Training für junge Mütter an?*
Gibt es eine pauschale Empfehlung für den Wiedereinstieg?
Nein, die gibt es nicht. Zu viele Faktoren spielen für den Wiedereinstieg in das Training eine Rolle. Im Zweifelsfall empfiehlt es sich, Rücksprache mit der Hebamme oder dem Arzt zu halten und sich Unterstützung durch einen kompetenten Trainer beziehungsweise Personal Trainer zu holen.

Web-Infos

Webseite: www.mas-personaltraining.de
Facebook: Schauder Manuela
Instagram: elasports73

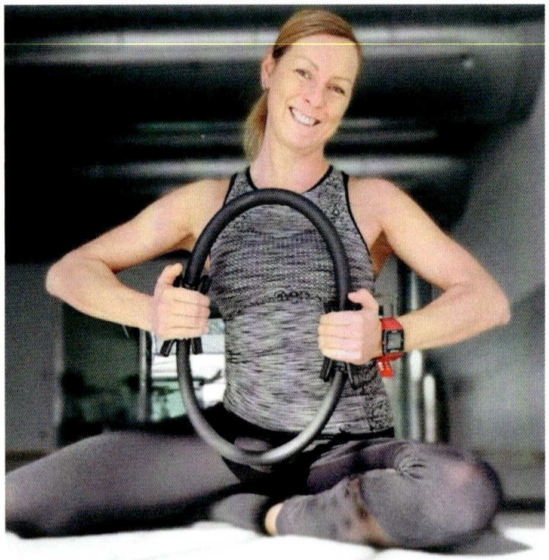

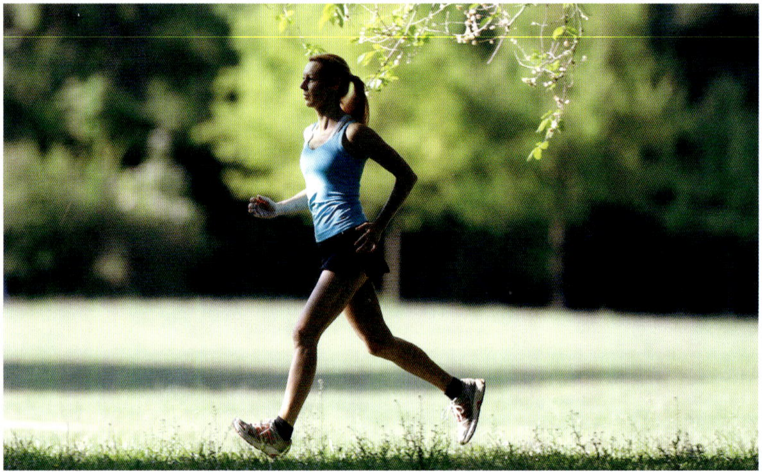

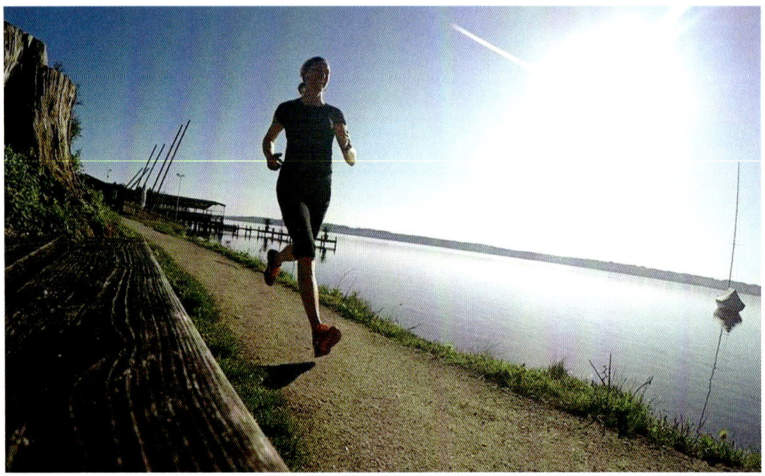

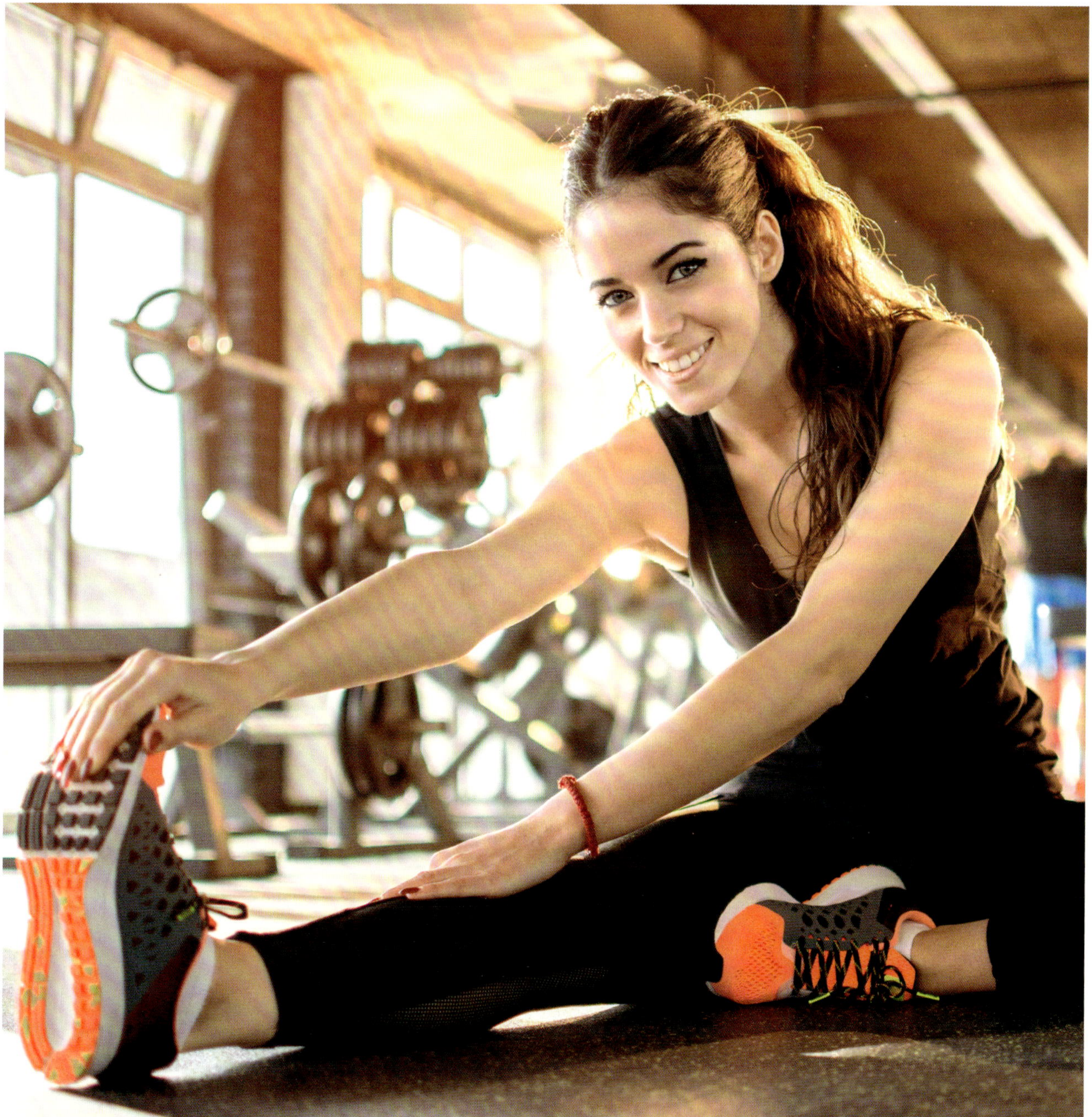

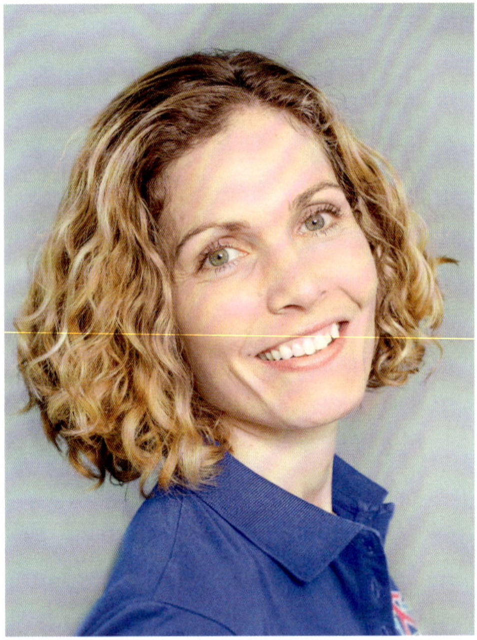

Dr. Nadja Klag, 44 Jahre,
Geschäftsführerin Sport-Treff 2.0, Inhaberin planB-sports, Bonn

Frage 1: *Wie viele Kinder hast du?*
Ich habe vier Kinder (drei Jungs, ein Mädchen) im Alter von 18, 15, 13 und 11 Jahren. Das fünfte Kind hat Fell und ist ein Hund.

Frage 2: *Bis wann hast du vor der Geburt Sport gemacht und was hast du trainiert?*
Jedes Mal bis zum Tag der Geburt oder kurz davor. Ich habe hauptsächlich Fitnesskurse (selbst gegeben) und (dosiertes) Krafttraining gemacht.

Frage 3: *Hast du an einer Rückbildungsgymnastik teilgenommen und wenn ja, wie lange?*
Nein, nie. Habe aber ab dem Moment nach der Geburt mit der Rückbildungsgymnastik begonnen (wurde teilweise im Krankenhaus angeboten und anschließend habe ich die Tipps meiner Hebamme während ihrer Hausbesuche regelmäßig ausgeführt). Die Übungen habe ich ab der dritten Geburt monatelang vor jedem Training gemacht, um den Körper und den Kopf auf das folgende Training richtig vorzubereiten. Davor habe ich die

Übungen circa ein bis zwei Monate fast täglich durchgeführt. Bin sehr froh, dass mich meine Hebamme, die ich durch alle vier Schwangerschaften hatte, auch dabei so gut begleitet und unterstützt hat. Habe damals viel gelernt.

Frage 4: *Wann hast du dein Training nach der Schwangerschaft wieder aufgenommen und was hast du konkret gemacht?*
Das Fitnesstraining habe ich nach der ersten Geburt bereits nach zwei Wochen wieder begonnen (nicht empfehlenswert), bei den folgenden erst circa vier bis sechs Wochen später und mich dann langsam über neun Monate wieder zu meiner ursprünglichen Leistung gesteigert.

Frage 5: *Konntest du dein persönliches Trainingsziel erreichen?*
Ja, jedes Mal, aber nach jeder weiteren Geburt hat es ein wenig länger gedauert. Ich brauchte wirklich Geduld.

Frage 6: *Gibt es Übungen, die du rückblickend weglassen hättest sollen?*
Ja, Joggen in der ersten Woche nach der Geburt. Das habe ich aber zum Glück sehr schnell gemerkt, dass mir das nicht guttut. Glücklicherweise war ich jung genug, so dass mir mein Beckenboden verziehen hat. Danach habe ich allerdings auch begonnen, mich intensiv mit dem Thema „Training NACH der Schwangerschaft" auseinanderzusetzen. Habe viel aus eigenen Erfahrungen und später durch die Arbeit mit sehr vielen Frauen nach der Geburt gesammelt, gelernt und weitergegeben.

Frage 7: *Welche Unterstützung hättest du dir zusätzlich für dein Training nach der Schwangerschaft gewünscht?*
Ein Buch, das mir mit gezielten Übungen hilft, so schnell wie möglich wieder fit zu werden. Gut, dass es jetzt endlich ein umfassendes Buch dazu gibt :-)

Frage 8: *Was waren die größten Hindernisse auf deinem Weg zurück in den Sport?*
Müdigkeit, hormonelle Umstellungen, Wiederfinden meines Körpers, Ungeduld meinerseits.

Frage 9: *Was kannst du anderen Müttern raten? Welchen Tipp kannst du anderen Müttern für den Wiedereinstieg in das Training aus deiner eigenen Erfahrung geben?*
Für die Sportlerinnen nach der Geburt: Geduld. Alles kommt wieder, aber es kommt nicht schneller, wenn man zu früh wieder alles will. Neun Monate hat der Körper dem Kind ein Haus geboten, neun Monate braucht es, dieses Haus nach dem „Auszug" für einen selbst wieder zum „Zuhause" werden zu lassen. Und für die Nichtsportlerinnen genau das Gegenteil: Traut euch etwas zu. Lasst euch nicht hängen. Langsam, aber kontinuierlich an der

Fitness arbeiten. Täglich Rückbildung (ganz viel Beckenbodengymnastik), anfangs Spazierengehen mit dem Kinderwagen (das grenzt manchmal an Krafttraining, wenn es bergauf geht – Dosierung), später Yoga, Pilates, vor allem Oberkörpertraining, Rückentraining. Dosierte Gewichte für das Beintraining sowie intensivere Bauchübungen erst nach Schließung der Rektusdiastase und Stabilisierung des Beckenbodens."

Frage 10: *Bietest du selbst ein Training für junge Mütter an?*
Ja, ich bilde Trainer*nnen aus, Schwangere und Frauen nach der Geburt zu begleiten. Selbst habe ich viele Personal Trainings für beide Phasen gegeben.

Web-Infos

Webseite: www.sport-treff.de
E-Mail: klag@sport-treff.de

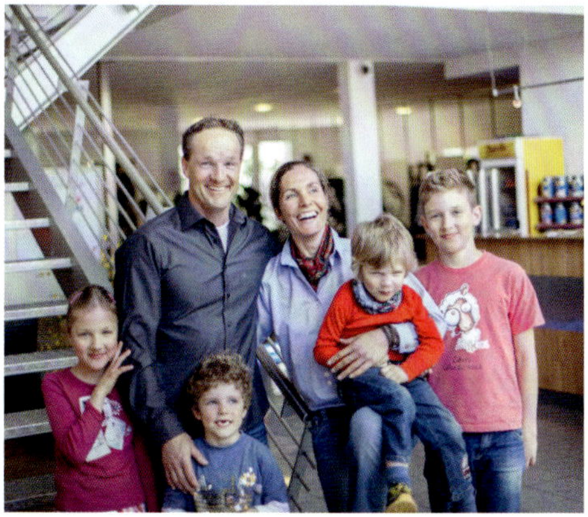

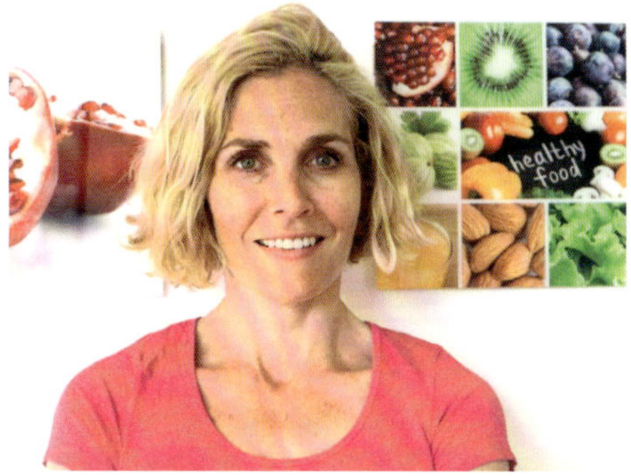
healthy food

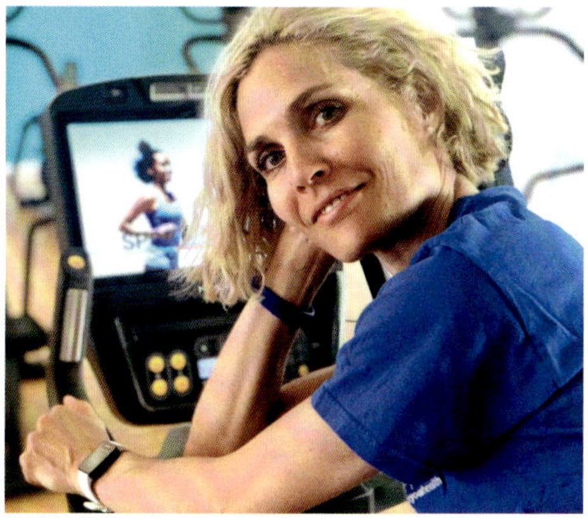

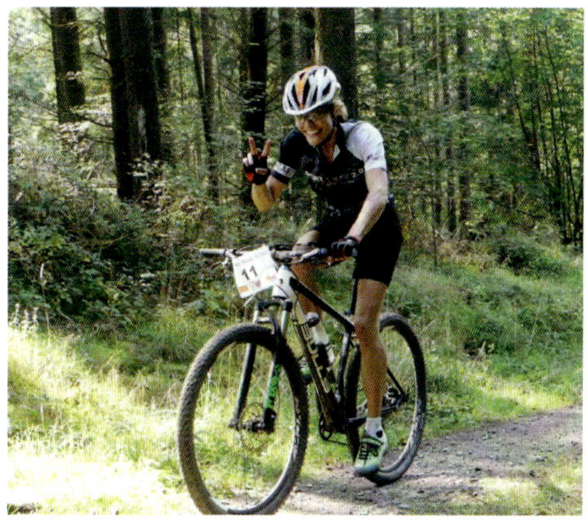
11

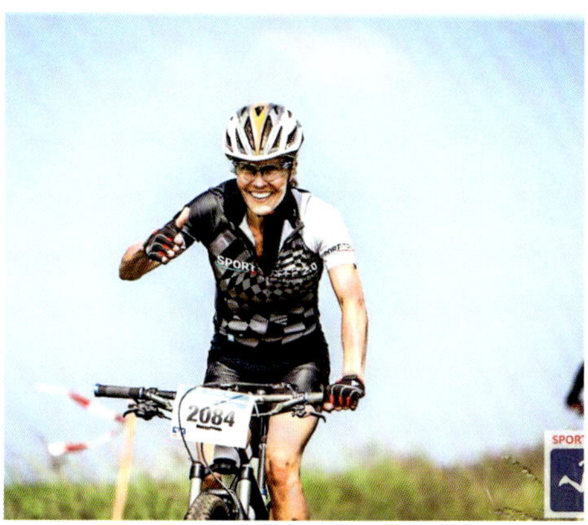
2084

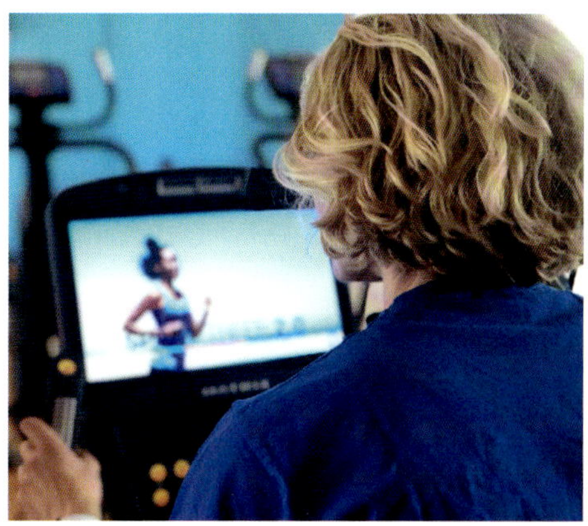

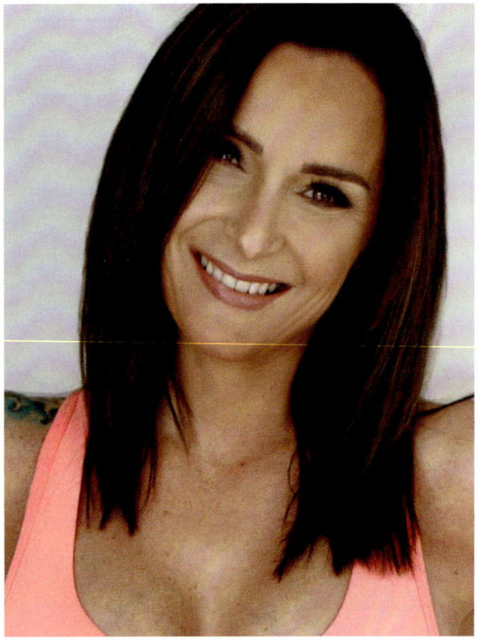

Sonja Thiel, 48 Jahre,
Trainerin und Personal Trainerin, Königsfeld im Schwarzwald

***Frage 1**: Wie viele Kinder hast du?*
Ich habe zwei Kinder, habe sie mit 34 und 36 Jahren bekommen. Beide sind recht entspannt mit Spontangeburt auf die Welt gekommen.

***Frage 2:** Bis wann hast du vor der Geburt Sport gemacht und was hast du trainiert?*
Ich war im Gym bis etwa 1,5 Monate vor der Geburt und war öfter auf dem Crosstrainer und habe leichtes Krafttraining gemacht. Ich hörte immer dann auf, als mein Bauch ein bisschen zu spannen anfing. Die Bewegung tat mir sehr gut, ich hatte keine Wassereinlagerungen in den Schwangerschaften und habe mich immer rundum fit gefühlt. Ebenso hatte ich zwei natürliche Geburten, die relativ schnell gingen. Ich habe immer sehr auf meinen Körper gehört und vertraut und hatte nie Sorge, ob ich mir zu viel zumute.

Frage 3: *Hast du an einer Rückbildungsgymnastik teilgenommen und wenn ja, wie lange?*
Nein. Ein befreundeter Physiotherapeut zeigte mir ein paar Übungen. Gerade Bauchmuskulatur (Crunches) vermied ich für die ersten sechs Monate nach der Schwangerschaft, also fing ich mit Planks/Unterarmstütz in Bewegung an und Bauch-Beine-Po-Übungen.

Frage 4: *Wann hast du dein Training nach der Schwangerschaft wieder aufgenommen und was hast du konkret gemacht?*
Ich habe gefühlt gleich loslegen wollen, als ich wieder zu Hause war. Mit Übungen auf dem Boden. Ich denke, es war in etwa zwei Wochen nach der Geburt. Ich fing an mit schrägen Bauchmuskel-Übungen, Beine- und Po-Übungen, die man im klassischen Bodyforming macht. Alles auf dem Boden.

Meine Kinder konnte ich mit sechs Wochen schon in der Kinderbetreuung im Gym abgeben. Dort ging ich in Bodyforming-Kurse und Bodypump. Abgesehen von Übungen wie Crunches, also gebeugte gerade Bauchmuskulatur, habe ich alles gemacht. Damals war ich noch nicht auf dem heutigen Kenntnisstand des Trainings, da ich alle meine Trainerscheine erst gemacht habe, als die Kinder etwas größer waren, sonst hätte ich noch mehr Krafttraining eingebaut.

Frage 5: *Konntest du dein persönliches Trainingsziel erreichen?*
Ich habe mir kein Ziel gesetzt. Es gab soviel anderes, was ich zu bewältigen hatte mit erst einem und dann noch einem Kind (Zwischen den beiden hatte ich noch eine Fehlgeburt/Ausschabung, was ich körperlich und seelisch gut verarbeitet habe). Ich war fast täglich im Fitness Center, selbst wenn es nur eine Stunde war. Diese Stunde brachte mir so viel. Einerseits Zeit für mich und Ruhe, Regeneration und gleichzeitig Training. Ich war oft an meiner psychischen Grenze, vor allem wegen der ständigen Müdigkeit. Ich hatte kaum Hilfe und habe die Nächte mit den Kindern immer allein gemeistert. Mein wichtigstes Ziel waren glückliche Kinder und genügend Durchhaltevermögen für mich.

Frage 6: *Gibt es Übungen, die du rückblickend weglassen hättest sollen?*
Nein. Ich drücke es mal andersherum aus. Ich hatte mit Ende 20 einen Bandscheibenvorfall L4/L5, der mir in den Schwangerschaften keine Probleme bereitete, doch danach. Hätte ich mehr Kenntnis im Bereich Mobility gehabt, hätte ich definitiv darauf geachtet, mehr Rückbeugen zu machen und meinen Hüftbeuger zu dehnen. So hätte ich den ein oder anderen schmerzhaften Hexenschuss vermeiden können.

Frage 7: *Welche Unterstützung hättest du dir zusätzlich für dein Training nach der Schwangerschaft gewünscht?*
Abgesehen von zu wenig Schlaf und dem Wunsch, das mehr tun zu dürfen, hätte ich mir eine Kombination aus Training und Mentalität gewünscht. Es ist eine Sache, die ich nun im Personal Training sehr gut zusammenbringen kann, da ich mich neben dem Training auch im Bereich der mentalen Stärke und Entspannung weitergebildet habe. Wenn ein Kind auf die Welt kommt, wird man auch als Mutter ‚geboren'. Man hat viele Dinge zu bewältigen, die sowohl psychischer als auch physischer Natur sind. Man leidet unter Hormonschwankungen, ist übermüdet, hat neue Aufgaben und möchte zurück zu einem fitten Körper. Jemanden zu haben, der einen in den Bereichen unterstützen kann, wäre viel wert.

Frage 8: *Was waren die größten Hindernisse auf deinem Weg zurück in den Sport?*
Es gab keine. Ich liebe Sport, ich konnte es nicht abwarten, zum Training zu gehen. Ich war natürlich zeitlich durch den Lebensrhythmus der Kinder bestimmt, aber es ließ sich sehr gut einbauen. Ein Fitness Center mit einer vertrauensvollen Kinderbetreuung ist Gold wert.

Frage 9: *Was kannst du anderen Müttern raten? Welchen Tipp kannst du anderen Müttern für den Wiedereinstieg in das Training aus deiner eigenen Erfahrung geben?*
Als ersten Rat würde ich den Müttern mitgeben, dass sie das Recht haben, an sich zu denken. Ein Baby zu haben, ist eine sehr große Aufgabe, eine mentale und auch körperliche Herausforderung. Eine Mutter darf sich nicht schlecht fühlen, wenn sie ihr Kind für eine Stunde abgibt. Denn der Nutzen, den sie daraus zieht, ist sehr wertvoll. Als nächstes ist natürlich wichtig, wie die körperlichen Voraussetzungen sind. War es eine spontane Geburt, ein Kaiserschnitt, gibt es sonstige körperliche Einschränkungen. Also ein qualifizierter Trainer ist wichtig und natürlich ein sinnvoller Trainingsplan. Ich kann jedem nur dazu raten, Krafttraining zu machen, ich bin jetzt mit 48 körperlich fitter als vor meinen Kindern. Das Krafttraining ist für mich wie Zähneputzen.

Frage 10: *Bietest du selbst ein Training für junge Mütter an?*
Ich biete kein Gruppentraining für Mütter an, doch auf Anfrage gerne im Personal Training.

Meine Kinder sind das Allerbeste in meinem Leben und ich bin sehr stolz auf sie und glücklich mit ihnen!

Web-Info

Facebook: sonja_2011 oder Sonja Thiel

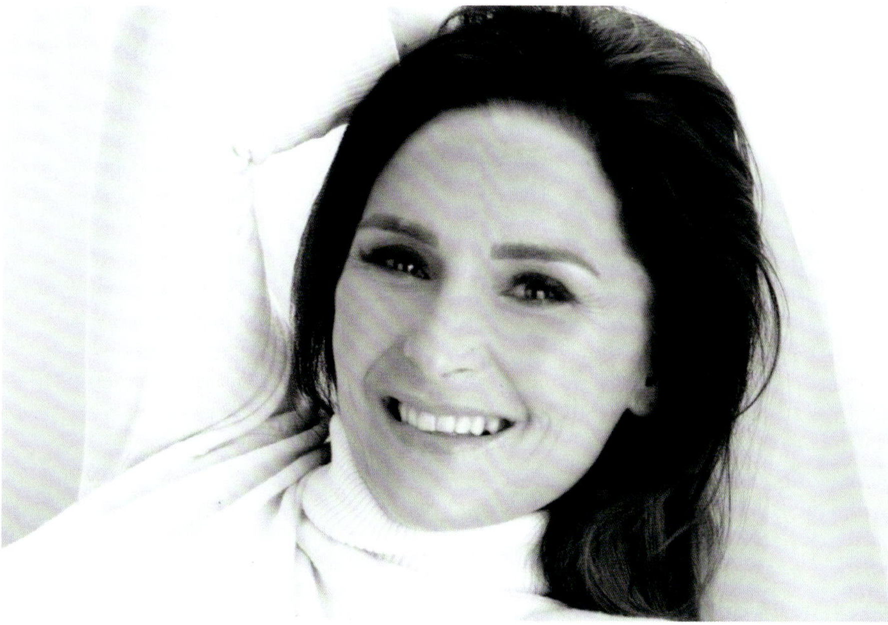

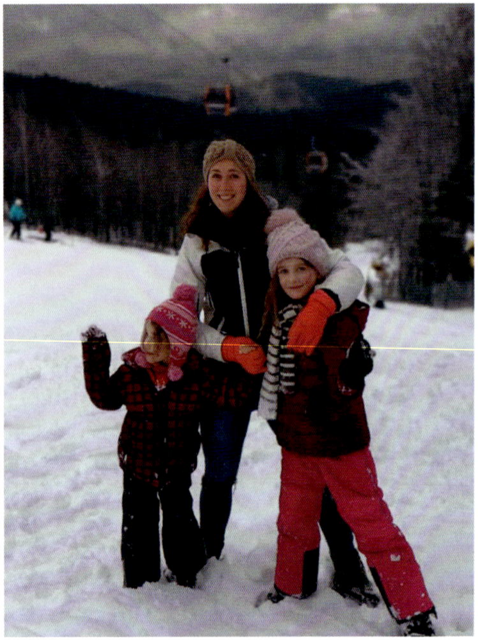

Dr. med. Christiane Bauch, 29 Jahre, ehemalige Sportsoldatin und Ärztin in der Weiterbildung (Innere Medizin), Bonn

Frage 1: *Wie viele Kinder hast du?*
Ich habe drei Kinder.

Frage 2: *Bis wann hast du vor der Geburt Sport gemacht und was hast du trainiert?*
Kind 1: Bis zwei Wochen vorher – Leichtathletik Streckenlauf. Die letzten acht Wochen nur noch leichte Ausdauerläufe bis acht Kilometer.

Kind 2: Bis zwei Tage vor der Geburt – Ausdauer, kleine Krafttrainingseinheiten zwei- bis dreimal pro Woche mit Eigengewicht, Bergsteigen (ohne Niveau/Tempo nach Bedarf).

Kind 3: Bis zum Tag der Geburt – Langhanteltraining (bis Mitte Schwangerschaft), bevorzugt Triathlondisziplin (Schwimmen, Laufen, Fahrrad) und Yoga.

Frage 3: *Hast du an einer Rückbildungsgymnastik teilgenommen und wenn ja, wie lange?*
Ja, nach der ersten und zweiten Schwangerschaft je sechs Wochen lang, nach der dritten Schwangerschaft selbstständig durchgeführt.

Frage 4: *Wann hast du dein Training nach der Schwangerschaft wieder aufgenommen und was hast du konkret gemacht?*
Nach jeder Schwangerschaft nach etwa vier Wochen wieder mit leichtem Ausdauertraining (Spazieren gehen ab dem dritten Tag nach der Geburt), Crosstrainer nach Ende Wochenbett – circa vier Wochen nach Geburt. Danach kontinuierliche Zeitsteigerung und Belastung. Rückbildungssport und Krafttraining nach circa acht Wochen wieder.

Frage 5: *Konntest du dein persönliches Trainingsziel erreichen?*
Nach der dritten Schwangerschaft aktuell noch nicht vollständig.

Frage 6: *Gibt es Übungen, die du rückblickend weglassen hättest sollen?*
Nein.

Frage 7: *Welche Unterstützung hättest du dir zusätzlich für dein Training nach der Schwangerschaft gewünscht?*
Mehr Aufklärung von den Menschen, mit denen man trainiert. Da mein persönlicher Eindruck leider immer noch ist, dass die deutsche Gesellschaft gewordene Mütter, die wieder fit werden wollen und dafür auch trainieren, schnell abstempelt und Vorwürfe macht, wie zum Beispiel, dass das Kind vernachlässigt wird für Oberflächlichkeiten.

Frage 8: *Was waren die größten Hindernisse auf deinem Weg zurück in den Sport?*
Zeitmanagement mit drei Kindern, Vollzeitjob und Ehemann.

Frage 9: *Was kannst du anderen Müttern raten? Welchen Tipp kannst du anderen Müttern für den Wiedereinstieg in das Training aus deiner eigenen Erfahrung geben?*
Eine gute Betreuung für das Kind und schon in der Schwangerschaft besprechen, wann man feste Zeiten hat, in denen der Partner oder andere das Kind/die Kinder versorgen kann, um Zeit für sich und das Training zu haben. Denn nur in einem gesunden Körper kann ein gesunder Geist leben. Diese Zeit müssen gewordene Mütter sich nehmen, um die Energie dauerhaft für das neue Mutterdasein aufbringen zu können.
Mein Tipp an der Stelle: Ein wenig mehr geplanten Egoismus für Mütter – eben keine Oberflächlichkeiten.

Frage 10: *Bietest du selbst ein Training für junge Mütter an?*
Ja, vor allem für die Schwangerschaftsbegleitung / Training in der Schwangerschaft.

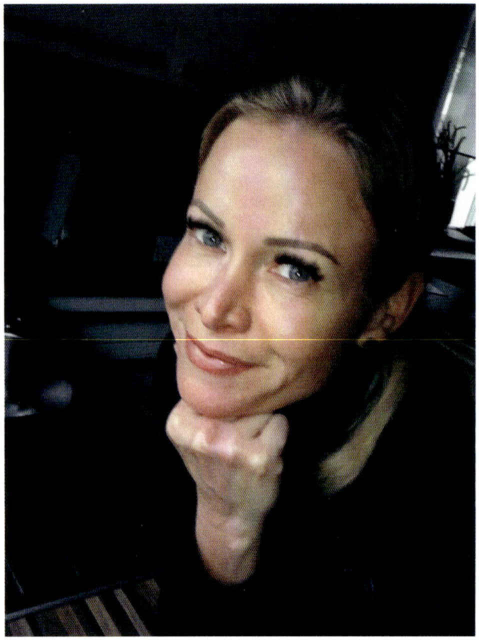

Ellen Trapp, 39 Jahre,
Personalentwicklerin, Trainer und Coach, Poing/München

***Frage 1**: Wie viele Kinder hast du?*
Drei Kinder, geboren 2004, 2008 und 2012.

***Frage 2:** Bis wann hast du vor der Geburt Sport gemacht und was hast du trainiert?*
In meiner ersten Schwangerschaft habe ich bis circa zwei Wochen vor Entbindungstermin Sport gemacht. In den ersten Wochen hat mir der Sport extrem gegen die Übelkeit und Müdigkeit geholfen, danach einfach mit dem Gedanken verbunden, fit zu bleiben. Ich bin circa bis zu Beginn des 7. Monats gejoggt, hab Cycling im Fitnessstudio gemacht, sowie den Crosstrainer benutzt.

In der zweiten Schwangerschaft war das ähnlich.

In der dritten Schwangerschaft konnte ich sogar bis zu Beginn des achten Monats laufen und Rennrad fahren und auch Work-out-Stunden (Body Weight aber auch mit leichten

Gewichten, auf Bauchübungen habe ich verzichtet) circa bis vier Wochen vor Entbindung besuchen. In den letzten vier Wochen habe ich nur noch den Crosstrainer benutzt – diesen aber sogar noch am Tag der Entbindung.

Frage 3: *Hast du an einer Rückbildungsgymnastik teilgenommen und wenn ja, wie lange?*
Nach der ersten Schwangerschaft habe ich einen Rückbildungskurs besucht. Ich glaube, die von der Krankenkasse bezahlten sechs bis acht Wochen. Nach den anderen Schwangerschaften habe ich die Rückbildungsgymnastik zu Hause gemacht.

Frage 4: *Wann hast du dein Training nach der Schwangerschaft wieder aufgenommen und was hast du konkret gemacht?*
Ich habe jeweils nach vier Wochen wieder mit Sport begonnen. Erstmal viel Fahrrad gefahren und leichtere BBP-Stunden mit wenig Belastung für den Beckenboden. Nach circa sechs bis acht Wochen habe ich wieder mit dem Laufen angefangen sowie auch mit Work-out-Einheiten.

Frage 5: *Konntest du dein persönliches Trainingsziel erreichen?*
Ja, ich hatte Glück und hatte nach keiner meiner Schwangerschaften ein Gewichtsproblem. Ich habe nie mehr als zehn Kilo zugenommen und die waren nach zwei bis drei Wochen automatisch wieder weg. Natürlich war das Gewebe nicht mehr so straff und der Bauch hat mich schon gestört, aber durch das regelmäßige Training war das nach acht Wochen auch wieder so, dass ich mich wohl gefühlt habe. Das ursprüngliche Körpergefühl hatte ich aber erst nach acht bis zehn Monaten wieder, so wie vor der Schwangerschaft.

Frage 6: *Gibt es Übungen, die du rückblickend weglassen hättest sollen?*
Ich würde mit dem Joggen ein paar Wochen länger warten. Der Beckenboden war schon sehr belastet – vor allem nach mehreren Schwangerschaften und drei natürlichen Geburten. Die Rückbildungsgymnastik habe ich auf die leichte Schulter genommen und die Wichtigkeit war mir nicht bewusst. Ich war ja fit und bei der Rückbildungsgymnastik habe ich nicht geschwitzt. Das war für mich eher lästig als Sport.

Frage 7: *Welche Unterstützung hättest du dir zusätzlich für dein Training nach der Schwangerschaft gewünscht?*
Ich fand die Rückbildungsgymnastik für jemanden, der immer sehr viel Sport gemacht hat und gleich nach der Schwangerschaft körperlich fit war, wenig attraktiv. Ich hätte da sicherlich mehr gemacht, wenn sich das ganze nach Sport angefühlt hätte. Ein Angebot nach Fitnesslevel gestaffelt, hätte ich mir gewünscht.

Frage 8: *Was waren die größten Hindernisse auf deinem Weg zurück in den Sport?*
Hindernisse gab es für mich keine. Für mich stand immer fest, dass ich so schnell wie möglich wieder das machen will, was mir Spaß macht. Wenn gar nichts anderes ging, bin ich mit dem Kinderwagen gejoggt und das größere Kind ist mit dem Fahrrad nebenher gefahren. Im Fitnessstudio habe ich die Kinderbetreuung regelmäßig in Anspruch genommen. In der Stillzeit hat zu viel Sport zu geringerer Milchproduktion geführt – das war das einzige, was mich aufgehalten hat.

Frage 9: *Was kannst du anderen Müttern raten? Welchen Tipp kannst du anderen Müttern für den Wiedereinstieg in das Training aus deiner eigenen Erfahrung geben?*
Ich bin der Meinung, dass zufriedene Mütter auch zufriedene Kinder haben. Wenn ich mich körperlich wohl gefühlt habe, war alles andere leichter zu handeln. Und genau so würde ich es wieder machen. Einfach auf das eigene Gefühl hören. Und die Rückbildung auf jeden Fall mit einbauen, damit man später nicht aufs Trampolinhüpfen verzichten muss.

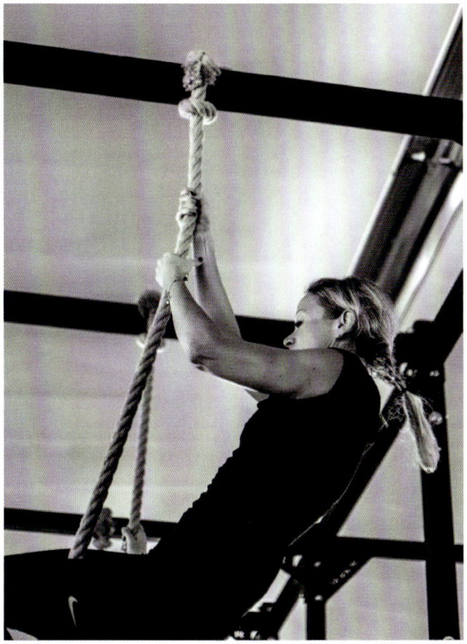

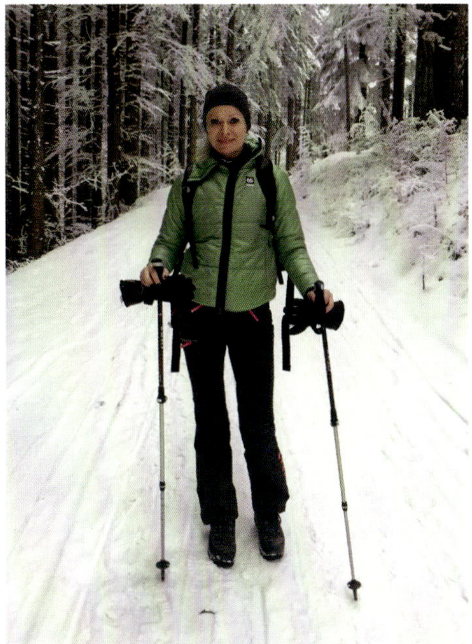

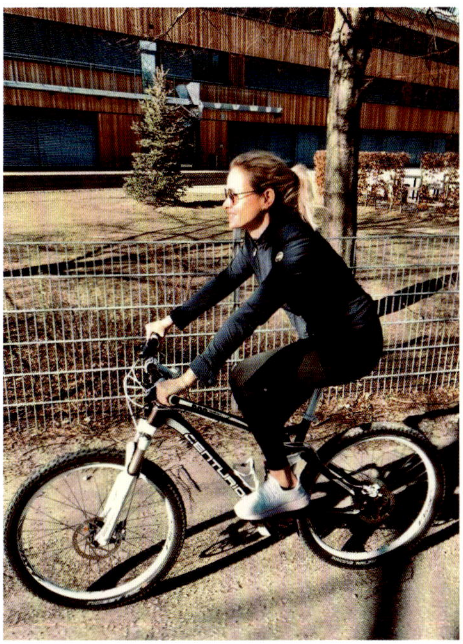

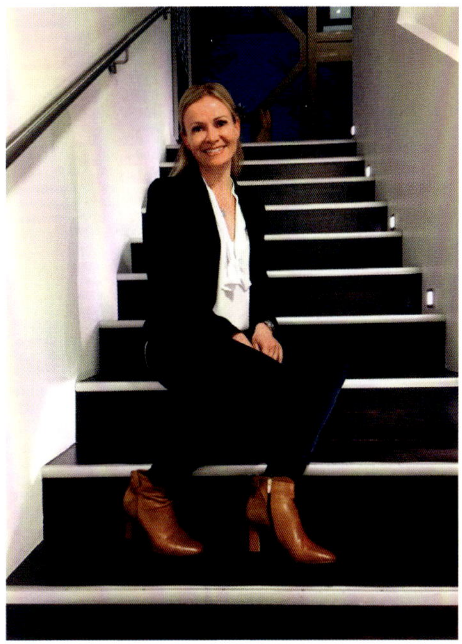

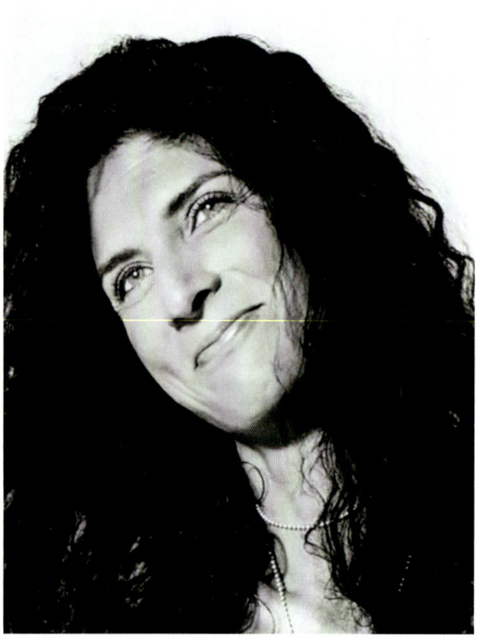

Claudia Schumacher, 46 Jahre, CFO Ifhias und Elbesport, HOT IRON®-Specialist, Sportlehrerin, Hamburg

Frage 1: *Wie viele Kinder hast du?*
Zwei Jungs (11 und 9).

Frage 2: *Bis wann hast du vor der Geburt Sport gemacht und was hast du trainiert?*
Beim ersten Kind habe ich bis circa vier Wochen vor der Geburt trainiert (Krafttraining auf der Fläche und im Kursbereich). Mit dem Laufen habe ich hingegen schon deutlich früher aufgehört (circa im 5. Monat). Hier war der „hüpfende Bauch" schlicht und ergreifend unangenehm.

Meiner nebenberuflichen Tätigkeit als HOT IRON®-Trainerin bin ich bis circa sechs Wochen vor der Geburt nachgekommen. Körperliches Wohlbefinden und Wille hätten es durchaus möglich gemacht, noch für weitere zwei bis drei Wochen meine Kurse zu leiten. Aufgrund von gespaltenen Reaktionen seitens meiner HOT IRON®-Kursteilnehmer habe ich jedoch sechs Wochen vor der Geburt aufgehört, zu unterrichten.

Das Lager teilte sich zu diesem Zeitpunkt in:

1. Die Skeptiker, die selbst nur „Alibisport“ betrieben, ihre Komfortzonen liebten und für die eine Schwangerschaft mehr mit einer Krankheit gleichzusetzen war und die somit keinerlei Verständnis dafür hatten, dass ich schwanger freiwillig Sport mache.
2. Die Besorgten, die einfach nur in Sorge um mich und mein ungeborenes Kind waren und die mangels evtl. eigener Erfahrungen (?) die Situation nicht einschätzen konnten. Ich habe ja bei jeder körperlichen Betätigung sofort die Rückmeldung meines Körpers bekommen, was gut ist und was nicht.
3. Die Athleten, die völlig normal fanden, dass ich am eigenen Training und dem Leiten von Kursen festhielt.

Beim zweiten Kind habe ich aufgrund des noch früheren und noch deutlich größeren Bauchumfanges (und aufgrund des schlechteren eigenen Trainingszustandes) bis circa acht bis szehn Wochen vor der Geburt trainiert (Krafttraining und HOT IRON®). Meine Tätigkeit als Trainerin habe ich circa ein Jahr nach der Geburt des zweiten Kindes wieder aufgenommen.

Frage 3: *Hast du an einer Rückbildungsgymnastik teilgenommen und wenn ja, wie lange?*
Um ehrlich zu sein, beschränkte sich meine Anwesenheit in einem solchen Kurs nur auf zwei- bis dreimal. Zum einen hat mich die angebotene Rückbildungsgymnastik nicht wirklich angesprochen. Der Unterhaltungsgrad war gering bis nicht vorhanden und sportlich betrachtet war es keine Herausforderung. Dafür dann die wenige kostbare freie Zeit aufzubringen, erschien mir sinnlos. Ich hielt es nach der ersten Schwangerschaft auch nicht wirklich für „nötig“. Die Schwangerschaft war easy, die Geburt natürlich und ambulant, und ich war ja „fit“.

Nach der 2. Geburt habe ich eigenständig ein wenig Alibi-Rückbildungsgymnastik betrieben, aber auch eher halbherzig. Die Wichtigkeit war (und ist) mir bewusst, doch wollte ich gern zurück in „mein Training“, in echtes Training. Allein das Wort „Rückbildungsgymnastik“ war für mich tatsächlich mit ein Auslöser für eine Abwehrhaltung gegenüber klassischen Übungen aus der Rückbildungsgymnastik.
Schwingt für mich in Rückbildungsgymnastik doch in meinen Ohren direkt „krank“ und „laaangweiiiilig“ mit – vielleicht bedarf es da einfach eines neuen Namens?

Web-Infos

Facebook: Claudia Schumacher
Instagram: claudiaschumacher1607

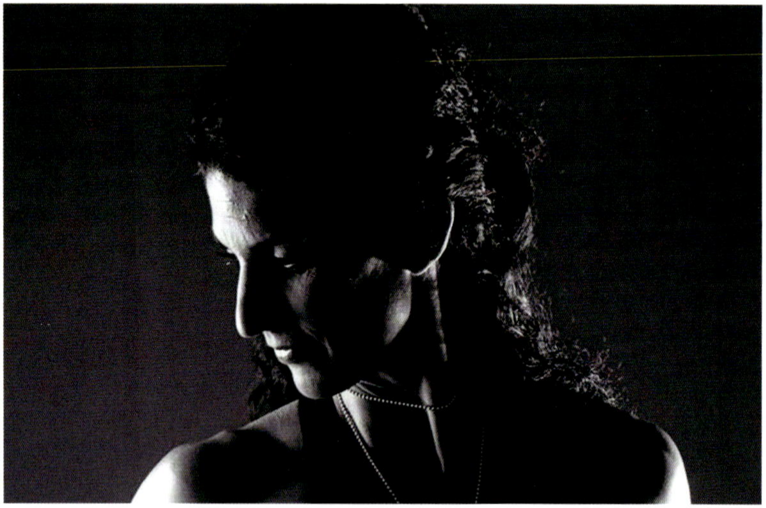

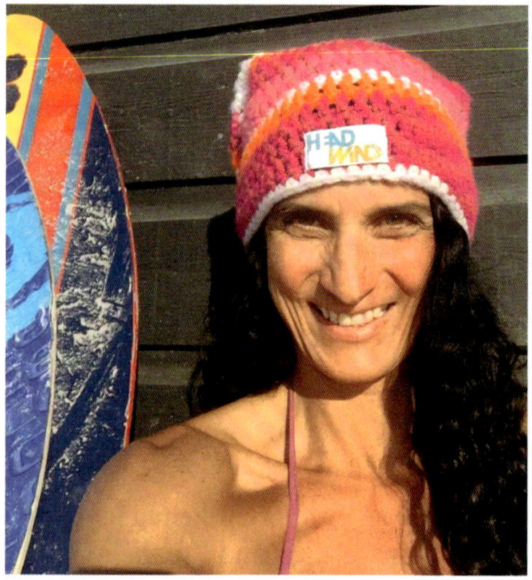

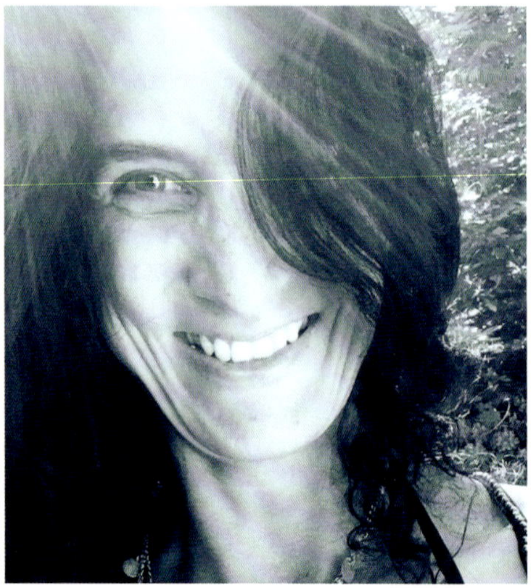

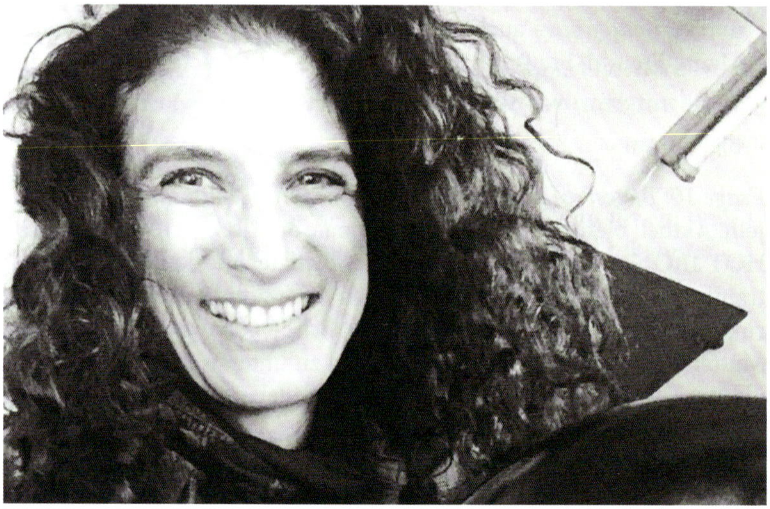

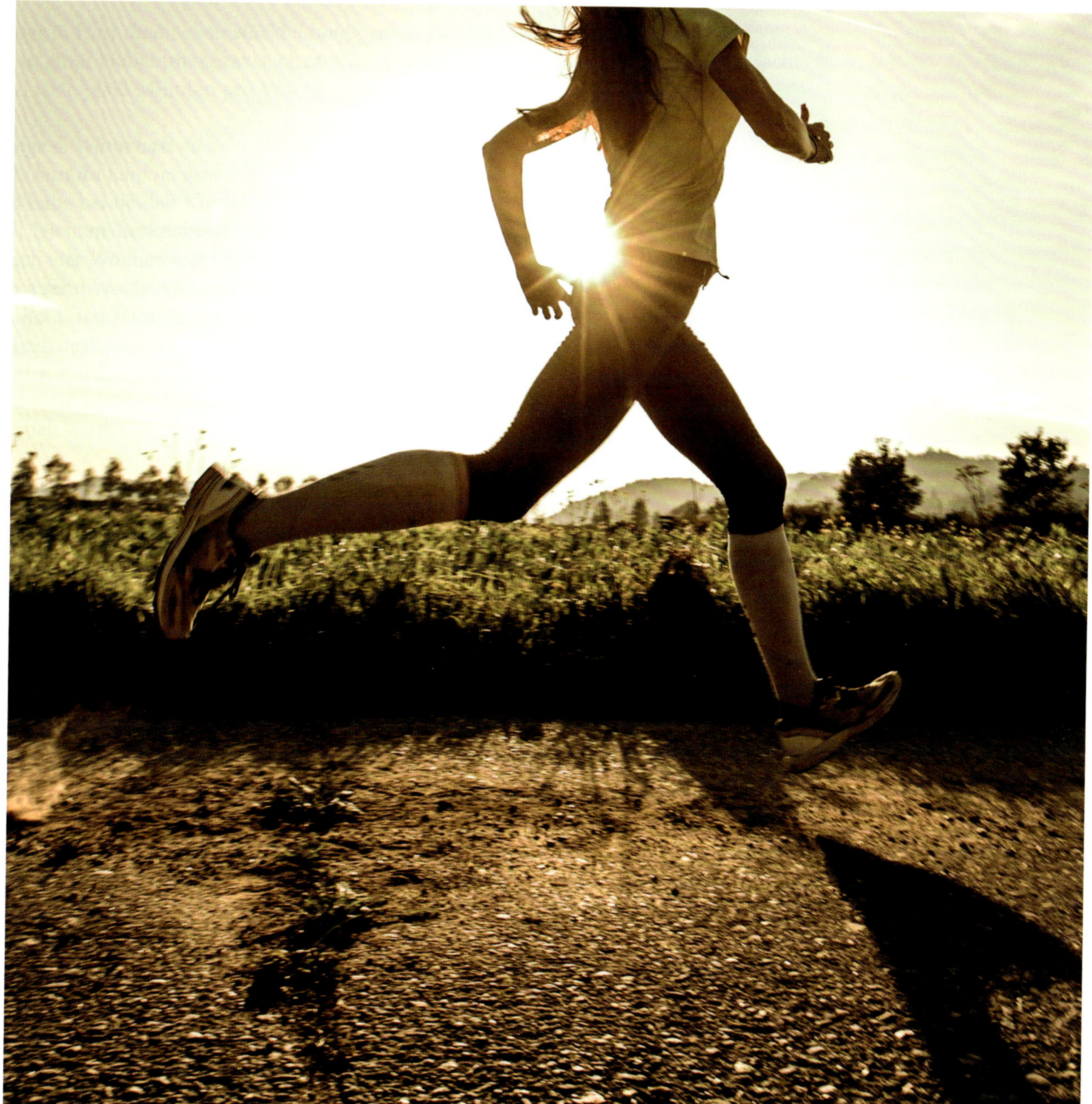

gut aus. Besondere Wünsche hatte ich damals eigentlich nicht. Ich war zu diesem Zeitpunkt aber auch schon ausgebildete Rückentrainerin. Grundsätzlich rate ich Frauen, sich hinsichtlich der Übungsauswahl rechtzeitig Hilfe zu holen.

Frage 8: *Was waren die größten Hindernisse auf deinem Weg zurück in den Sport?*
Das Hauptproblem waren die Ratschläge meiner Schwiegermutter …
Du musst für dein Kind da sein, aber auch für dich! Dazu brauchst du dann immer eine Betreuung für dein Kind. Heute gibt es leider immer noch zu wenig Studios, die eine geeignete Kinderbetreuung anbieten. Das machen bei uns wirklich sehr wenige Fitnessstudios und das fehlt. Das Finden der Zeit für sich selbst ist insgesamt eines der Hauptprobleme.

Frage 9: *Was kannst du anderen Müttern raten? Welchen Tipp kannst du anderen Müttern für den Wiedereinstieg in das Training aus deiner eigenen Erfahrung geben?*
Finde erst einmal wieder zu dir nach den ganzen Umstellungen der Schwangerschaft. Kläre möglichst genau deine Motivation, bevor du mit einem Training beginnst. Hole dir deine Unterstützung beim Ehemann oder Lebenspartner. Du kannst ggf. auch einen sportlichen Einstieg gemeinsam mit dem Partner versuchen. Warte nicht zu lange damit, wieder mit Training zu beginnen! Je länger du dich nicht bewegst, desto schwieriger wird dein innerer Widerstand.

Frage 10: *Bietest du selbst ein Training für junge Mütter an?*
Nein, mache ich nicht. Ich bin zwar ausgebildete Pilateslehrerin und habe immer wieder mit Schwangeren in meinen Kursen zu tun. Pilates sehe ich als besonders hilfreich für Schwangere und junge Mütter an.

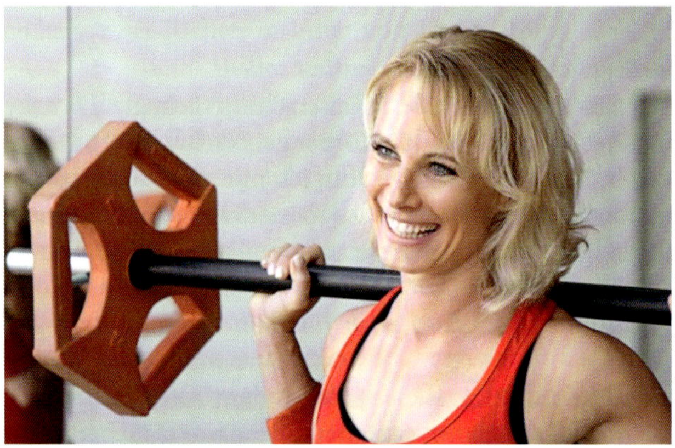

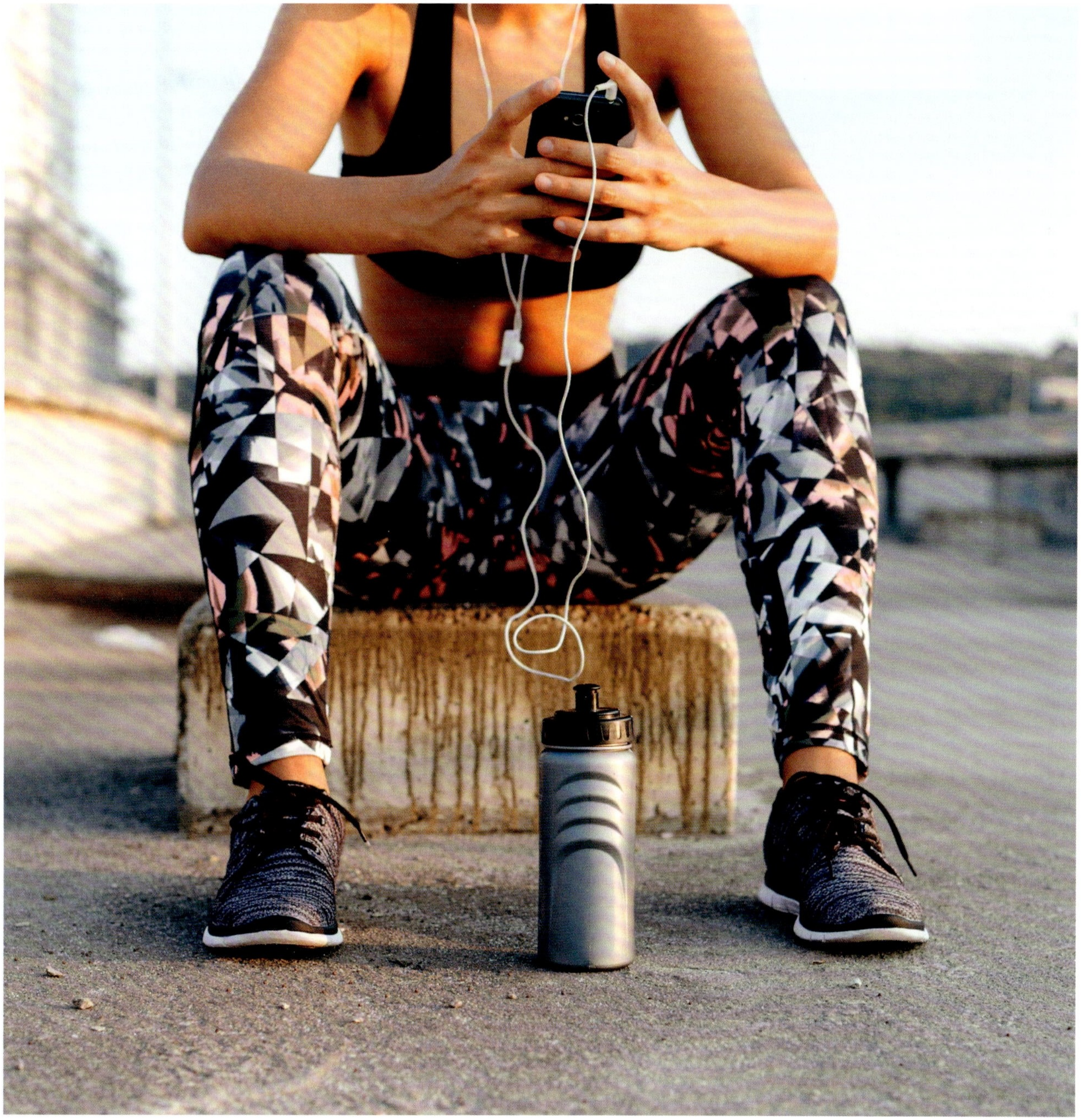

3.4 Was das Training mit dir macht

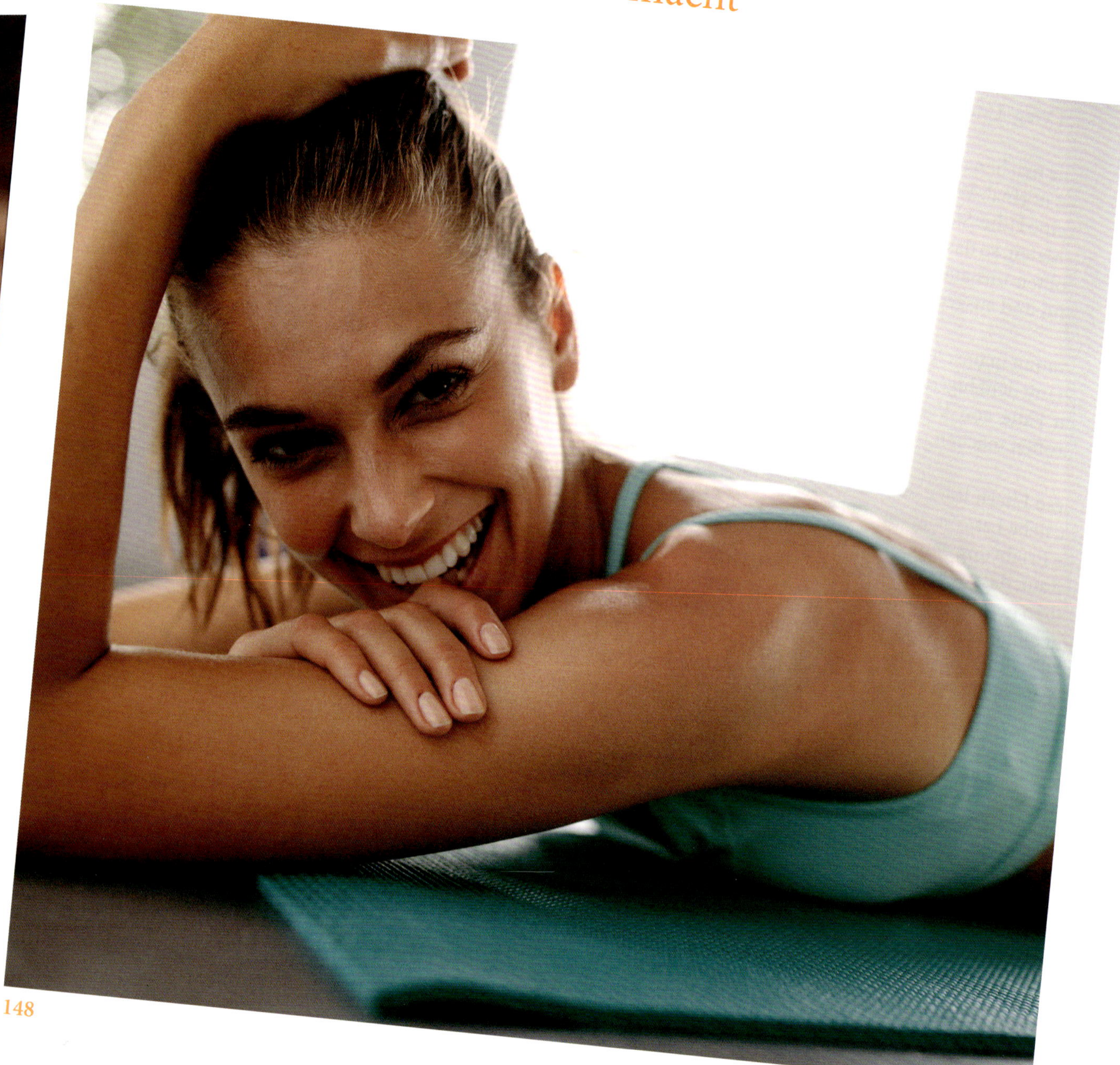

Die positiven Effekte eines körperlichen Trainings sind dir wahrscheinlich bekannt. Die Hauptmotivation der meisten Frauen und Männer, die ich über die Jahre trainiert habe, lässt sich auf wenige Punkte reduzieren:

› Weniger Körperfett und Gewicht abnehmen
› Mehr oder straffere Muskulatur für ein besseres Aussehen
› Weniger Schmerzen oder Einschränkungen bei gesundheitlichen Problemen
› Entspannung und Stressabbau als Ausgleich
› Verbesserung von Gesundheit und Wohlbefinden

Wird die Muskulatur trainiert, geht der Körper zunächst dazu über, seine Ressourcen zu optimieren, bevor er neue Muskulatur aufbaut. Das Zusammenspiel der einzelnen Muskeln und der Fasern innerhalb eines Muskels verbessert sich. Dadurch werden wir kräftiger, ohne direkt neue Muskulatur aufzubauen. Relativ betrachtet verbessern Fitnessanfänger ihre Kraft sehr viel schneller als austrainierte Sportler. Energie verbraucht der Körper gerade beim Krafttraining nicht nur während des Trainings, sondern auch danach. Umgangssprachlich spricht man auch vom Nachbrenneffekt. Eine negative Energiebilanz – also ein höherer Energieverbuch in Bezug auf die Energieaufnahme – ist entscheidend für eine Gewichtsreduktion. Fitnessübungen zur Kraftsteigerung straffen nicht nur das Gewebe, sie verbrennen Energie – sowohl während als auch nach dem Training.

Das Training hilft uns auch, unsere Stresshormone abzubauen und uns zu entspannen. Mentale Anspannung und körperliche Verspannungen, die sich – aus welchen Gründen auch immer – im Tagesverlauf aufbauen, können so ausgeglichen werden. Vergiss darüber nicht die Regeneration, vor allem deinen Schlaf. Dieser ist mit einem kleinen Kind natürlich häufig kürzer. Deshalb achte ich bei meinen Trainingsempfehlungen auf eine effektive und zeitsparende Programmgestaltung. Das bedeutet eine Konzentration auf Übungen, die große Muskelgruppen ansprechen sowie kurze Pausen durch ein Zirkeltraining. Gleichzeitig lege ich Wert darauf, Übungen zu wählen, die einen Ausgleich zum Alltag speziell bei jungen Müttern bieten und Muskelgruppen ansprechen, die benötigt werden. Eine vornüber gebeugte Haltung ist unvermeidbar, wenn das Baby gestillt wird, die Flasche bekommt und mit ihm gekuschelt wird. Diese Haltung auszugleichen, um Rückenschmerzen und Verspannungen vorzubeugen, ist ein wichtiger Aspekt. Einseitiges Tragen und Heben zu trainieren und die dafür notwendige Rumpfmuskulatur aufzubauen, ein weiterer. Nicht zuletzt sollte dein Training möglichst flexibel in deinen Alltag integriert werden können, damit es zur Routine wird.

Die Effekte deines Trainings stellen sich allerdings nicht von heute auf morgen ein; sie erfordern eine gewisse Dauer und Disziplin. Gut ist es, wenn du an frühere positive Trainingserfahrungen anknüpfen kannst. Wenn du schon einmal ein Trainingsziel erfolgreich umgesetzt hast, so besitzt du vermutlich eine positive Grundeinstellung und Vertrauen in deine Selbstwirksamkeit.

Ob du immer schon Sport gemacht hast und nach der Schwangerschaft (wieder) einsteigst oder ob du seit Ewigkeiten keinen Sport gemacht hast, spielt für die grundsätzliche Wirksamkeit deines Trainings keine Rolle. Wenn du regelmäßig trainierst und dich an einige Grundregeln hältst, wirst du Fortschritte erzielen. Eine hohe Sportlichkeit vor der Schwangerschaft wird wahrscheinlich dazu beitragen, dass du schneller wieder fit wirst.

3.5 Für ein paar Minuten Training ist immer Zeit

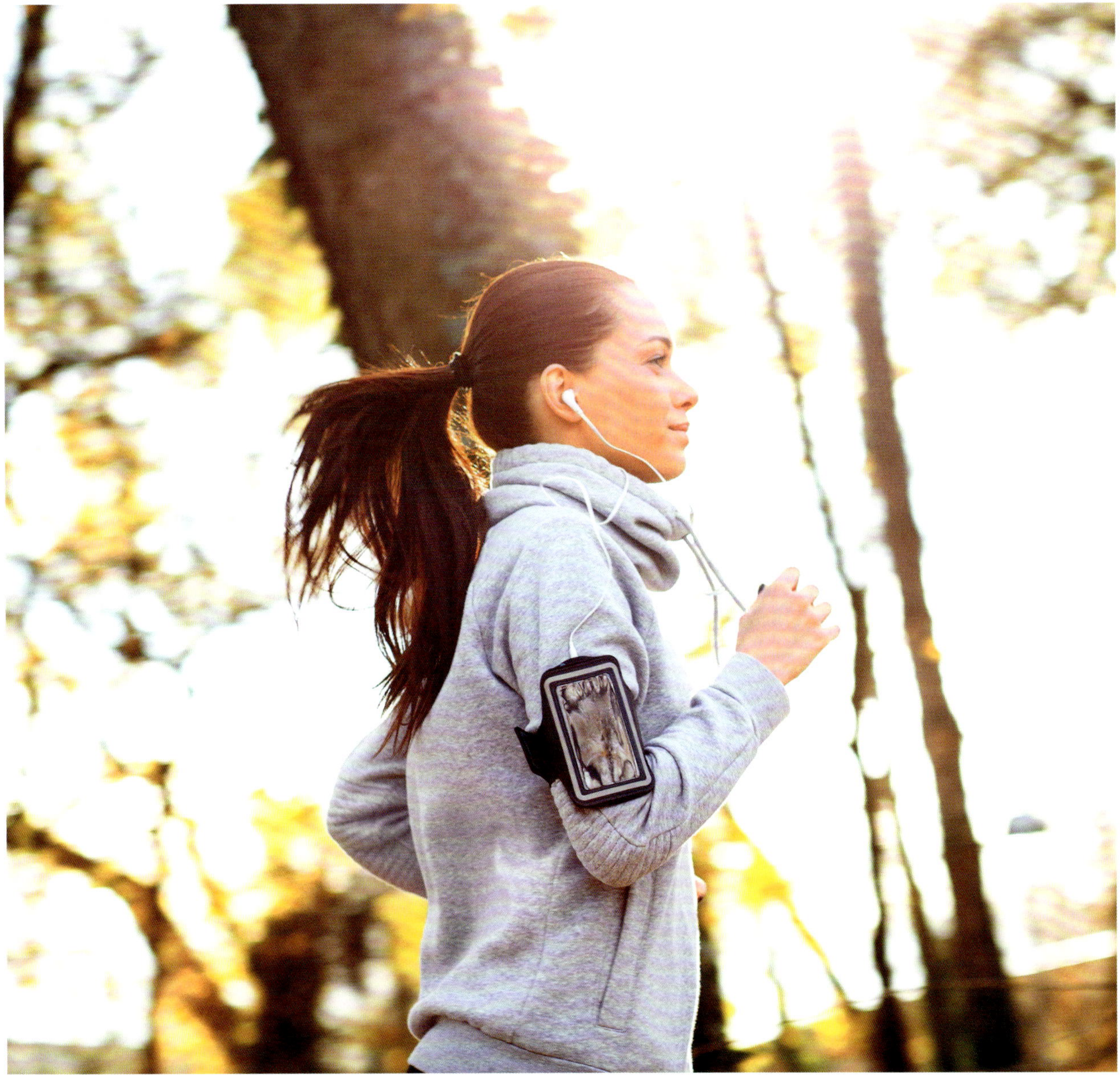

Die Zeit scheint mit einem Baby nie zu reichen. Deshalb lernst du in diesem Buch kurze und effektive Trainingseinheiten kennen. Schon wenige Minuten pro Tag helfen dir beim Etablieren einer positiven Routine. Training soll einen Ausgleich darstellen – keinen zusätzlichen Stress. Es soll dir helfen, dich in deinem Körper wohl zu fühlen. Es ist eine wichtige Zeit für dich selbst. Denke an die 168 Stunden pro Woche, die wir alle grundsätzlich zur Verfügung haben.

Mir persönlich hilft das Training, etwas Abstand vom Stress des Alltags zu bekommen, Anspannung abzubauen und mich und den Tag zu reflektieren.

Die Erfolgsformel ist ganz einfach

Z + M + R = Erfolg

Setze dir ein **Z**iel + Sei dir über dein Warum, deine **M**otivation im Klaren + Etabliere positive **R**outinen = Dann wirst du auch **Erfolg** haben!

Aristoteles sagte passend: „Exzellenz ist kein einmaliger Akt, sondern eine Angewohnheit.“ Anders formuliert kann man auch sagen, dass du die Summe deiner Gewohnheiten bist. Also nimm dir diese Zeit für dich selbst und sei deinem Kind ein Bewegungsvorbild.

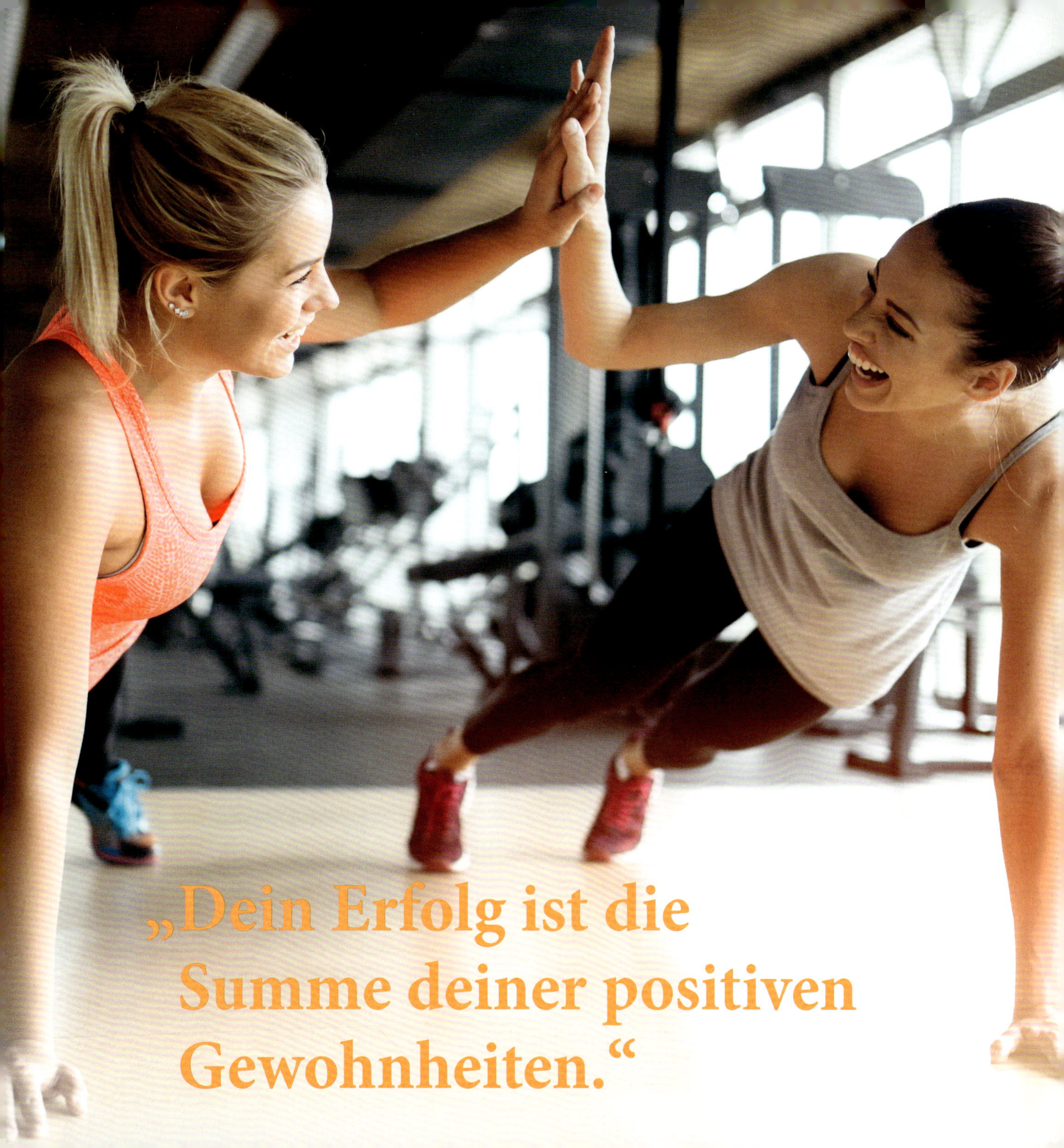
„Dein Erfolg ist die
Summe deiner positiven
Gewohnheiten."

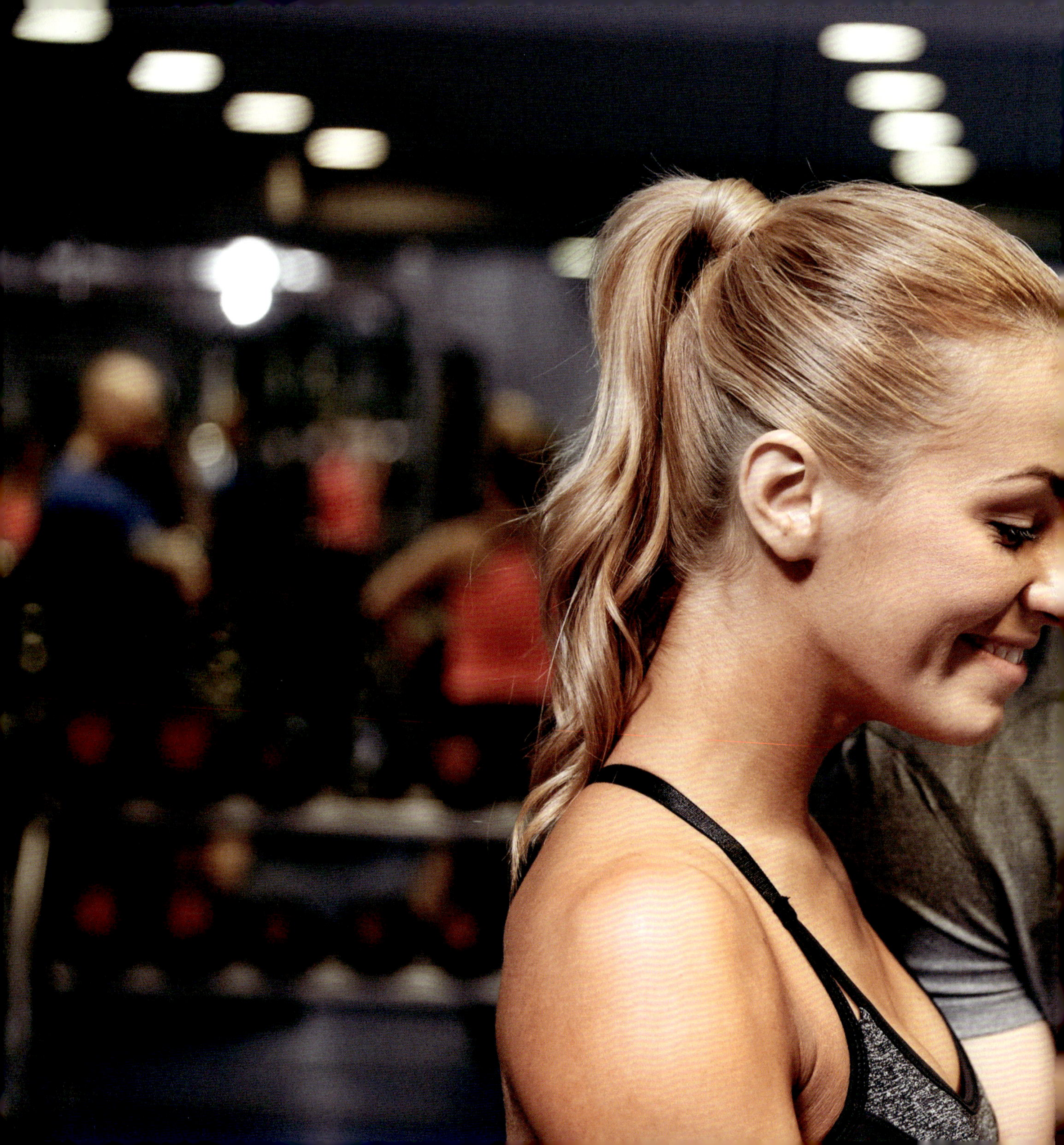

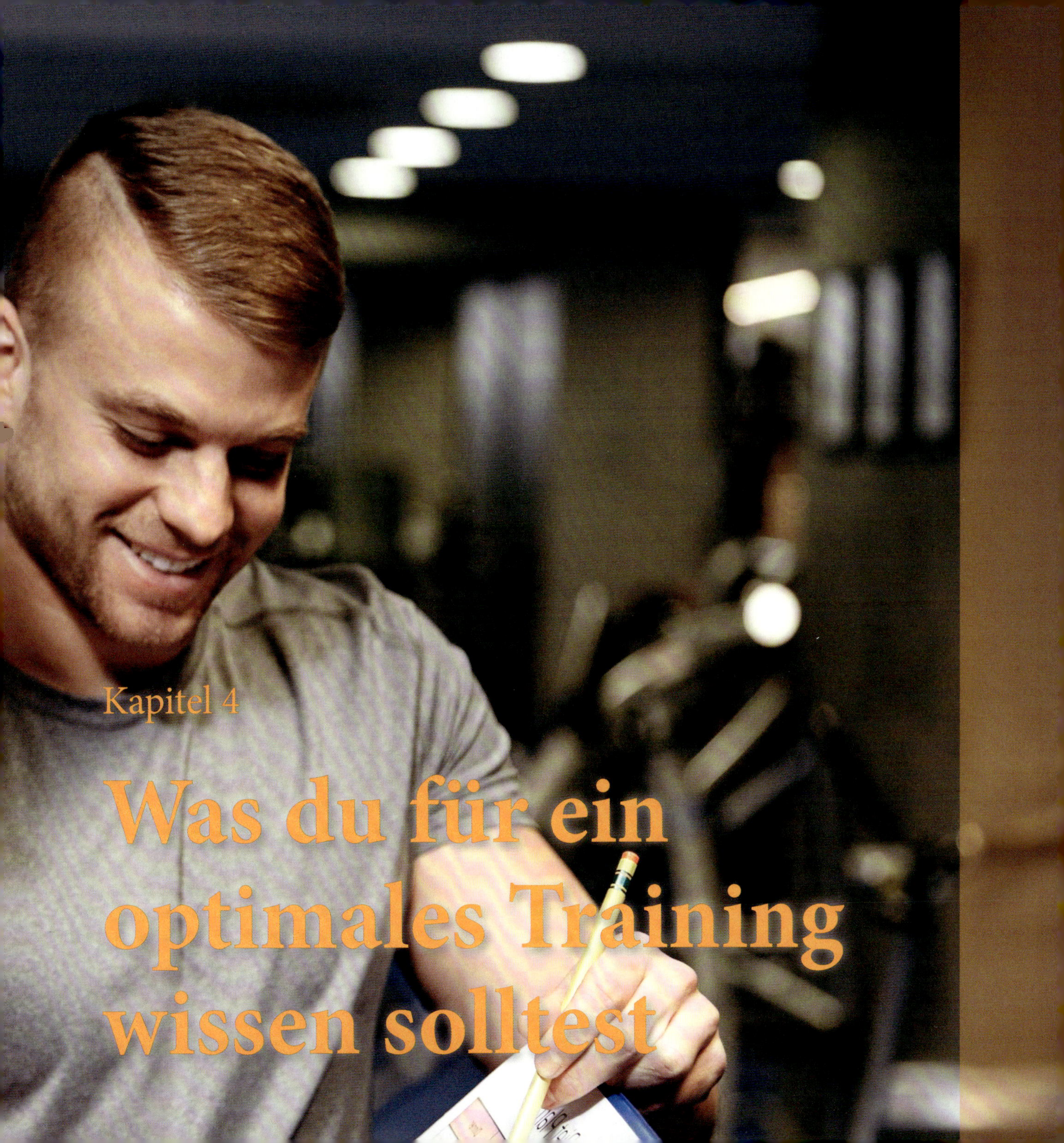

Kapitel 4

Was du für ein optimales Training wissen solltest

„Big things have small beginnings.“ Prometheus

Es sind die vielen kleinen Schritte, die dich zum Erfolg führen werden, nicht ein einmaliges Ereignis. Ambitionierte Ziele erreichst du über dein gleiches Tun.
Was wirklich relevant ist für dein Training, findest du auf den folgenden Seiten.

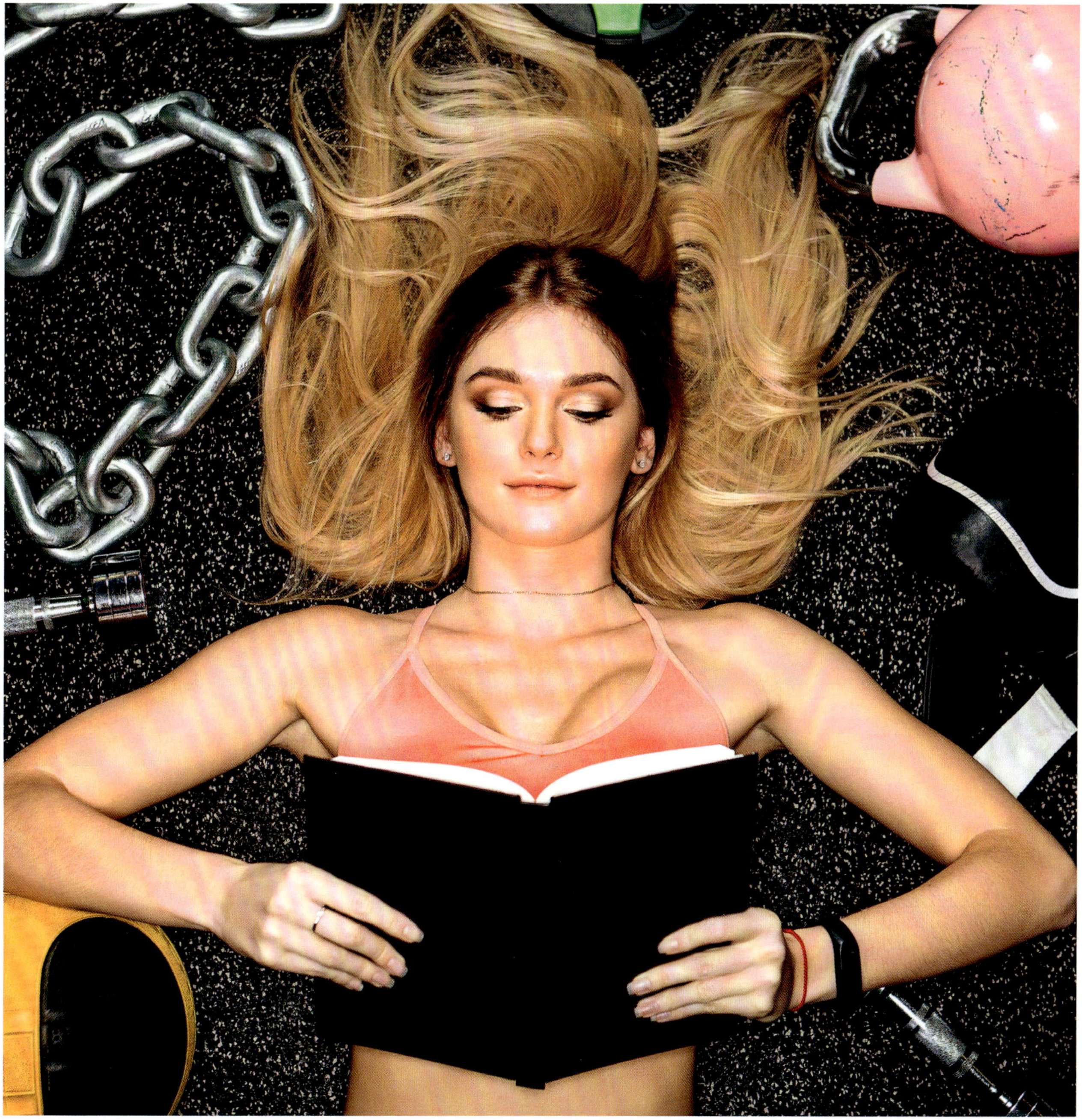

4.1 Am Anfang steht die Atmung

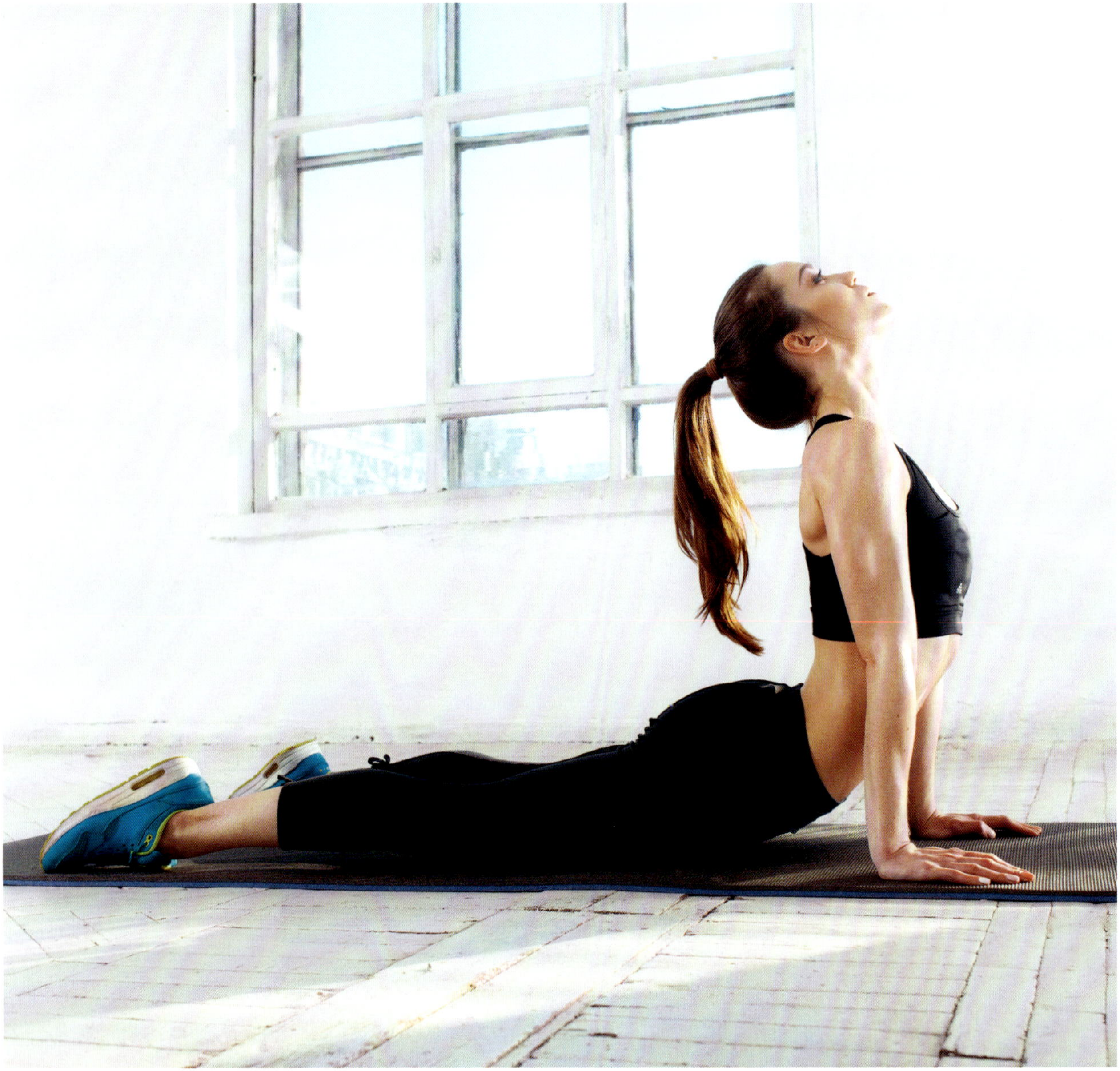

Unser Leben beginnt mit dem ersten Schrei unmittelbar nach der Geburt und endet mit dem letzten Atemzug. Die meiste Zeit atmen wir unbewusst. Unsere Atmung ist weitaus mehr als die Versorgung unseres Körpers mit dem notwendigen Sauerstoff. Unsere Atmung kann uns helfen zu fokussieren, unsere Leistung zu steigern und umgekehrt zu entspannen, wenn wir sie bewusst einsetzen. Deshalb empfehle ich dir, zu Beginn jeder Trainingseinheit und bei Bedarf auch täglich zwischendurch, bewusst zu atmen. Durch eine kontrollierte Atmung aktivieren wir den Parasympathikus, den Ruhe- und Entspannungsnerv, der als Gegenspieler des Sympathikus, des Arbeitsnervs, dient. Der Parasympathikus ist verantwortlich für Erholung, Entspannung und Regeneration.

Sind wir gestresst, verändert sich häufig auch unsere Atmung. Sie wird flacher. Das bedeutet, wir setzen mehr unsere Rippen- und Atemhilfsmuskulatur des Schultergürtels ein und weniger unser Zwerchfell. Das führt nicht selten zu Verspannungen im Nacken und im oberen Rücken. Es besteht ein enger mechanischer Zusammenhang zwischen unserer Körperhaltung, unserer Atmung und unseren Verspannungen. Unsere innere Haltung – unsere Einstellung/Psyche – und unsere äußere Haltung wirken gleichermaßen auf unsere Atmung. Diese wirkt sich über einen Feedbackmechanismus wiederum auf beide aus.

Unser Atemrhythmus besteht aus drei Phasen: Inspiration (Einatmung), Postinspiration und Exspiration (Ausatmung). Bei der Einatmung spannt sich das Zwerchfell, das

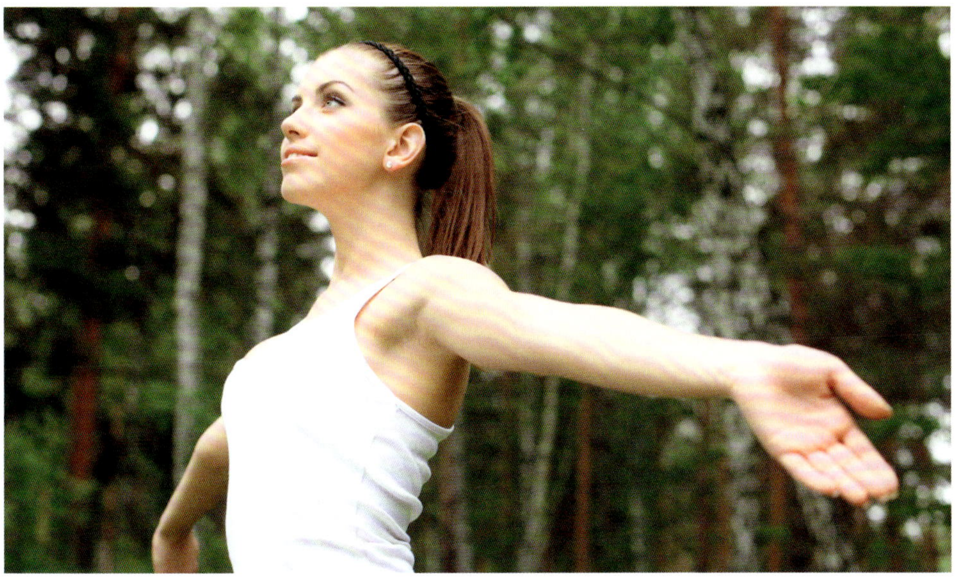

unseren Brust- vom Bauchraum trennt. In der Postinspirationsphase beginnt die passive Ausatmung, die dann während der eigentlichen Ausatmung aktiv durch die Anspannung der exspiratorischen Muskulatur (z. B. Bauchmuskulatur) verstärkt wird. Die Zwerchfell-atmung beeinflusst über eine Kompression der Eingeweide auch unseren Beckenboden, der sich während der Einatmung entspannt und während der Ausatmung anspannt. Der Beckenboden verhält sich damit als Gegenspieler zum Zwerchfell.

Zur Vorbereitung auf ein Training sowie zur Entspannung solltest du zu Beginn circa vier Sekunden tief in den Bauch einatmen, die Luft kurz anhalten und dann während vier bis sechs Sekunden über die Nase ausatmen. Zuerst atmest du aus dem Brustkorb, dann aus dem Bauch aus.

Eine kontrollierte Atmung ist auch eine wesentliche Voraussetzung für die korrekte Durchführung funktioneller Mobilisation und Übungen. Achte also darauf, dass du bei der Ausführung der Übungen immer ein- und ausatmest und nicht die Luft anhältst.

Im Folgenden stelle ich dir drei Atemübungen vor:

90/90-Atmung in Rückenlage

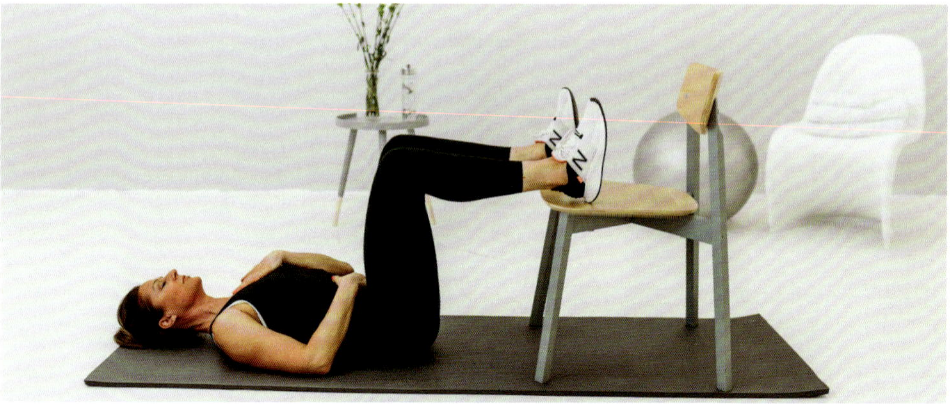

Du liegst auf dem Rücken und deine Beine sind im Hüft- und Kniegelenk jeweils 90 Grad gebeugt. Du kannst deine Füße gegen eine Wand drücken oder noch entspannter die Unterschenkel auf einem Stuhl, einer Bank oder ein paar Kissen ablegen. Deine linke Hand liegt flach auf deinem Bauchnabel, die rechte flach auf deinem Brustbein.

Mit der Einatmung hebt sich zuerst deine linke Hand auf deinem Bauchnabel, anschließend die rechte. Du nutzt also dein Zwerchfell, um tief in den Bauch zu atmen, bevor du zusätzlich in den Brustkorb einatmest. Die Einatmung sollte vier bis sechs Sekunden dauern. Dann wartest du einen kurzen Moment, z. B. eine Sekunde, und atmest umgekehrt wieder aus. Es senkt sich also erst deine Hand auf deinem Brustbein, dann die Hand auf dem Bauchnabel.

Persönlich nutze ich diese Atemübung im Alltag häufiger für fünf Minuten und zum Einschlafen.

Crocodile Breath

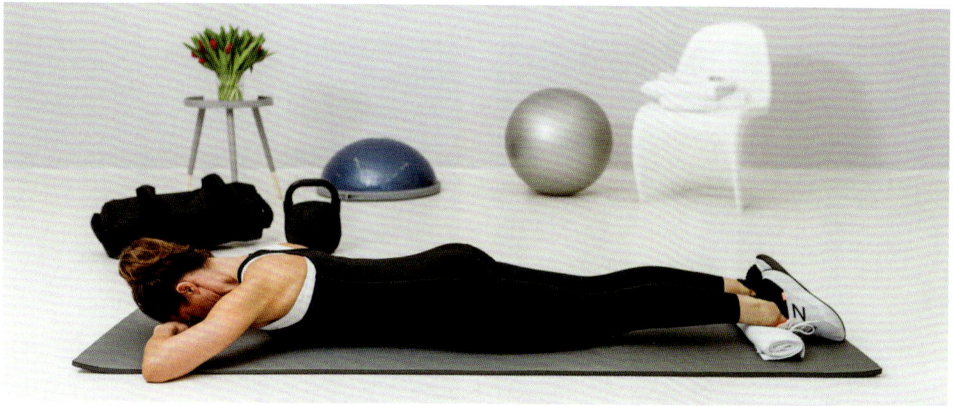

Du liegst auf dem Bauch. Deine Beine und Füße legst du entspannt auf dem Boden ab. Deine Hände liegen unter deiner Stirn. Du kannst bei Bedarf auch ein gerolltes Handtuch unter dein Sprunggelenk legen, damit die Beine und dein Rücken etwas entspannter liegen. Vergleichbar zur 90/90-Atmung atmest du zuerst in den Bauch ein. Du drückst dazu den Bauch in den Boden und nutzt diesen damit für ein Biofeedback. Anschließend atmest du in deinen Brustkorb ein. Von der Seite betrachtet hebt sich also erst dein unterer Rücken und dann der Brustkorb. Die Ausatmung erfolgt genau umgekehrt. Die Atemphasen entsprechen der 90/90-Atmung.

Ich möchte das Bild einer Ampel verwenden, um die wechselnde Trainingsintensität vor und nach einer Schwangerschaft zu beschreiben. Es beginnt mit einer Grünphase während des ersten Drittels einer Schwangerschaft. In dieser Zeit ist eine Schwangere lediglich geringfügig körperlich eingeschränkt. Mit zunehmender Dauer der Schwangerschaft verändert sich der Körper und damit auch seine Belastbarkeit. Dementsprechend verringert sich die Trainingsintensität über das zweite Drittel orange bis hin zum letzten Drittel und der Geburt rot. Eine wesentliche Rolle spielt natürlich die sportliche Vorerfahrung der Frau. Eine trainierte und erfahrene Sportlerin mit einem guten Körpergefühl wird auch während der Schwangerschaft ein umfangreicheres oder intensiveres Training absolvieren können.

Nach der Geburt laufen diese Phasen umgekehrt ab. In den ersten sechs Wochen der Rückbildung stehen die Erholung der jungen Mutter und das Training des Beckenbodens im Vordergrund. Dann beginnt die rote Phase, in der die Belastbarkeit noch deutlich eingeschränkt ist. Diese Zeit ist vergleichbar mit der letzten Zeit vor der Geburt. Sprünge, Joggen, koordinativ schwierige Übungen und ein Training mit hohem Widerstand sollten vermieden werden. Der Schwerpunkt liegt auf einer Aufrichtung der Brustwirbelsäule und Kräftigung der großen Muskelgruppen von Rücken, Po und Beinen. In der anschließenden orangenen Phase werden die Übungen komplexer, es werden Zusatzwiderstände, wie beispielsweise Minibänder und Kettlebells, eingesetzt und der Umfang des Trainings nimmt zu. In der grünen Phase hat der Beckenboden eine gute Stabilisierung erfahren und Umfang und Intensität des Trainings werden weiter gesteigert. Entsprechend der ebenfalls zunehmenden Belastung beim Tragen des an Gewicht zunehmenden Kindes werden auch regelmäßig Zusatzgewichte eingesetzt. Die ersten Sprung- und Laufübungen werden wieder integriert. Als grobe Zeitangabe können für jede Ampelphase Zeiträume von drei bis vier Monaten angenommen werden. Das bedeutet, dass die junge Mutter nach neun bis zwölf Monaten alle drei Phasen durchlaufen hat.

Innerhalb einer Phase sollten die Elemente Atmung, Mobilität, Koordination, Kräftigung und ein Kardiotraining integriert werden. In Kapitel 5 erfährst du mehr dazu, wie du mit der 3 x 3 Matrix effektiv in jeder der drei Ampelphasen trainieren kannst. Außerdem werden dir alle wichtigen Übungen Schritt für Schritt erklärt.

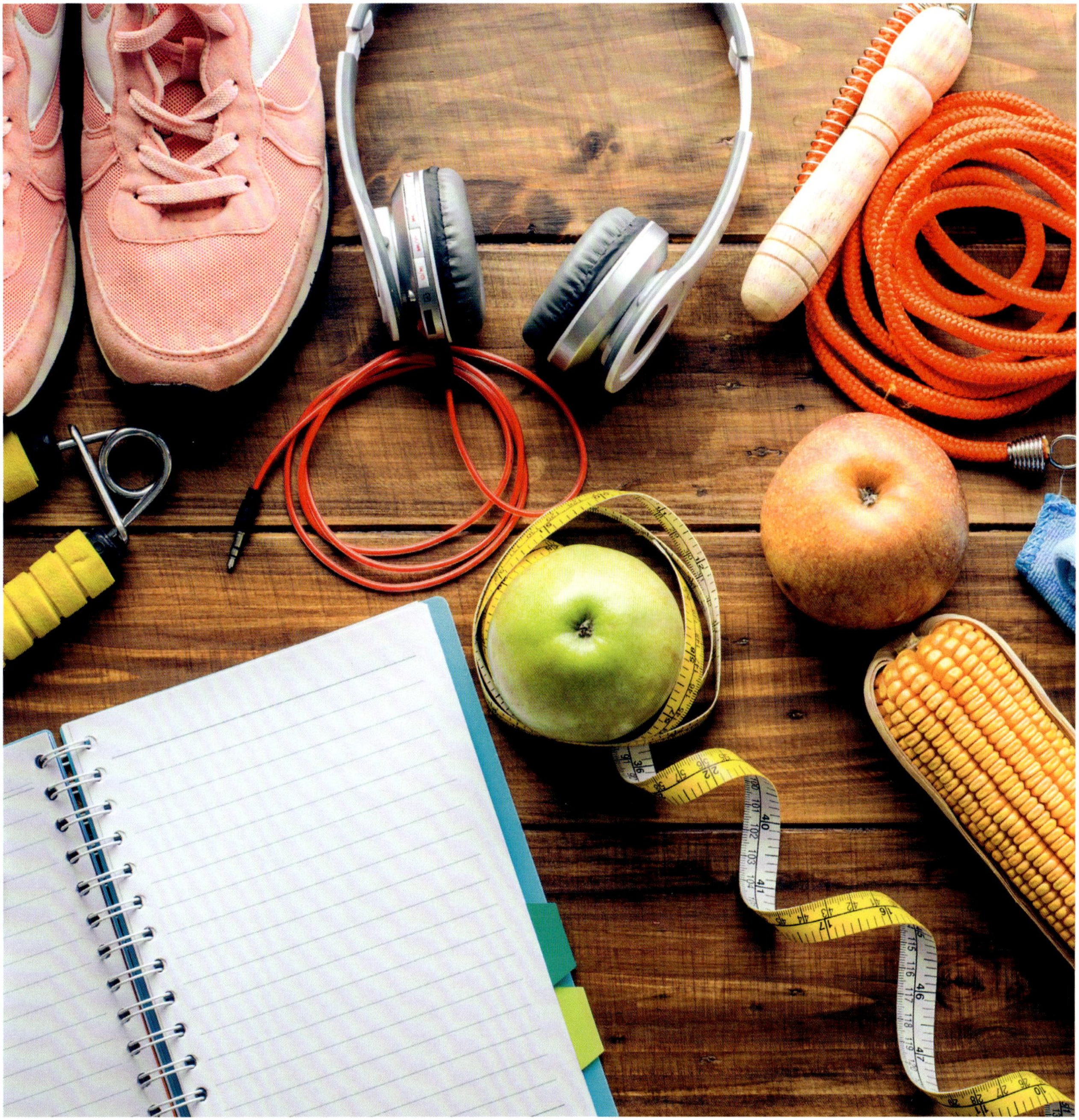

4.3 Mit kleinen Schritten zum Erfolg

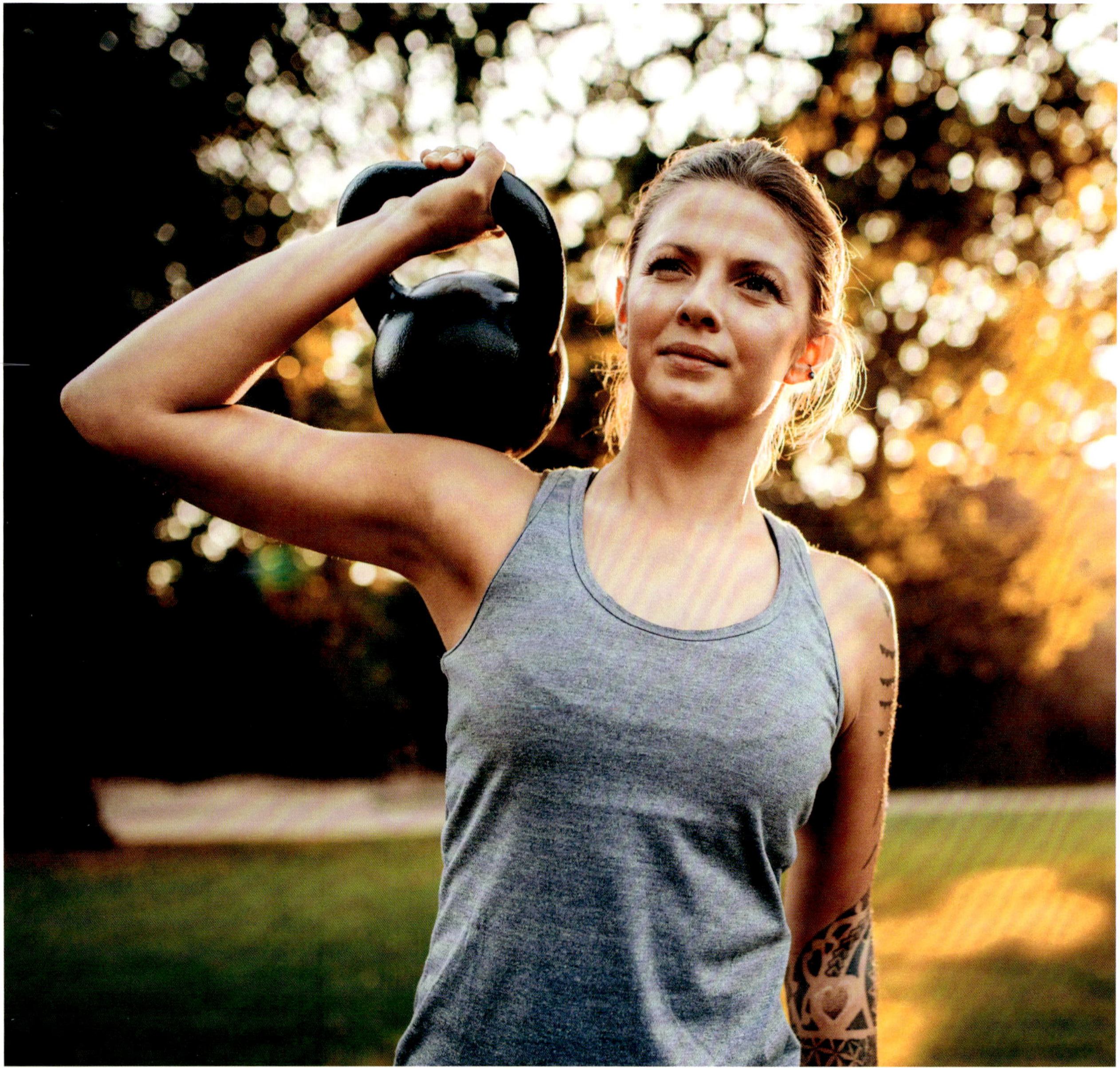

Die Macht der kleinen und regelmäßigen Schritte lässt dein Baby beispielsweise Laufen und Sprechen lernen. Nichts davon geschieht von allein. Ein anderes Beispiel sind Sparpläne sowie Zins- und Zinseszins bei Geldanlagen. Aus vielen kleinen Einlagen entwickelt sich ein substanzielles Vermögen. Das gilt genauso für deine Fitness. Die kleinen Einlagen bilden nicht nur deine Trainingseinheiten, sondern auch deine Alltagsbewegung. Fitnessarmbänder, -uhren/-tracker und Apps können motivierende Hilfsmittel sein, um diese kleinen Schritte sichtbar und messbar zu machen. Natürlich brauchst du auch etwas Geduld. Diese fällt aber deutlich leichter, wenn du deine ersten Fortschritte spürst.

Noch leichter wird es dir fallen, wenn du deine Schritte mit einem Sparringspartner zurücklegst. Das kann eine Trainingspartnerin sein – am besten aus Fleisch und Blut – eventuell aber auch online. Es gibt Trainingsgruppen und natürlich die Möglichkeit, sich durch eine(n) Trainer(in) individuell betreuen zu lassen.

Immer wieder höre ich von Kunden und Patienten, einmal mehr die Treppe statt des Fahrstuhls zu nehmen, mache doch keinen großen Unterschied. Doch gerade diese Schritte machen einen Unterschied. Deine Bewegung summiert sich auf und du entwickelst positive Rituale. Ab einem bestimmten Punkt stellst du dir gar nicht mehr die Frage, ob du ein paar Minuten trainieren solltest oder die Treppe nimmst – du machst es einfach.

Eine wunderbare Möglichkeit, im Alltag Schritte zu kumulieren, ist das Spazierengehen mit dem Kinderwagen an der frischen Luft. Während dein Kind die Umgebung beobachtet und vermutlich schnell einschläft, kommst du zu deiner Bewegung. Ich nutze diese Phasen des Spazierengehens auch gern, um Musik oder ein Hörbuch zu hören und um entspannt zu telefonieren.

4.4 Was hat ein Topathlet der Antike mit jungen Müttern zu tun?

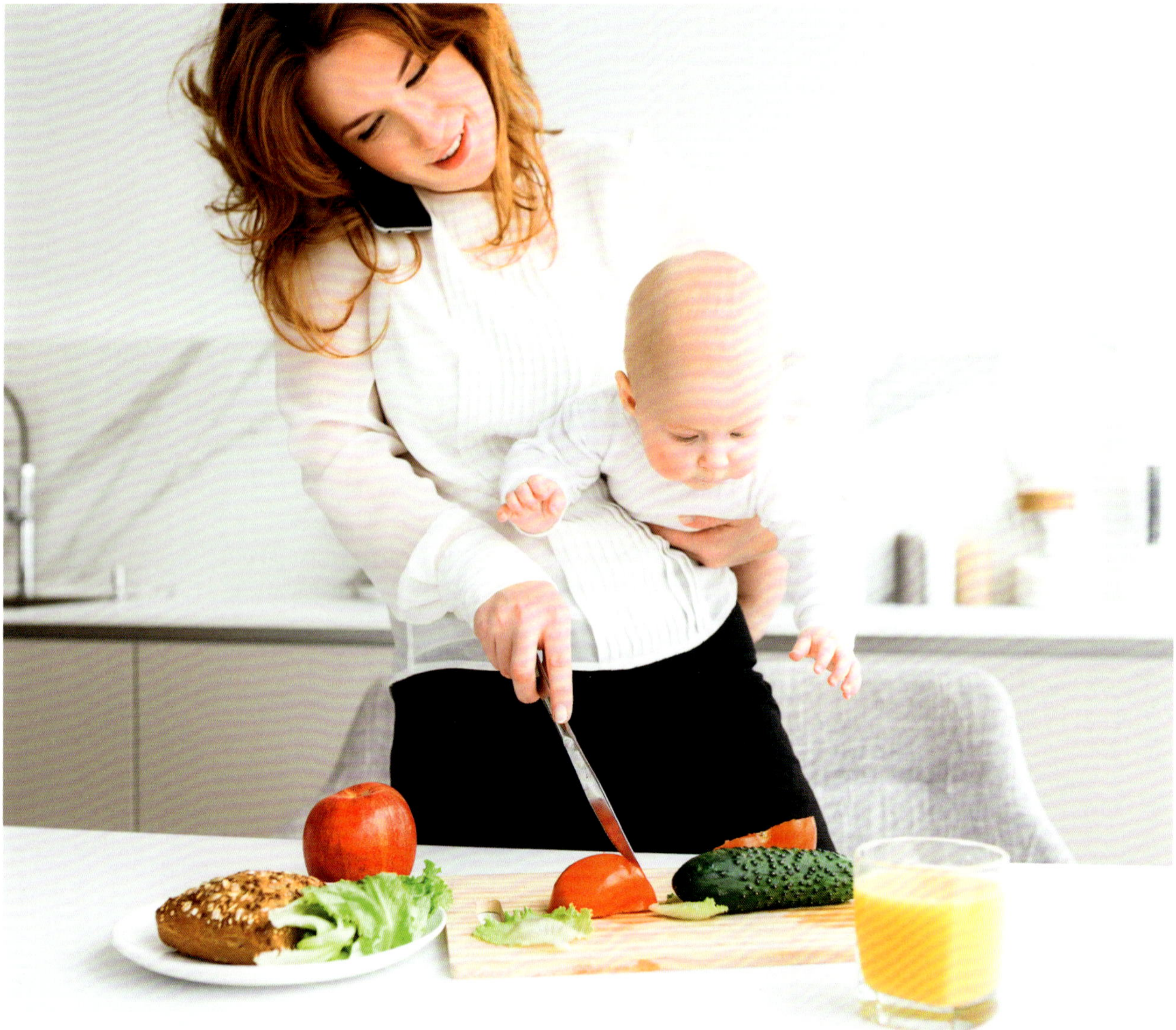

Die folgende Geschichte gibt dir ein anschauliches Beispiel für die Macht der kleinen Schritte. Milon von Kroton lebte 500 Jahre vor Christus. Er war ein griechischer Ringkämpfer und ein erfolgreicher Heerführer. Er siegte der Überlieferung nach als einziger Athlet sechsmal bei den Panhellenischen Spielen. Dies waren griechische Wettkämpfe zu Ehren der Götter, zu denen auch die Olympischen Spiele gehörten. Um Milon ranken sich zahlreiche Legenden, von denen die bekanntesten von seiner außergewöhnlichen Kraft und seinen Trainingsmethoden berichten. Er habe in seiner Jugend täglich ein Kalb auf seinen Schultern getragen. Später konnte er es dann immer noch tragen, obwohl es zwischenzeitlich zum Stier herangewachsen war. Das ist ein klassisches Beispiel für ein progressives Krafttraining, also eine kontinuierliche Steigerung des Trainingsgewichts.

Nichts anderes macht eine Mutter (oder ein junger Vater) in den ersten Lebensjahren – tagein, tagaus. Anders als das Kalb wird das Kind häufig auf einer Seite getragen, um eine Hand frei zu haben. Es handelt sich auch selten um ein gezieltes Training der Mutter, es ist einfach der Alltag.

Das Training bereitet uns auf Belastungen vor. Im Leistungssport sind es Wettkämpfe, im Rehasport eher Alltagsbelastungen. Eine weitere Aufgabe von Training ist es, einen Ausgleich zu schaffen. Deshalb bin ich der festen Überzeugung, dass ein einseitiges Tragen und Heben fester Bestandteil eines Trainingsprogramms für Frauen nach der Schwangerschaft sein muss. Natürlich steht die qualitativ hochwertige Ausführung im Vordergrund, aber es wäre ein Fehler, das Heben und Tragen mit dem Verweis auf das Bindegewebe, den Rücken oder den Beckenboden zu verbieten. Schließlich treten diese Belastungen ja auch im Alltag unweigerlich auf. Ausnahmen stellen natürlich besondere medizinische Indikationen dar. Auch sollte ein Heben und Tragen mit Zusatzgewicht pauschal nicht vor Abschluss des Wochenbetts beginnen, also frühestens sechs bis acht Wochen nach der Geburt. Gibt es keine klare medizinische Kontraindikation, so können dann erste Übungen mit dem eigenen Körpergewicht ausgeführt werden, sofern sie schmerzfrei möglich sind. Der Fokus liegt auf der Qualität der Ausführung. Im Zweifelsfall schone deinen Körper lieber etwas länger.

Beispiel einer progressiv schwieriger gestalteten Übung:

› Kettlebell einseitig am Körper tragen
› Kettlebell einseitig auf Schulterhöhe tragen
› Kettlebell einseitig gestreckt über dem Kopf tragen

Vor dem Tragen kommt das Heben

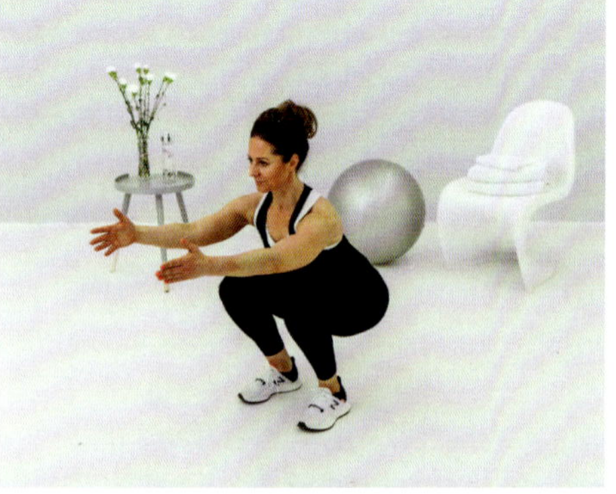

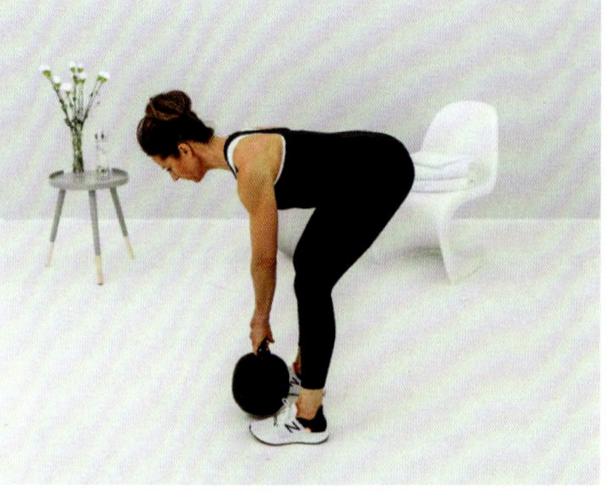

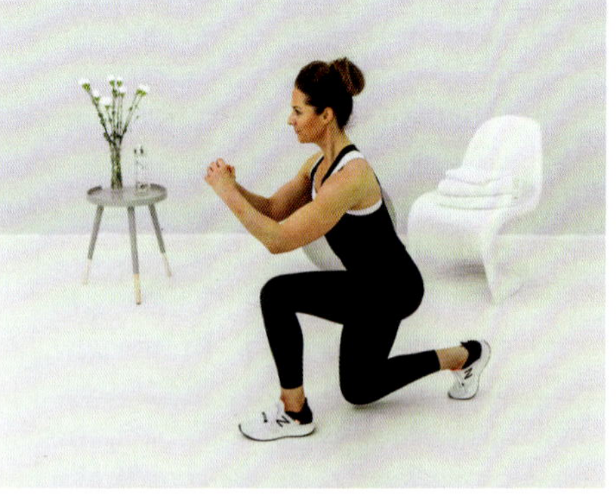

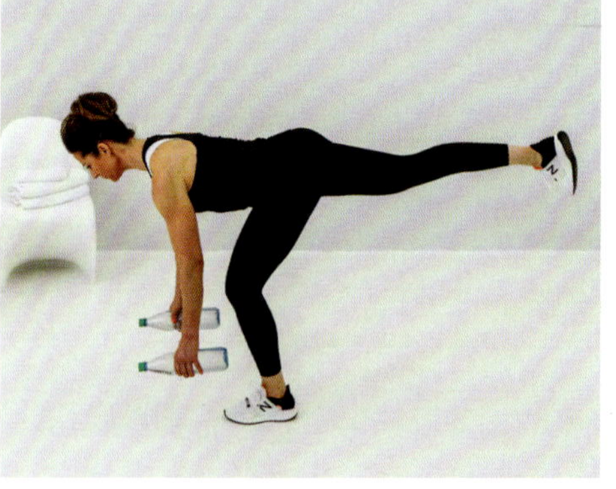

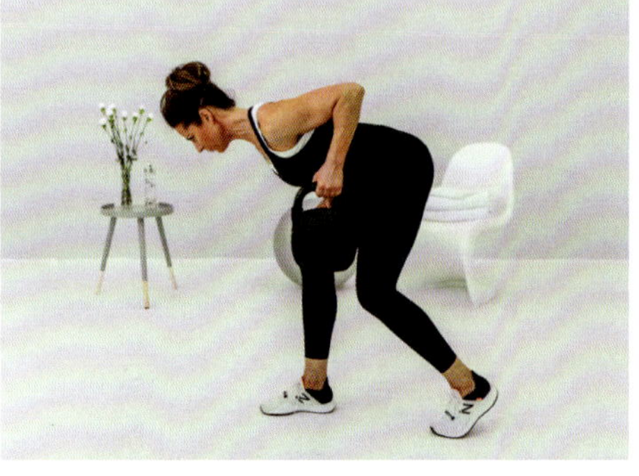

Etwas zu tragen, erfordert zuvor ein Anheben. Dein Baby liegt häufig in seinem Bett, im Kinderwagen oder es krabbelt nach einigen Monaten am Boden. Erschwerend musst du im Alltag Hebebewegungen oft auch mit Drehbewegungen kombinieren. Diese kombinierten Bewegungen führen – wenn man sie ohne ausreichende muskuläre Stabilisierung ausführt – sehr häufig zu Rückenschmerzen. Deshalb ist das Heben eine absolut essentielle Fähigkeit, die du trainieren solltest.

Bei der Trainingsplangestaltung ist darauf zu achten, den Schwierigkeitsgrad der Ausführung langsam zu steigern. Das bedeutet zum Beispiel, zunächst eine Übung sicher auf zwei Beinen zu beherrschen, bevor sie einbeinig ausgeführt wird. Ein gutes Beispiel ist das beidbeinige Kreuzheben in der roten und orangenen Phase und das einbeinige Kreuzheben in der grünen Phase.

Mit der zunehmenden Mobilität des Kindes steigt auch der Anspruch an die Mobilität der Mutter oder des Vaters. Je schneller dein Kind krabbelt und später läuft, um seine Umgebung zu erkunden, desto häufiger werden Situationen auftreten, in denen du es durch Anheben zu seiner eigenen Sicherheit aus einer Gefahrensituation entfernen musst.

Übungsbeispiele:

› Beidbeiniges Kreuzheben
› Einbeiniges Kreuzheben
› Tiefe Kniebeuge
› Ausfallschritte
› Ziehen zur Brust aus der Vorbeuge

4.5 Mobilität – Stabilität – Koordination

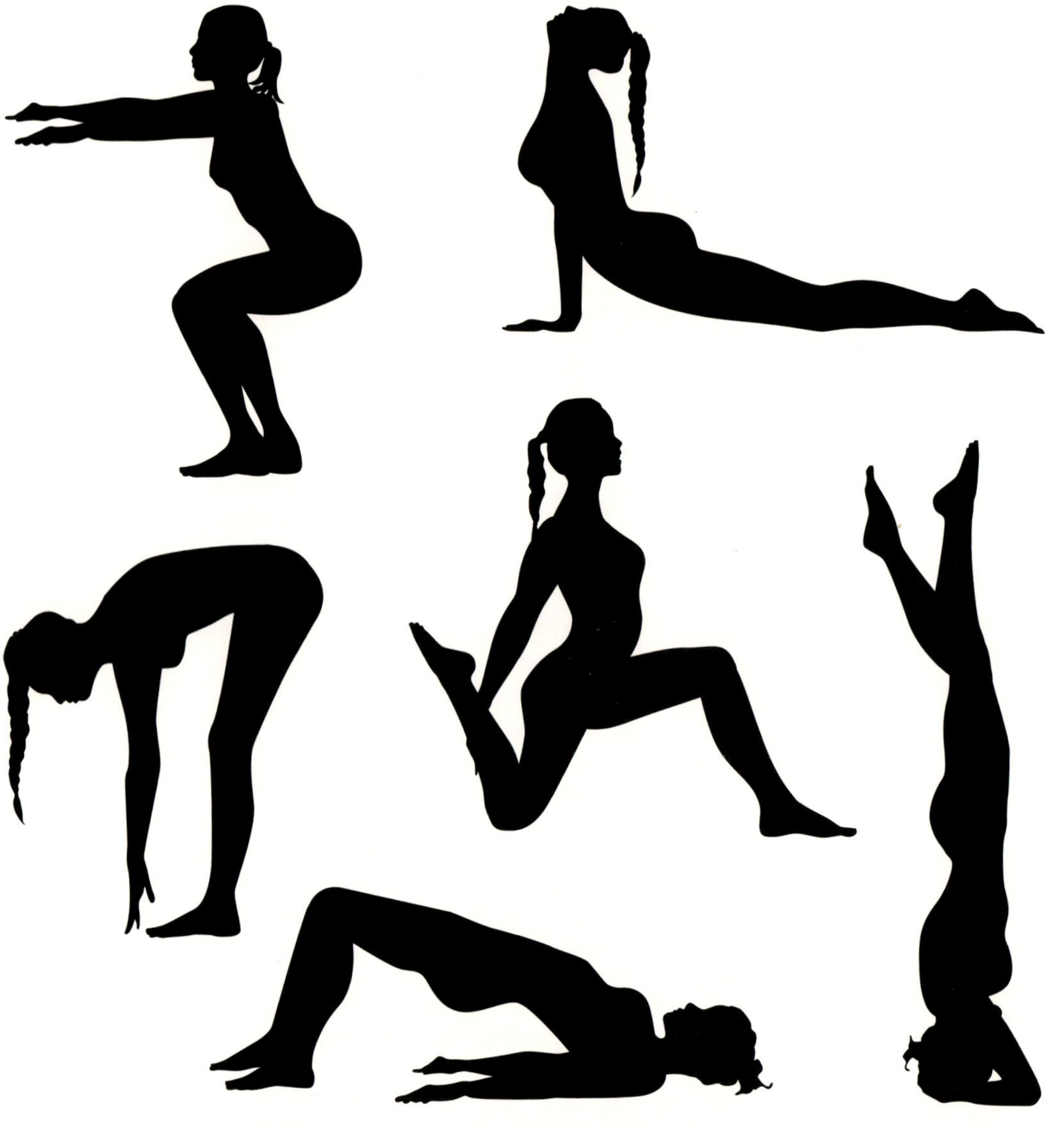

Was benötigt ein guter Trainingsplan? Ähnlich wie für ein Gericht, das du kochst, sind bestimmte Zutaten wichtig. Damit wir uns bewegen können, benötigen wir Gelenke, eine ausreichende Muskulatur und ein Programm, das die Bewegung kontrolliert. Die meisten Übungen trainieren gleich mehrere Elemente. Gehst du beispielsweise in die Standwaage, so trainierst du die Beweglichkeit deiner Hüftgelenke, du trainierst deine Gesäß- und Rumpfmuskulatur und dein Gleichgewicht.

Die Mobilität bildet die Grundlage für die korrekte Ausführung der meisten Übungen. Fehlt dir eine ausreichende Beweglichkeit in der Brustwirbelsäule, sodass du dich nicht gerade aufrichten kannst, so macht es keinen Sinn, schwere Gewichte zu tragen oder über den Kopf nach oben zu drücken. Deshalb empfehle ich dir bei Defiziten im Bereich der Mobilität, Übungen für diesen Bereich möglichst häufig in deinen Alltag zu integrieren.

Der Einbeinstand ist eine ganz grundlegende Übung. Sind Stabilität und Koordination hier schwach, so macht es keinen Sinn, Übungen zu trainieren, die darauf aufbauen, wie zum Beispiel ein Ausfallschritt.

Einseitig ausgeführte Übungen erfordern eine ausgleichende Anspannung auf der Gegenseite des Körpers und damit eine bessere Koordination. Aus diesem Grund beginne ich in der roten Phase mit Übungen, die gleichzeitig mit beiden Armen oder Beinen ausgeführt werden. Eine tiefe Kniebeuge ist koordinativ einfacher als eine einbeinige Kniebeuge. Ziehen mit beiden Armen ist einfacher als ein einseitiges Ziehen.

Im nächsten Abschnitt zeige ich dir eine einfache Möglichkeit, deine Mobilität zu testen.

4.6 Bevor du beginnst, screene dich selbst

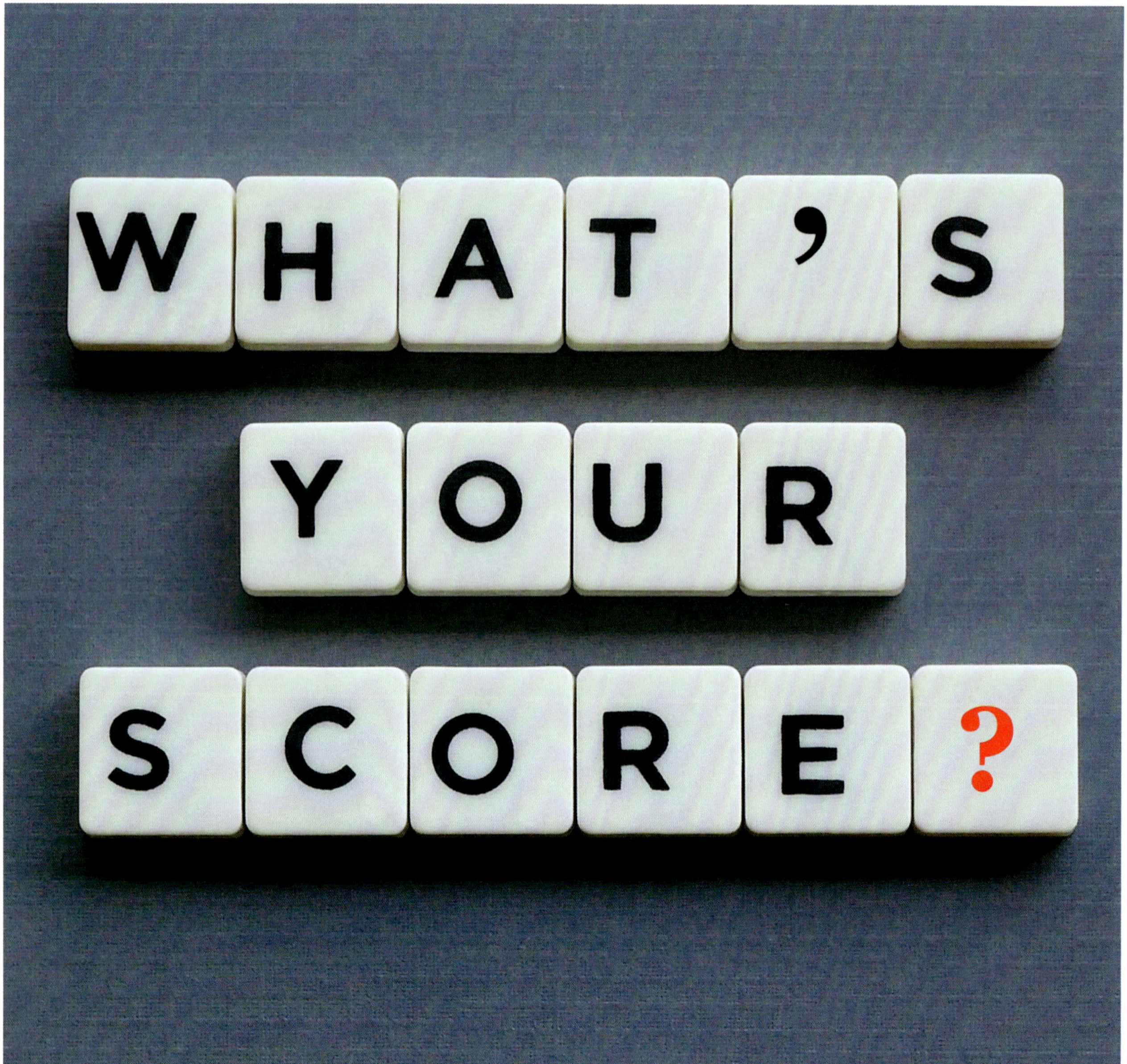

Wie beweglich bist du? Die folgenden Übungen testen deine grundlegende Mobilität. Absolviere jede Übung wie beschrieben und prüfe für dich – geht es oder geht es nicht?

Für jede der sieben Übungen, die klappt, erhältst du einen Punkt. Am Ende addierst du die Punkte. Erreichbar sind maximal sieben. Wird eine Übung in zwei Richtungen ausgeführt, so musst du sie für einen Punkt in beide Richtungen beherrschen. Wenn du bei einer Übung Schmerzen hast, gibt es keinen Punkt, unabhängig davon, ob sie klappt oder nicht.

1. Sprunggelenke, Knie, Hüfte

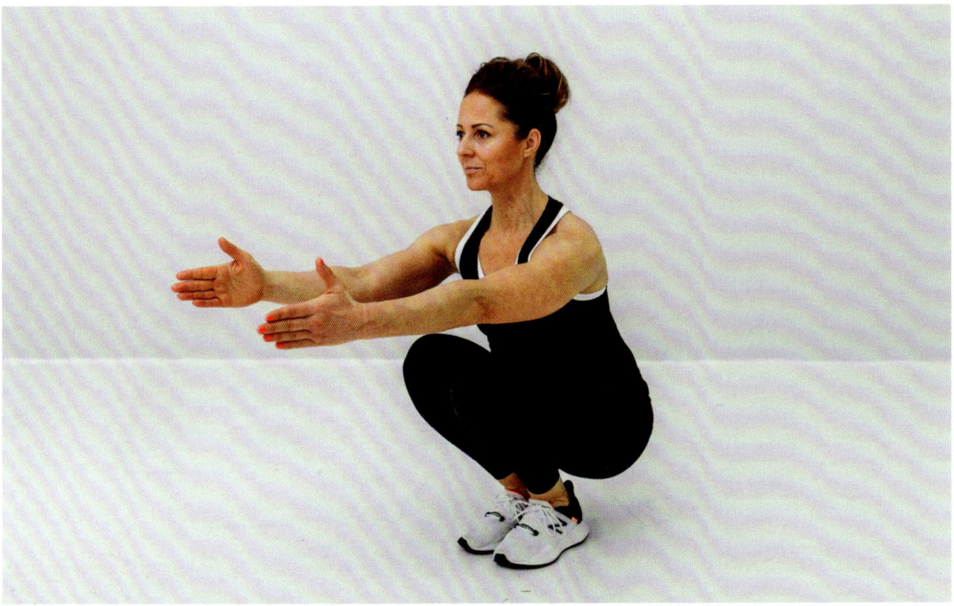

Ausführung: Begib dich aus dem Stand bei geschlossenen Füßen in die tiefe Hocke. Beide Fersen bleiben dabei am Boden. Die Arme kannst du dabei nach vorn strecken.

Geht das? → **1 Punkt**

Geht das nicht? Du kommst nicht nach unten, kippst um oder musst die Fersen anheben? Dann solltest du die Mobilität der unteren Extremität trainieren. Übungen zur Verbesserung deiner Mobilität findest du in Kapitel 5.7.

2. Wirbelsäule, Beinrückseite, Hüfte

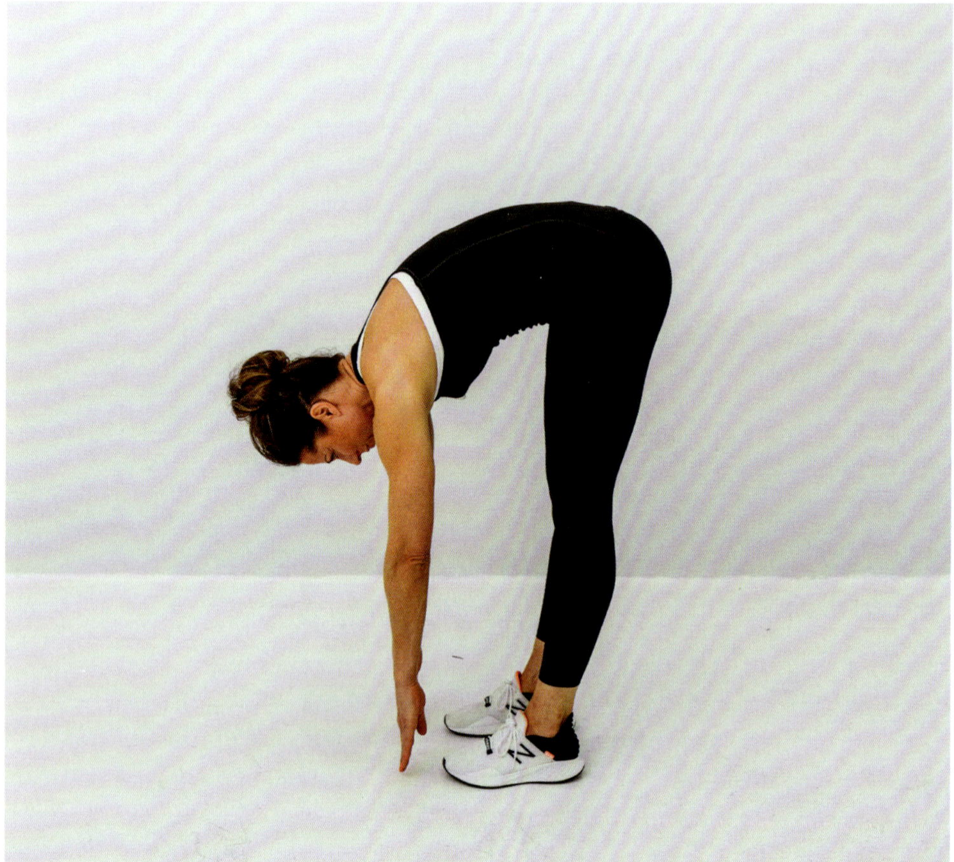

Ausführung: Beuge dich im Stand mit geschlossenen Füßen mit gestreckten Armen und Beinen nach vorn, bis die Fingerspitzen den Boden vor deinen Zehen berühren.

Geht das? → **1 Punkt**

Geht das nicht? Du erreichst den Boden nicht, ohne deine Knie beugen zu müssen? Gründe dafür können eine verminderte Koordination, eine Verkürzung der Oberschenkelrückseite oder eine reduzierte Beweglichkeit der Wirbelsäule sein. Übungen zur Verbesserung deiner Mobilität findest du in Kapitel 5.6 und 5.7.

3. Aufrechte Haltung

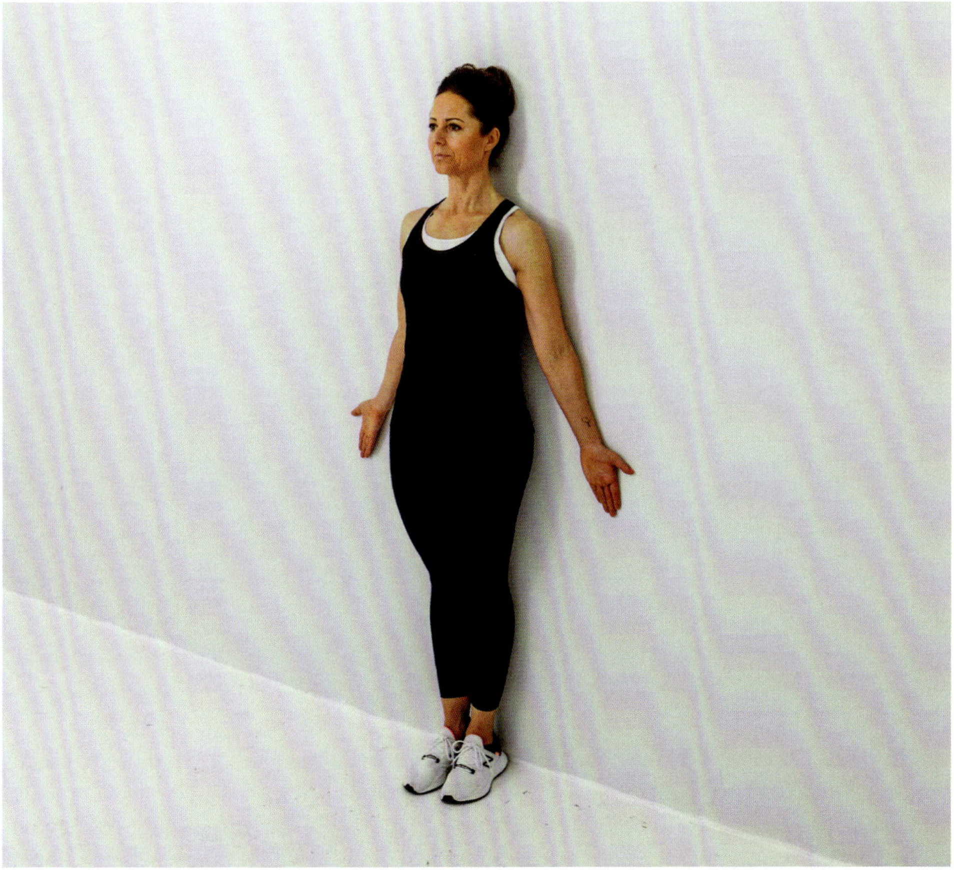

Ausführung: Du stehst mit geschlossenen Beinen rücklings an einer Wand. Fersen, Gesäß, Schulterblätter und dein Hinterkopf halten den Kontakt zur Wand.

Geht das? → 1 Punkt

Geht das nicht? Du musst den Kopf in den Nacken legen, um die Wand zu berühren oder es ist schwierig, die Schulterblätter weit genug zusammenzuführen? Gründe dafür können in einer verminderten Beweglichkeit der Brustwirbelsäule und der Hüftstreckung liegen. Übungen zur Verbesserung deiner Mobilität findest du in Kapitel 5.5 und 5.6.

4. Wirbelsäulenrotation

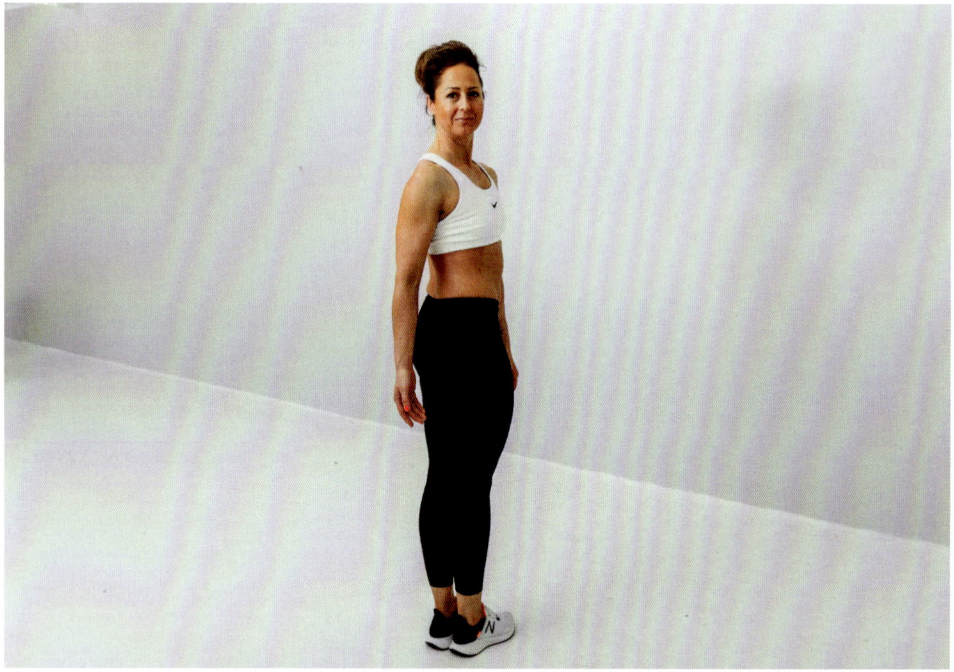

Ausführung: Du stehst aufrecht mit geschlossenen Beinen rücklings zu einem Spiegel. Du drehst dich mit Kopf, Schultern und Hüfte soweit es geht um die eigene Achse und schaust in den Spiegel. Die Füße bleiben stehen. Du testest so deine Rotationsfähigkeit in der gesamten Wirbelsäule. Eine Rotation um 100 Grad in jede Richtung ist der Normwert. Diese erkennst du einfach daran, dass du bei der Rechtsrotation auch die linke Schulter gerade so von vorn im Spiegel erkennst. Bei 90° stehen beide Schultern in einer Linie und du erkennst nur die vordere Schulter.

Geht das? → 1 Punkt

Geht das nicht? Gründe dafür können in einer verminderten Beweglichkeit der Hals-, Brust- und Lendenwirbelsäule und in der Beweglichkeit deiner Hüfte liegen. Übungen zur Verbesserung deiner Mobilität findest du in Kapitel 5.6 und 5.7. Oft ist es schon hilfreich, in der maximalen Rotation dreimal tief ein- und auszuatmen und mit der Ausatmung jeweils etwas weiter zu rotieren.

5. Halswirbelsäulenflexion

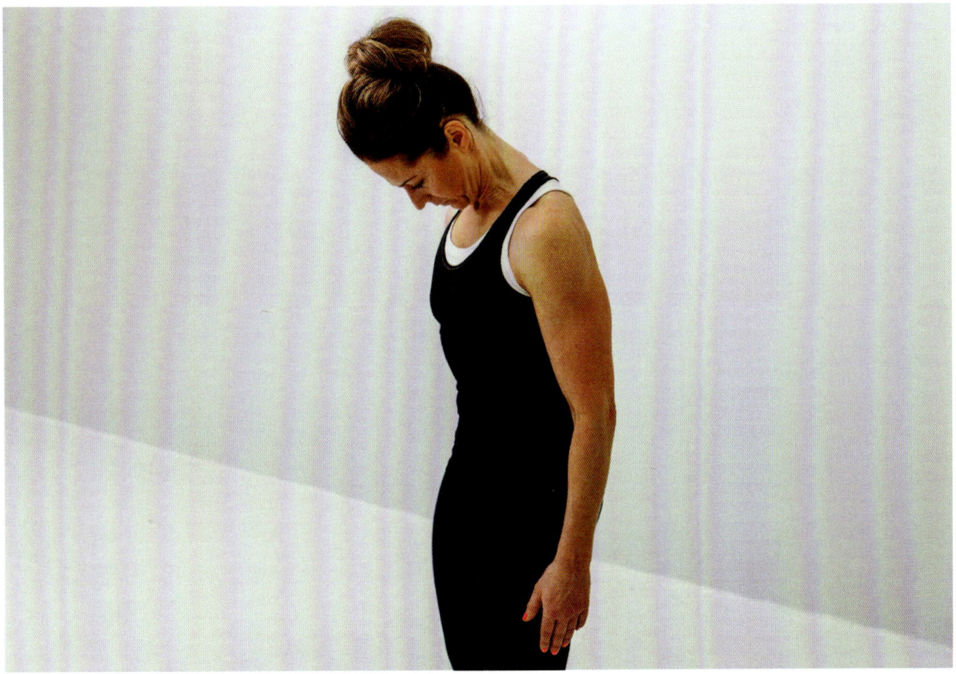

Ausführung: Du stehst aufrecht und senkst das Kinn soweit zur Brust, bis es das Brustbein berührt. Der Mund soll dabei geschlossen sein, die Schultern hängen locker herab.

Geht das? → 1 Punkt

Geht das nicht? Es bleibt ein Abstand zwischen deinem Kinn und deinem Brustbein? Gründe dafür können in einer verminderten Beweglichkeit der Hals- und Brustwirbelsäule liegen. Du kannst diesen Test auch als Übung einsetzen. Übungen zur Verbesserung deiner Mobilität findest du in Kapitel 5.5.

6. Halswirbelsäulenrotation

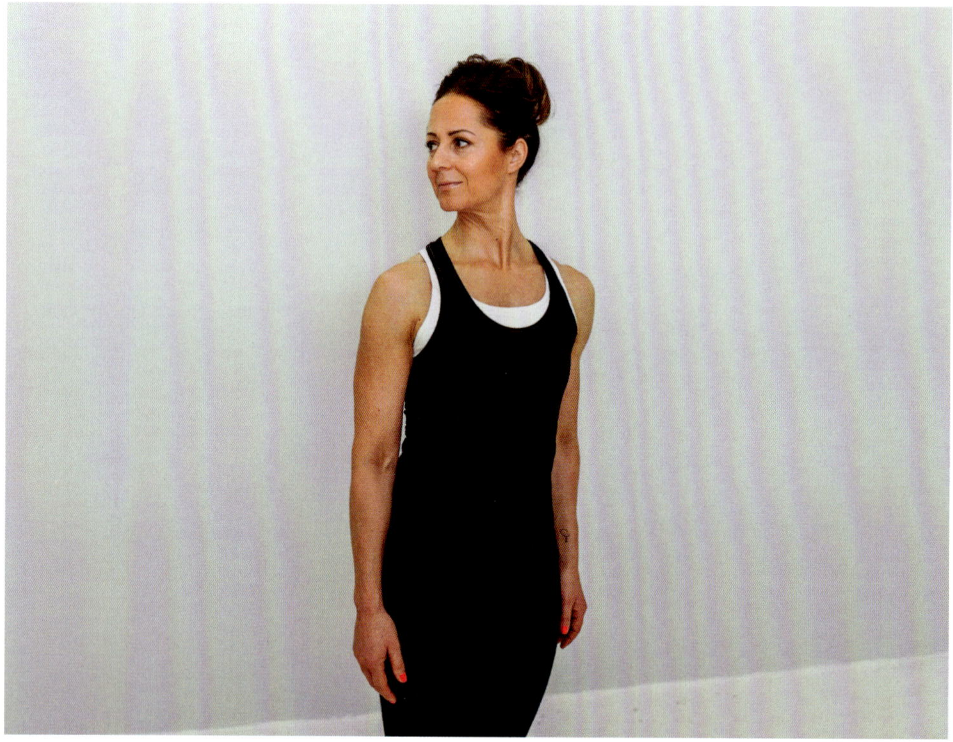

Ausführung: Du stehst aufrecht und drehst Kopf und Kinn so weit nach rechts, bis dein Kinn über deinem Schlüsselbein steht. Anschließend führst du die Bewegung nach links aus. Der Mund soll dabei geschlossen sein, die Schultern hängen locker herab.

Geht das? → 1 Punkt

Geht das nicht? Du kannst den Kopf in eine oder beide Richtungen nicht weit genug drehen? Gründe dafür können in einer verminderten Beweglichkeit der Hals- und Brustwirbelsäule liegen. Du kannst diesen Test auch als Übung einsetzen. Übungen zur Verbesserung deiner Mobilität findest du in Kapitel 5.5.

7. Schultern, Brustwirbelsäule

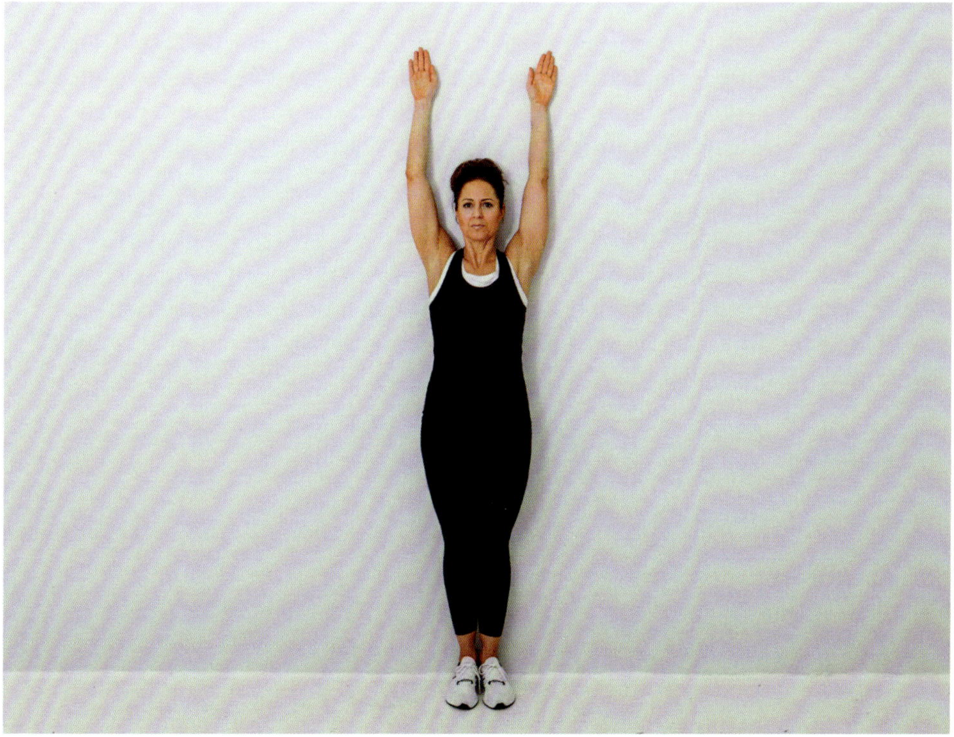

Ausführung: Du stehst wieder aufrecht mit geschlossenen Beinen und mit seitlich am Körper herabhängenden Armen rücklings an einer Wand. Die nach außen gedrehten Handrücken berühren die Wand, ebenso wie deine Fersen, das Gesäß und der Hinterkopf. Führe jetzt die gestreckten Arme gleichzeitig kreisförmig nach oben, ohne dabei den Kontakt zur Wand zu verlieren, bis die Arme gerade nach oben zeigen.

Geht das? → 1 Punkt

Geht das nicht? Du hast Schwierigkeiten, gerade an der Wand zu stehen oder kannst den Kontakt zwischen Handrücken und Wand nicht halten? Gründe dafür können in einer verminderten Beweglichkeit von Schultergelenken, Brustwirbelsäule und Hüftstreckung liegen. Du kannst diesen Test auch als Übung einsetzen. Weitere Übungen zur Verbesserung deiner Mobilität findest du in Kapitel 5.5 und 5.6.

Auswertung

0-4 Punkte	Du weist einige Defizite in puncto Beweglichkeit auf. Das Training der Mobilität ist wichtig, um vielen Beschwerden des Bewegungsapparats vorzubeugen oder sie zu behandeln. Versuche, neben deinem Training jeden Tag für ein paar Minuten deine Mobilität zu trainieren.
5-6 Punkte	Das ist ein gutes Ergebnis, aber da geht noch mehr. Insbesondere, wenn du in jenen Bereichen, in denen du schlechter abgeschnitten hast, verspannt bist oder Schmerzen hast. Integriere gezielt Mobility-Übungen in jedes deiner Trainingsprogramme und bei Bedarf auch täglich.
7 Punkte	Herzlichen Glückwunsch! Du hast die volle Punktzahl erreicht! Achte darauf, dass du dir deine Beweglichkeit erhältst.

„Bewege dich zuerst (qualitativ) gut und dann oft!“

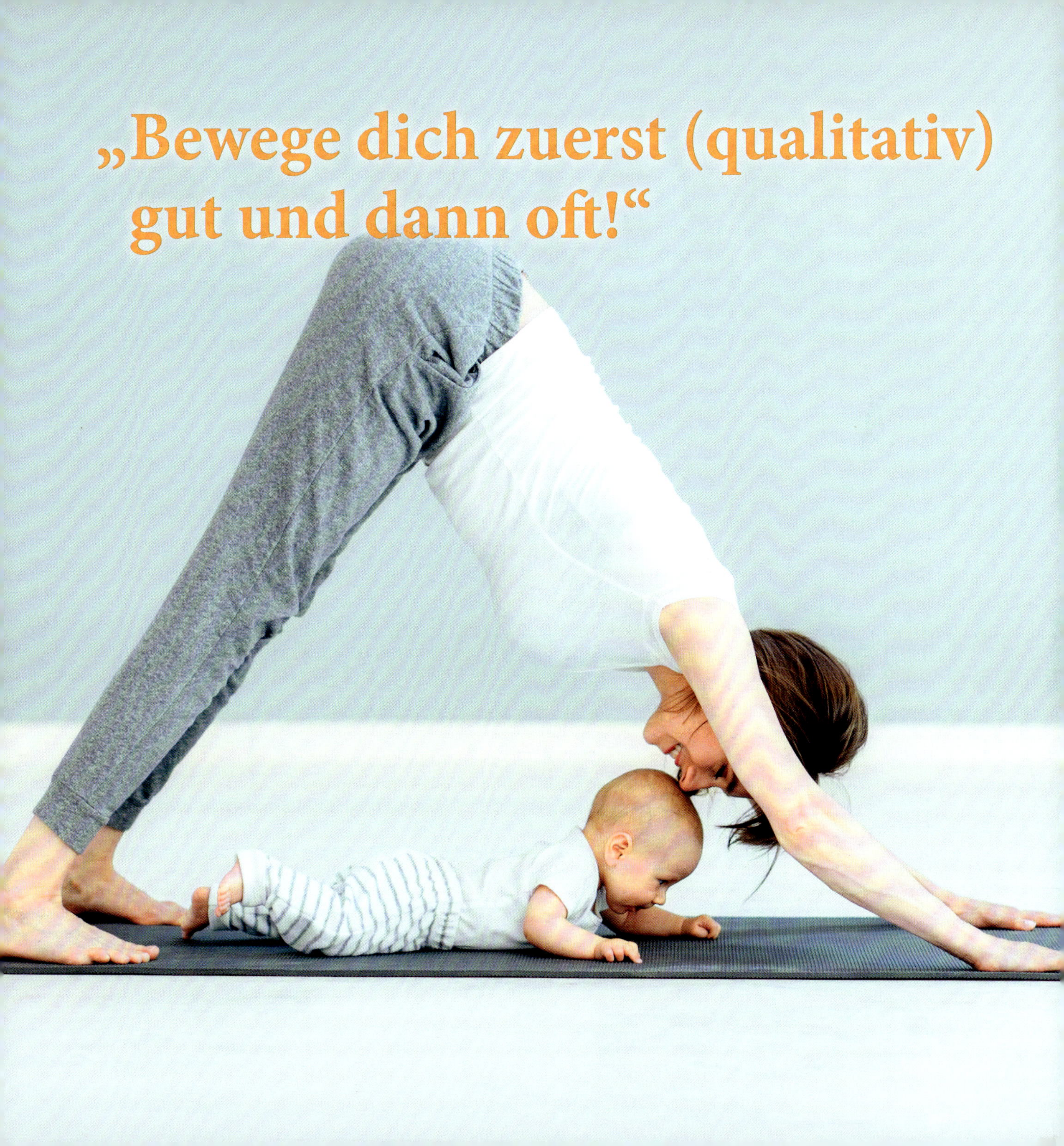

WORKOU

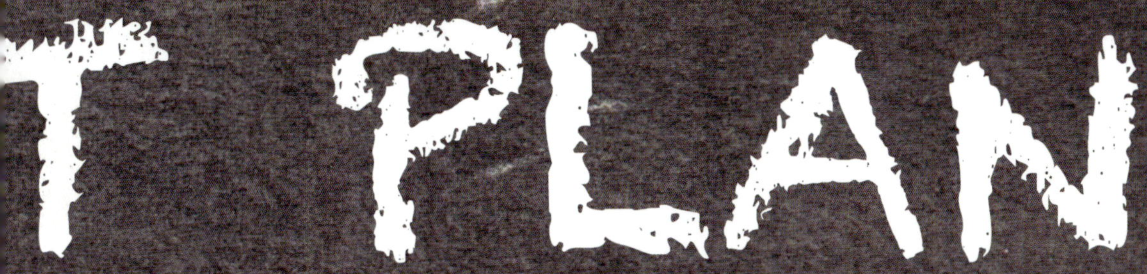

Kapitel 5

Trainingspläne

„A goal without a plan is a wish.“ Antoine de Saint-Excupery

Du brauchst nicht viel, um fit zu werden. Wie du mit wenig Zeit und wenig Ausrüstung ein effektives Training gestalten kannst, erfährst du auf den folgenden Seiten. Mit der richtigen Einstellung, einem motivierenden Plan und etwas Disziplin wirst du dein Ziel erreichen!

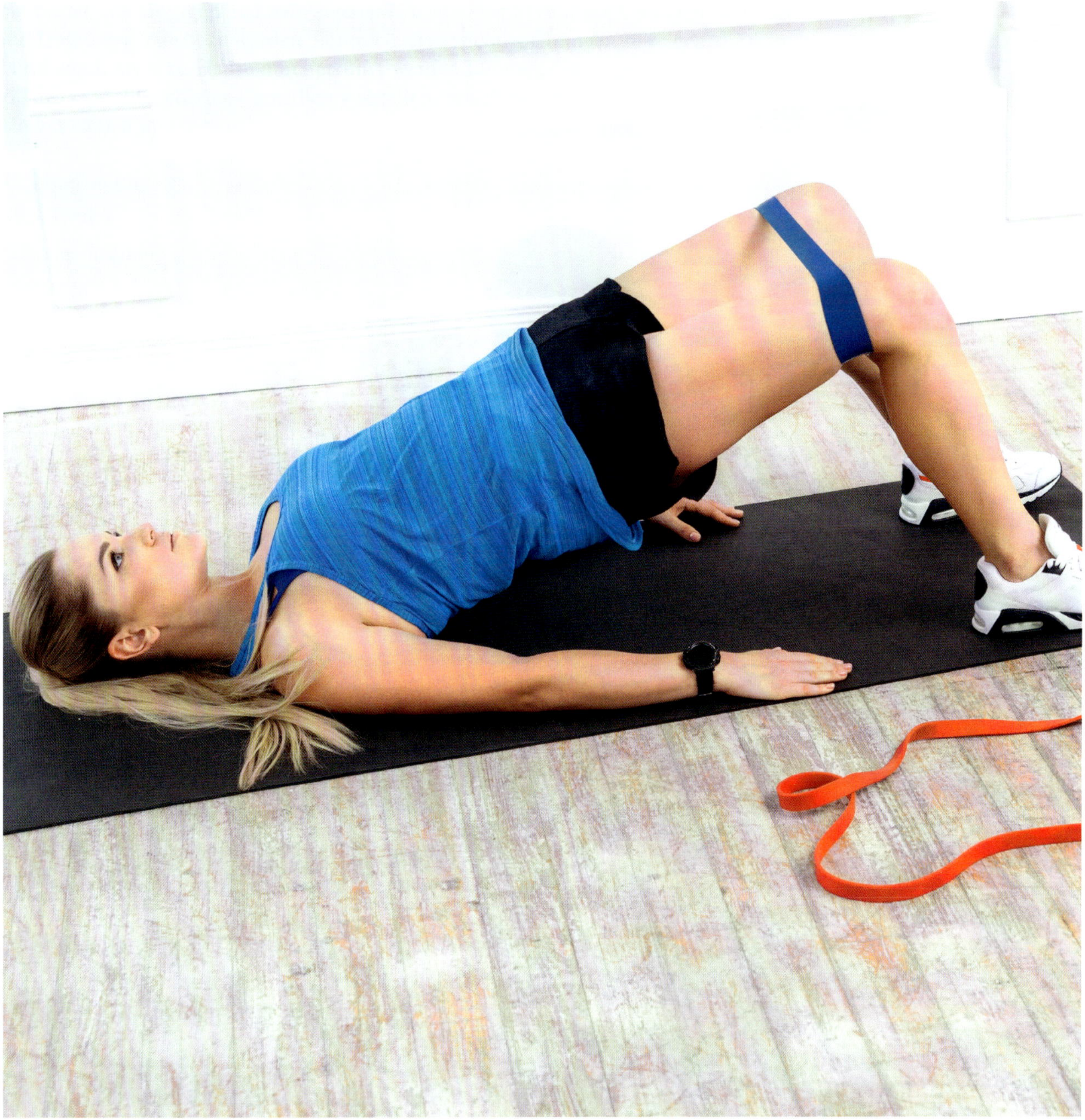

1. Trainingsmatte

Eine Trainingsmatte gestaltet das Trainieren am Boden häufig angenehmer und bietet dir – im zusammengerollten Zustand – auch eine instabile Unterlage für Übungen im Stand.

2. Minibänder

Minibänder sind kleine, in sich geschlossene Gummibänder mit unterschiedlichem Widerstand, die beinahe nichts wiegen, keinen Platz wegnehmen und dein Training durch gezielt eingesetzten Widerstand effektiv bereichern können. Der unterschiedliche Widerstand ist an den verschiedenen Farben erkennbar.

3. Schlingentrainer

Schlingentrainer werden schon seit vielen Jahren in Fitnessstudios und zu Hause eingesetzt. Sie lassen sich zum Beispiel mit einer in der Regel mitgelieferten Hilfe in der Tür befestigen. Dabei ist wichtig, dass man in die Richtung trainiert, in die die Tür schließt. Die Länge der beiden Bänder lässt sich mit einem Griff verändern. Durch den Abstand zwischen dem eigenen Körper und dem Anker verändert sich der Trainingswiderstand bei verschiedenen Übungen stufenlos. Persönlich nehme ich einen solchen Schlingentrainer auch häufig mit auf Reisen. Einen haben wir zusätzlich zu Hause an der Decke befestigt.

4. Kettlebell

Die Kettlebell ist ein sehr altes Trainingsgerät, das in den letzten 20 Jahren wieder deutlich an Popularität gewonnen hat. Es handelt sich einfach ausgedrückt um eine Gewichtskugel mit einem Handgriff. Die Standardgewichte reichen von vier bis zweiunddreißig Kilogramm. Abhängig von der gewählten Übung kann mit ein oder zwei Kettlebells trainiert werden. Bestimmte Übungen, wie der Kettlebell Swing, sprechen zeitgleich sehr viele Muskeln an und trainieren gleichzeitig Kraft, Ausdauer und Koordination.

5.2 Wie gestaltest du dein Trainingsprogramm?

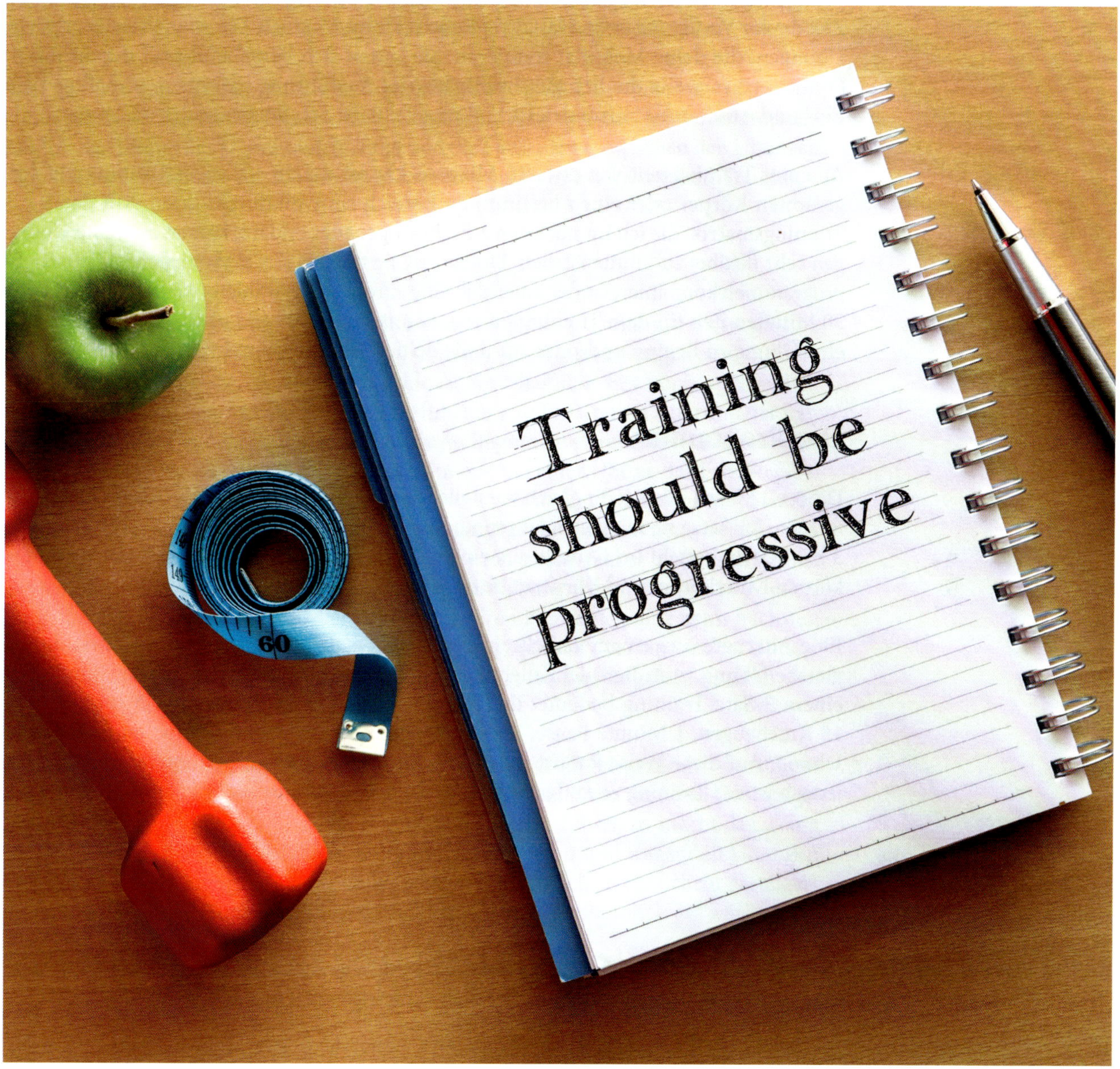

Welche Übungen sind besonders effektiv?

Entscheidend ist, dass mit deinem Training nachhaltige Resultate verbucht und deine Ziele erreicht werden. Dabei bestimmst nur du allein, was du erreichen möchtest. Die folgenden Übungen und Programme werden dir dabei helfen, dein Ziel zu erreichen. Sie sind mit Bedacht gewählt und gliedern sich in die Schwierigkeitsgrade rot, orange und grün, gemäß der zuvor besprochenen Ampellogik. Es gibt natürlich zahllose weitere, ebenfalls effektive Übungen. Der Fokus bei meiner Auswahl liegt auf Übungen, die nach Möglichkeit mehrere Muskelgruppen gleichzeitig ansprechen und möglichst häufig deine Rumpfmuskulatur integrieren. Das spart dir Zeit und es verbessert gleichzeitig deine Koordination. In der Kombination der vorgestellten Übungen trainierst du deine Mobilität, Kraft und Ausdauer.

Besonders berücksichtigen möchte ich natürlich die Veränderungen durch Schwangerschaft und Geburt. Die Schwangerschaft verändert die Bewegungsmuster der werdenden Mutter auch auf einschlägige Art und Weise. Auch nach der Geburt verändern sich die typischen Haltungen der dann jungen Mutter. Die Übungen und Trainingspläne sind schwerpunktmäßig als Ausgleich für diese Haltungs- und Bewegungsmuster konzipiert.

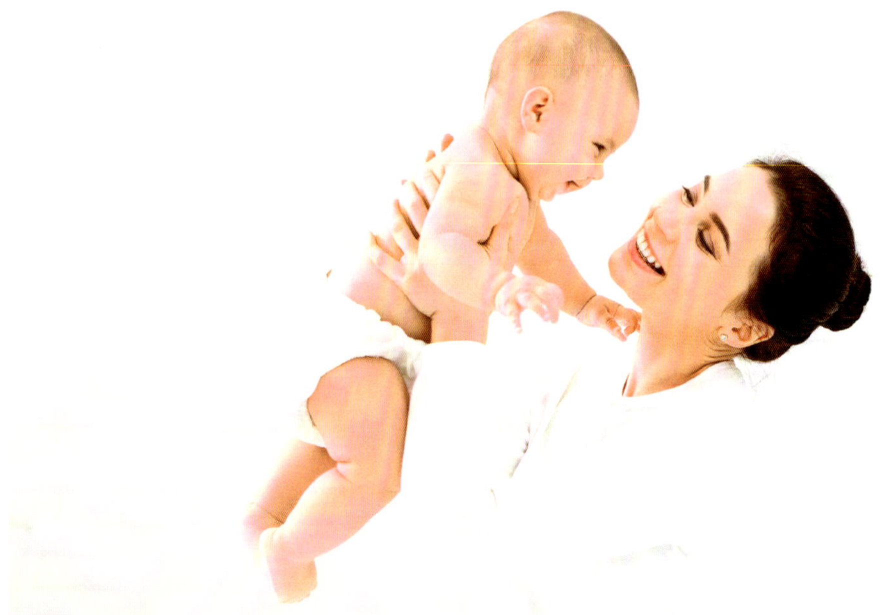

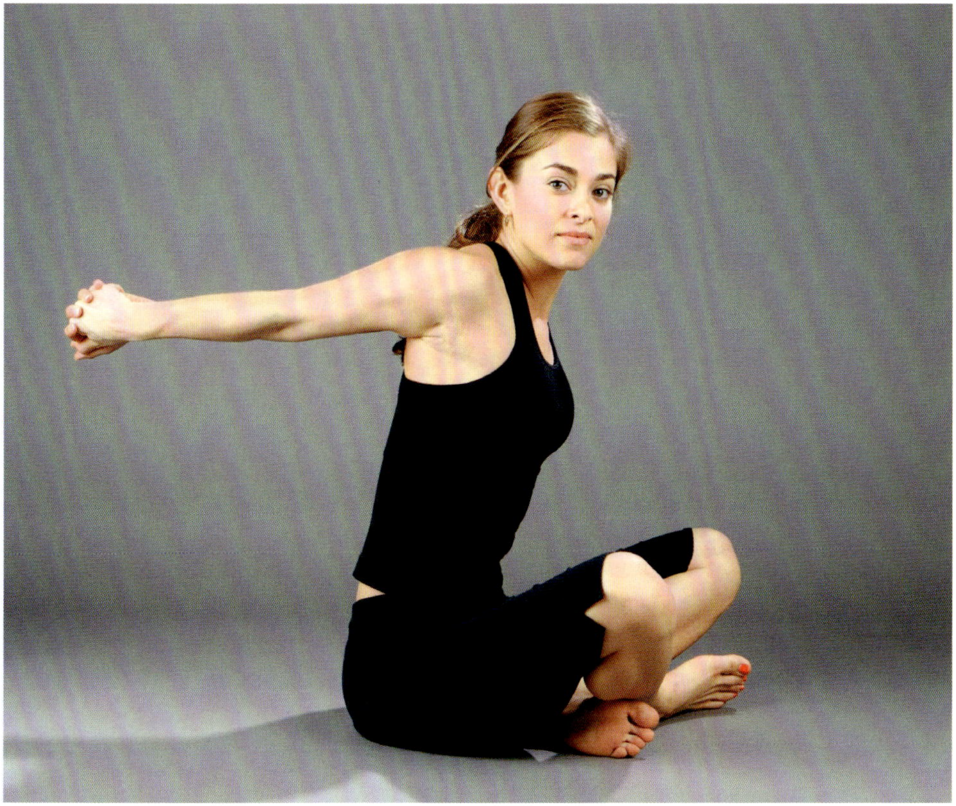

← *Abbildung 9*
Brustkorb öffnen

Heben und Tragen

Bestimmte Bewegungsmuster sind nach der Geburt eines Kindes typisch. Dazu gehört das Heben und Tragen des Babys. Deshalb gehören auch Heben und Tragen in jedes Trainingsprogramm. Typisch ist vor allem auch ein einseitiges Heben und Tragen. Deswegen werden wir diagonale Bewegungsmuster trainieren.

Den Brustkorb öffnen und aufrichten

Weiterhin neigst du dich häufig nach vorn, um dich deinem Kind zuzuwenden. Auch beim Stillen oder Füttern mit der Flasche hältst du das Baby auf dem Arm und beugst dich zu ihm. Unsere Händigkeit hat zur Folge, dass Babys häufiger auf der einen als auf der anderen Seite getragen werden. Die beruhigenden Herzgeräusche auf der linken

Brustseite sind bei gleichzeitig freier rechter Hand und einem Überwiegen an Rechtshändern ein wesentlicher Grund dafür, dass Kinder häufiger links getragen werden. Diese typischen Haltungs- und Bewegungsmuster möchte ich gezielt ins Bewusstsein rufen und korrigieren. Deshalb ist es ein ganz wesentliches Ziel, dich aufzurichten und die Beweglichkeit in deiner Brustwirbelsäule und den Schultern zu trainieren.

Körperhaltung und Koordination

Während der Schwangerschaft hat sich dein Körperschwerpunkt verlagert und damit deine Körperhaltung verändert. Gleichzeitig wurde deine Rumpfmuskulatur vermehrt belastet. Es ist mir deswegen ein wichtiges Anliegen, deine Balance und Koordination, deine Fußmuskulatur, deine Gesäß- und deine Rumpfmuskulatur besonders intensiv zu trainieren und dadurch deine Haltung wieder zu verbessern. Möglichst viele Übungen führe ich deshalb auch im Stand durch.

Abbildung 10 →
Rektusdiastase

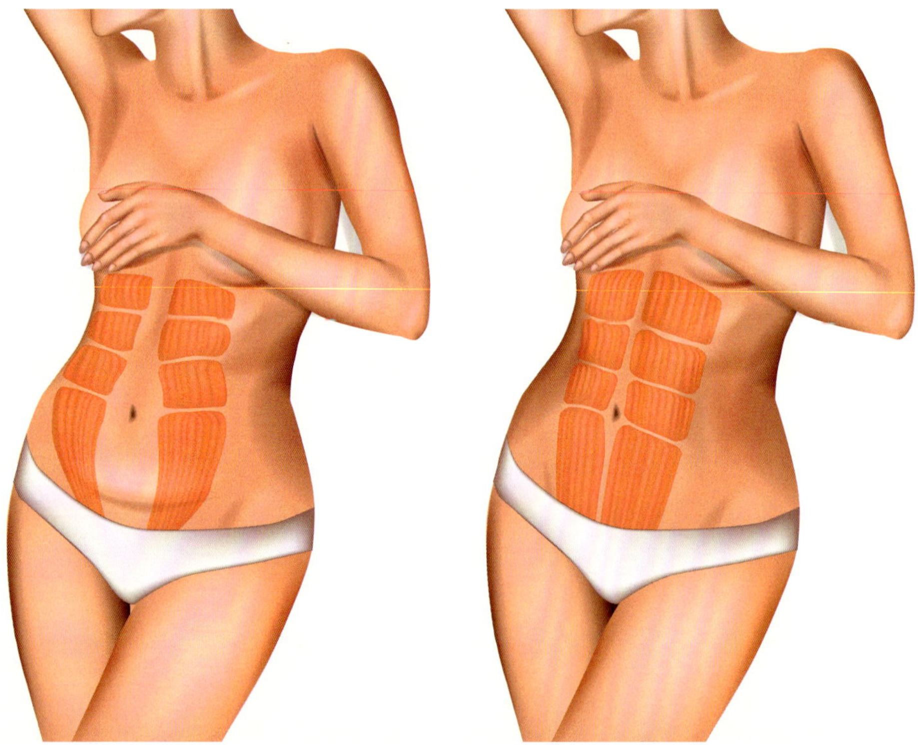

Die Mitte stärken

Der Rumpf bildet deine Basis. Mit ihm sind deine Arme und Beine verknüpft. Ein passender Leitsatz lautet: „Du kannst keine Kanone von einem Kanu aus abfeuern.“ Übertragen auf das Training bedeutet das, dass ein stabiler Rumpf die Grundlage für die Kraftentwicklung deiner Arme und Beine ist.

Übungen müssen schmerzfrei ausgeführt werden können. Schmerzen verändern unwillkürlich die Bewegungsausführung. Die Qualität der Ausführung ist deutlich wichtiger als die Quantität. Es geht nicht darum, möglichst schnell möglichst viele Wiederholungen oder schwere Gewichte zu heben, sondern sauber und schmerzfrei zu trainieren.

Was du nicht tun solltest

Führe keine Übungen aus, die dir Schmerzen bereiten oder bei deren Ausführung du unsicher bist. Konzentriere dich zuerst auf Übungen mit dem eigenen Körpergewicht und vermeide Sprünge und zu hohe Zusatzgewichte. Du riskierst ansonsten Inkontinenzbeschwerden.

Vermeide in den ersten Monaten außerdem auch Übungen wie den Sit-up. Das gilt insbesondere, wenn sich eine Rektusdiastase, also der Abstand zwischen den linken und rechten Anteilen der geraden Bauchmuskulatur, noch nicht zurückgebildet hat.

5.3 Einfach und effektiv – die 3 x 3 Trainingsmatrix

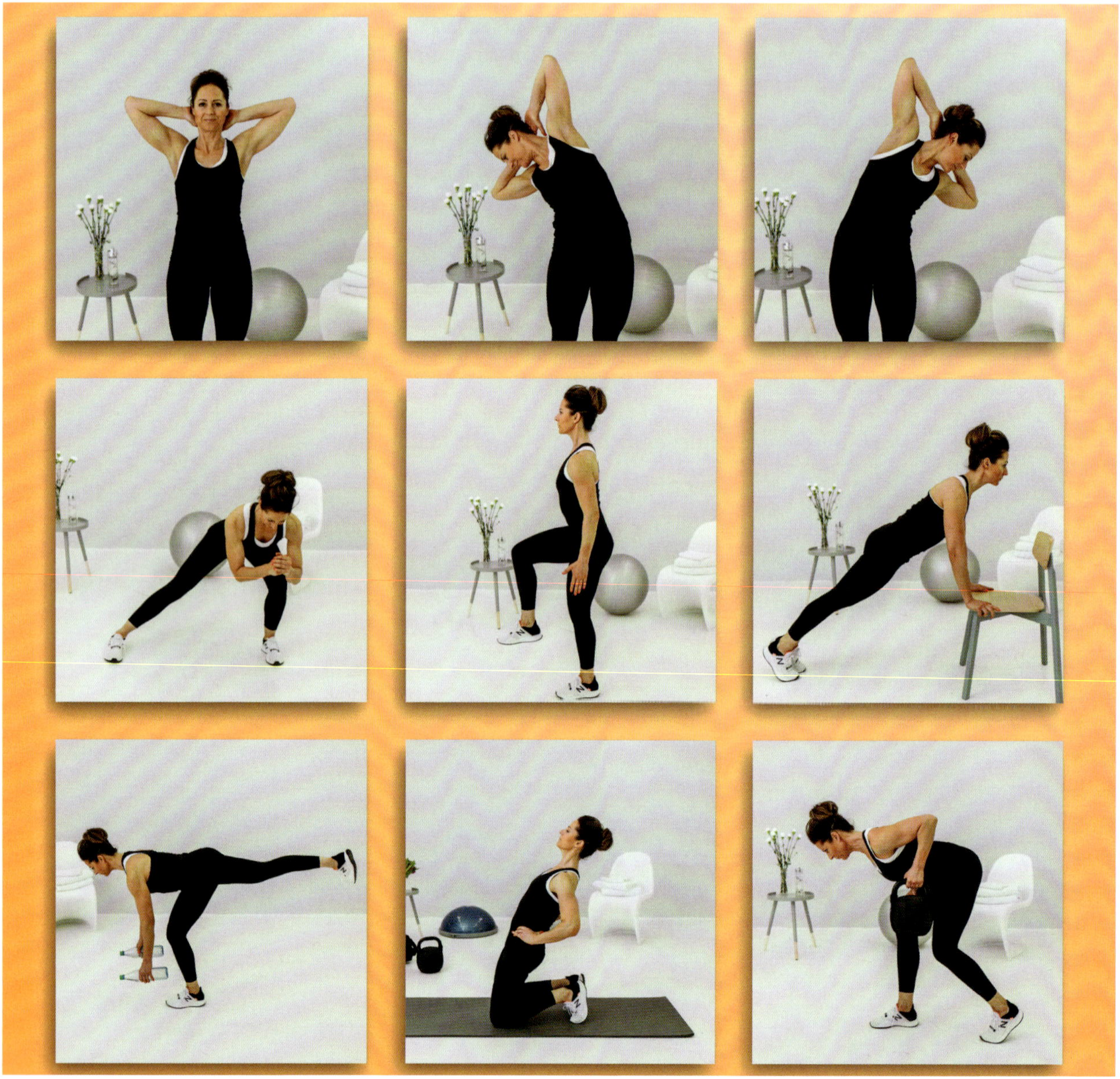

Der beste Trainingsplan bringt dir gar nichts, wenn du ihn nicht umsetzt. Die wichtigsten Faktoren sind meiner Ansicht nach Flexibilität im Hinblick auf Trainingsdauer und Trainingsort. Schon kurze Trainingseinheiten von 15-20 Minuten haben einen nachweisbaren Effekt auf das Herzkreislaufsystem und die Kraftentwicklung. Mehrere Einheiten pro Woche addieren sich auf. Entscheidend für die Wirkung eines Trainings auf den Körper ist die time under tension – die Zeit, während der die Muskulatur auch wirklich aktiv ist. Lange Pausenzeiten zwischen Übungen und Sätzen verlängern zwar die Gesamtdauer deines Trainings, erhöhen aber nicht unmittelbar die Wirksamkeit deiner Trainingseinheit. Um Pausenzeiten so kurz wie möglich zu halten, empfehle ich ein Zirkeltraining. Ich fokussiere mich deshalb auf die drei sich überschneidenden Regionen Beine, Rumpf und Oberkörper. In meinem 3 x 3 Ansatz werden sie nacheinander im Wechsel trainiert; optimal sind dreimal in Folge. Dabei können auch unterschiedliche Übungen innerhalb jeder Gruppe/Körperregion eingesetzt werden. Bei den Beinen kann also in der ersten Runde eine tiefe breite Kniebeuge trainiert werden, gefolgt von einem Ausfallschritt nach hinten in Runde zwei und einem seitlichen Ausfallschritt in Runde drei. Alle drei Übungen trainieren die Beine.

Die Gesamtzahl der Übungen lässt sich zudem beeinflussen, indem du Übungen wählst, die jeweils einseitig ausgeführt werden. Somit sind mindestens neun Sätze (3 x 3) und maximal 18 Sätze (3 x 3 x 2 rechts/links) möglich. Du kannst selbstverständlich Geräte und Kleingeräte nach Belieben einsetzen und du bist völlig frei in deiner Übungsauswahl.

In der Übungsübersicht in diesem Buch ist klar erkennbar, welche der drei Regionen primär belastet wird. Bei der Übungsauswahl sollten Übungen gewählt werden, die den typischen Bewegungsmustern deines Alltags entgegenwirken.

Als nächstes präsentiere ich dir drei Beispiele für effektive 3 x 3 Trainingspläne.

Plan 1 „Rücken – Po – Beine“

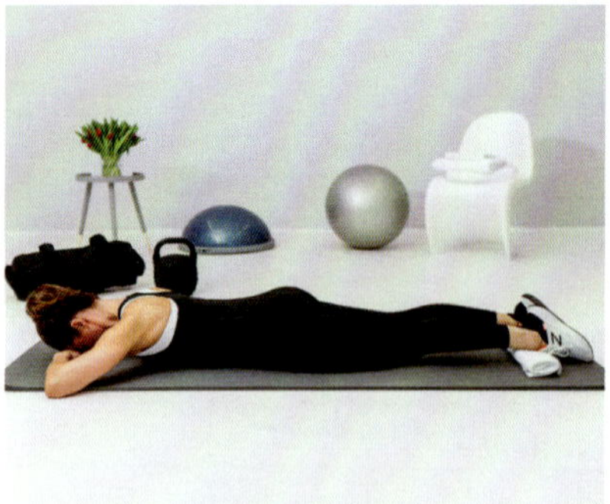

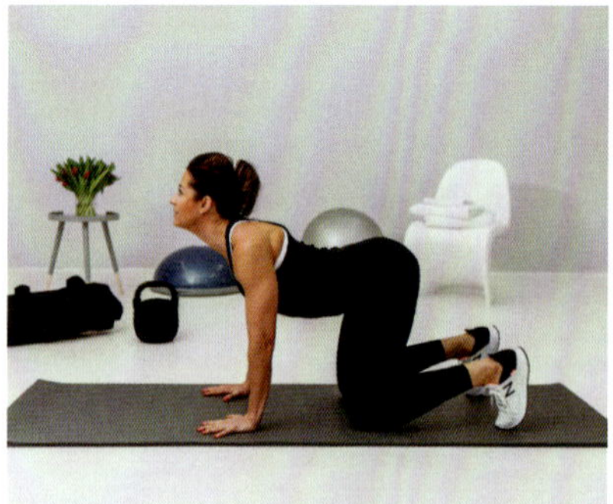

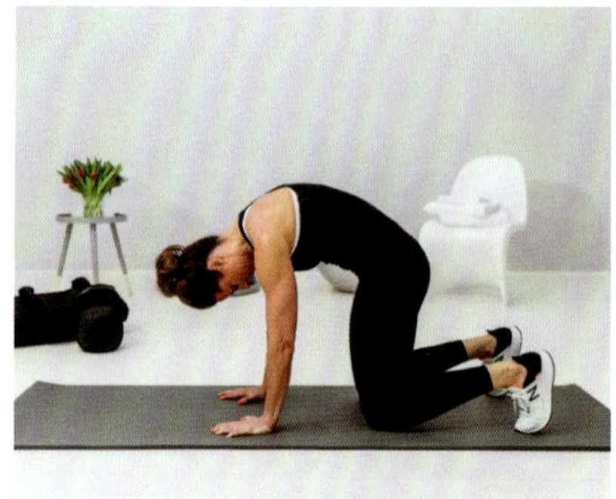

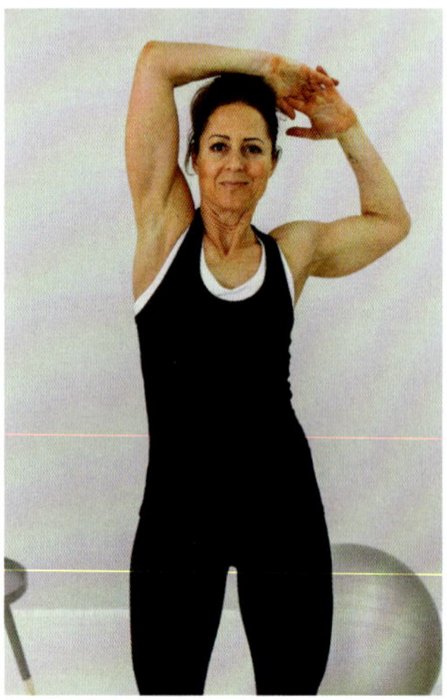

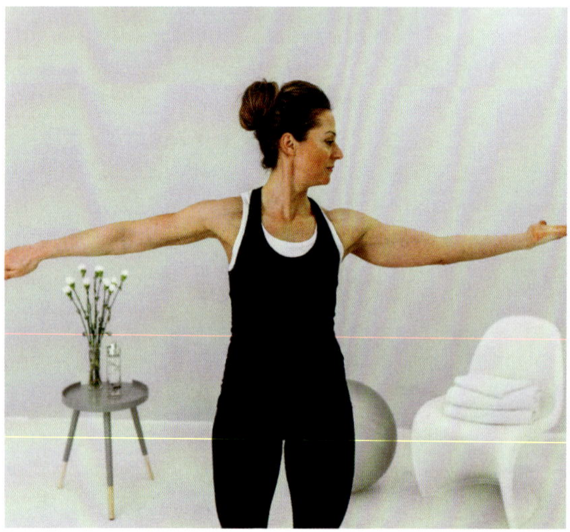

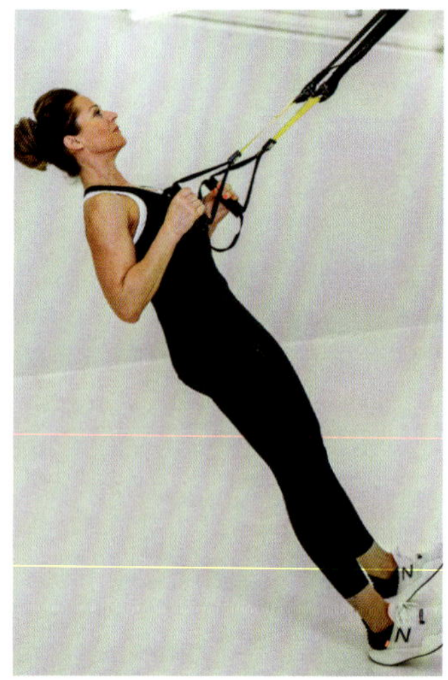

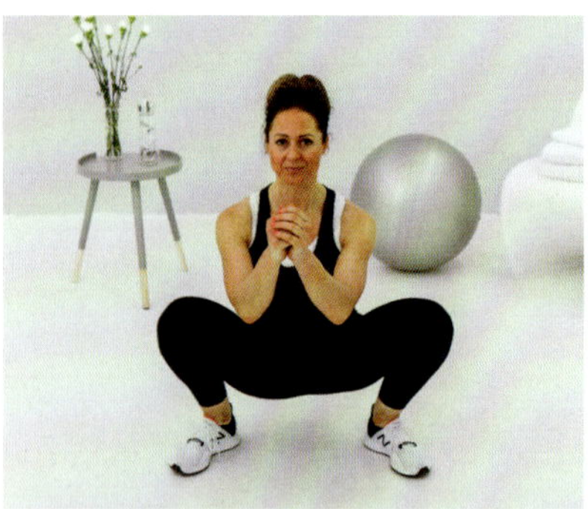

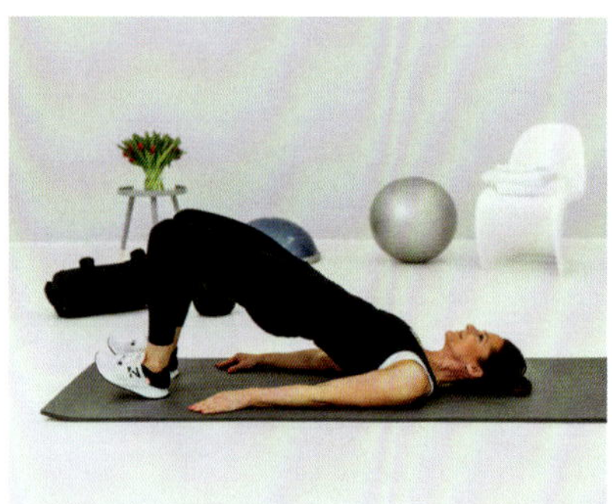

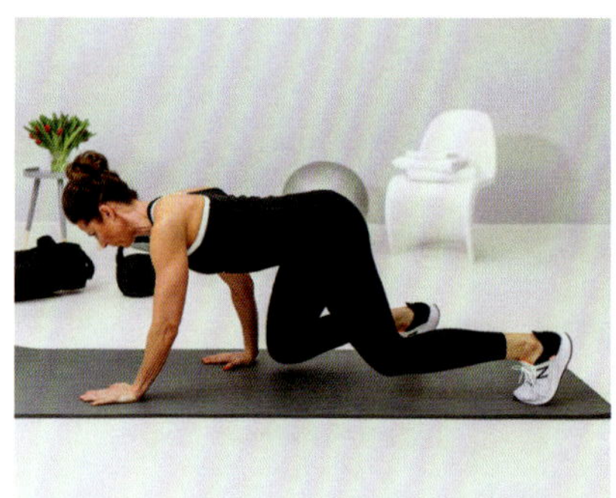

Intensität	Dauer	Zubehör
rot – orange (mit Miniband/Kettlebell)	Neun Sätze, circa 15 Minuten, Pause zwischen den Durchgängen circa eine Minute	Trainingsmatte, Schlingentrainer. Optional Miniband, Kettlebell/ Hantel. Ich empfehle ein Einstiegsgewicht von vier bis acht Kilogramm, abhängig vom Trainingszustand.

Tabelle 1: Plan 1 Rücken – Po – Beine

Warm-up

- 1 Minute bewusste Atmung, z. B. Crocodile Breath
- 10 x Katze (ausatmen) und Kuh (einatmen)
- 10 x Halo mit den Händen jeweils im und gegen den Uhrzeigersinn
- 10 x Gegenläufige Innen- und Außenrotation der Arme hinter dem Körper pro Seite
- 30 Sekunden vorwärts/rückwärts krabbeln

Beine	Rumpf	Oberkörper
Tiefe Kniebeuge (optional mit einem Gewicht vor dem Oberkörper)	Becken anheben in Rückenlage (optional mit einem Miniband um die Beine)	Ziehen zur Brust mit beiden Armen im Stand mit dem Schlingentrainer
Tiefe Kniebeuge (optional mit einem Gewicht vor dem Oberkörper)	Becken anheben in Rückenlage (optional mit einem Mini Band um die Beine)	Ziehen zur Brust mit beiden Armen im Stand mit dem Schlingentrainer
Tiefe Kniebeuge (optional mit einem Gewicht vor dem Oberkörper)	Becken anheben in Rückenlage (optional mit einem Miniband um die Beine)	Ziehen zur Brust im Stand mit beiden Armen mit dem Schlingentrainer

Tabelle 2: Plan 1 Rücken – Po – Beine

Dieser Plan eignet sich gut zum Einstieg in das Training. Ohne Zusatzgewichte entspricht er einer **roten** Intensität. Der Fokus der Übungen liegt auf deinen Beinen, deinem Po und deinem Rücken. Schritt für Schritt kann die Intensität durch den Einsatz eines Gewichts bei den Kniebeugen und eines Minibandes beim Beckenanheben gesteigert werden.

Plan 2 „Rücken – Po – Beine“

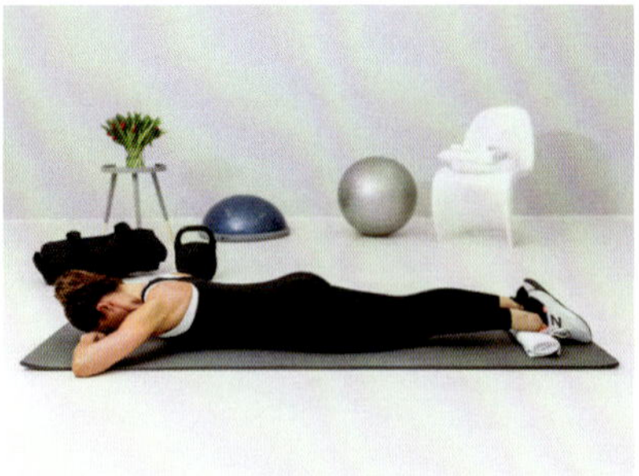

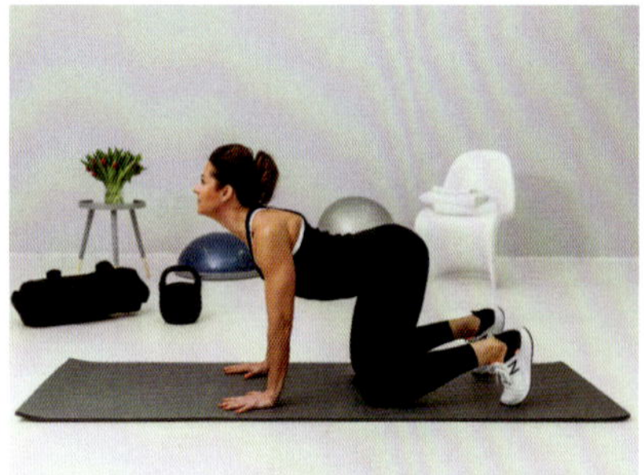

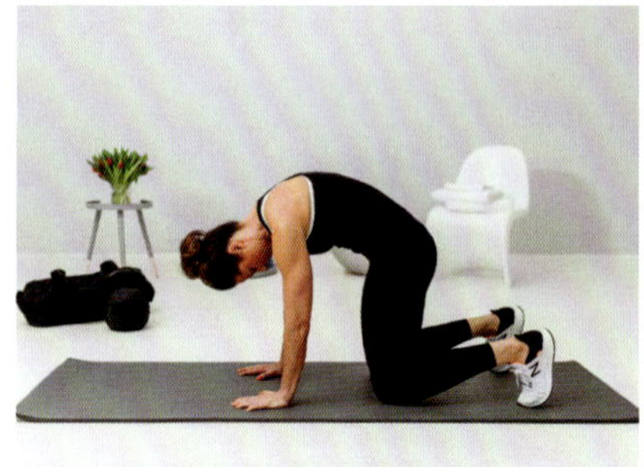

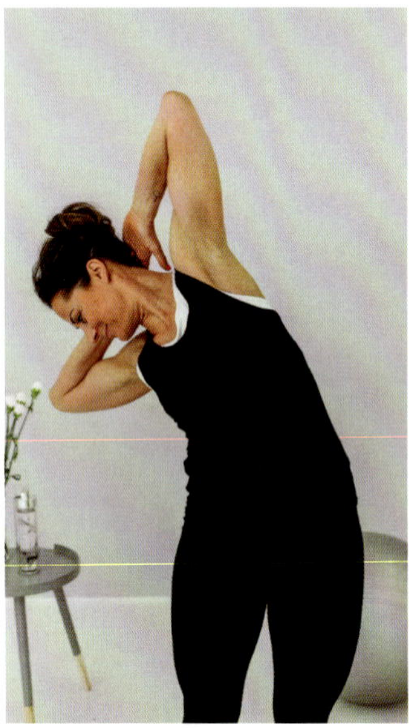

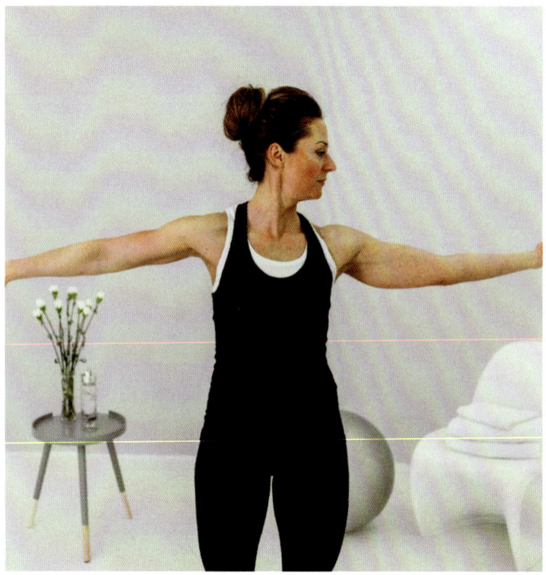

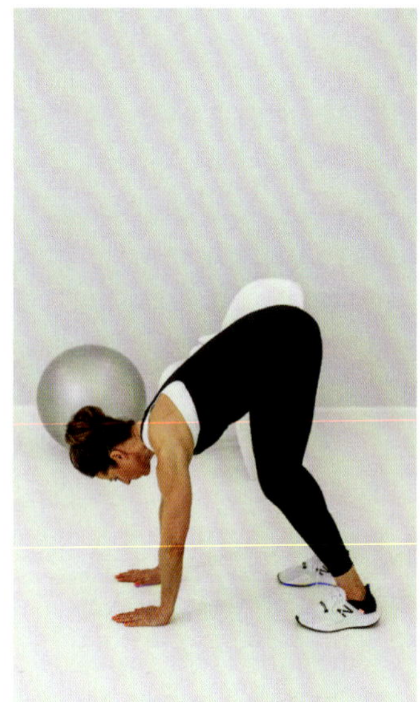

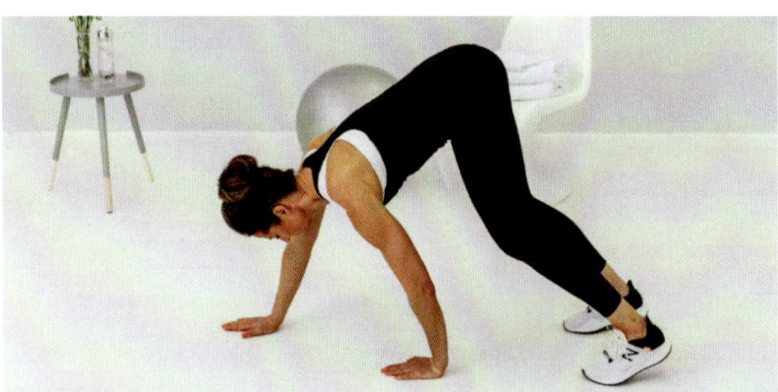

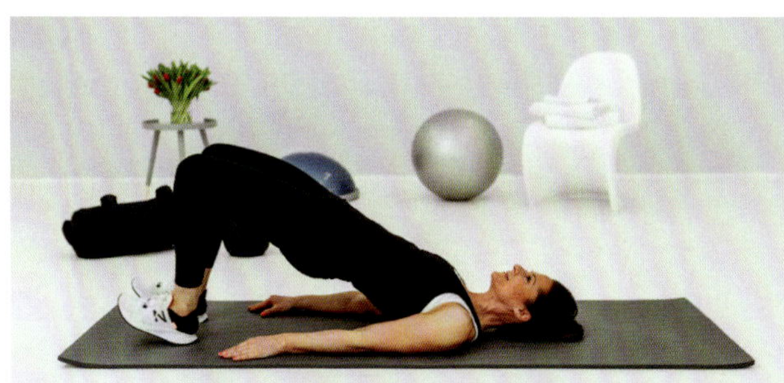

Intensität	Dauer	Zubehör
orange	14 Sätze, circa 25 Minuten	Trainingsmatte, Schlingentrainer, Miniband und Kettlebell/Hantel

Tabelle 3: Plan 2 Rücken – Po – Beine

Warm-up und Mobilisation

- 1 Minute bewusste Atmung, z. B. Crocodile Breath
- 10 x Katze (ausatmen) und Kuh (einatmen)
- BWS-Mobilisation im Stand mit drei Atemzügen je Richtung
- 10 x gegenläufige Innen- und Außenrotation der Arme hinter dem Körper pro Seite
- 30 Sekunden Push-up Walk
- 30 Sekunden vorwärts und rückwärts krabbeln

Beine	Rumpf	Oberkörper
Tiefe Kniebeuge (optional mit einem Gewicht vor dem Oberkörper)	Seitstütz links/rechts	Ziehen zur Brust im Stand
Beinabduktion im Einbeinstand links/rechts (Miniband)	Becken anheben in Rückenlage (optional mit einem Miniband)	Ziehen zur Brust im Stand einarmig mit einer Kettlebell links/rechts
Ausfallschritt links/rechts	Streckung Arm/Bein diagonal im Vierfüßlerstand links/rechts	Liegestütz auf den Knien

Tabelle 4: Plan 2 Rücken – Po – Beine

Dieser Plan setzt neun verschiedene Übungen ein, um den Körper möglichst abwechslungsreich zu trainieren. Der Schwerpunkt liegt erneut auf Beinen, Po und Rücken. Durch die teils einseitig ausgeführten Übungen wird die Rumpfmuskulatur auch diagonal angesprochen. Gleichzeitig erhöht sich dadurch auch die Anzahl der Sätze. Die Intensität entspricht **orange**, da die Übungen technisch anspruchsvoller sind und zusätzlicher Widerstand eingesetzt wird (Miniband, Kettlebell/Hantel).

Plan 3 „Ganzkörpertraining“

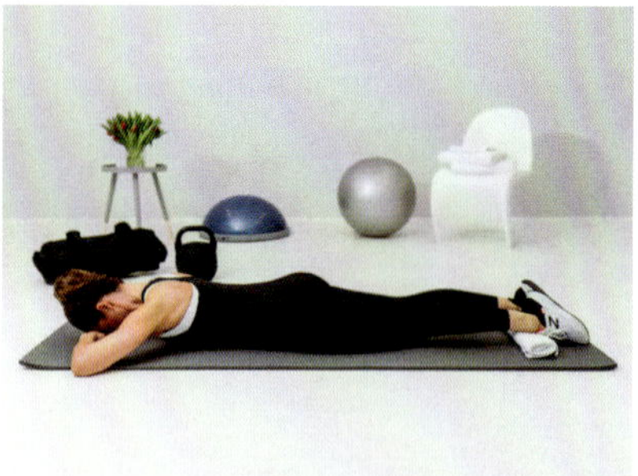

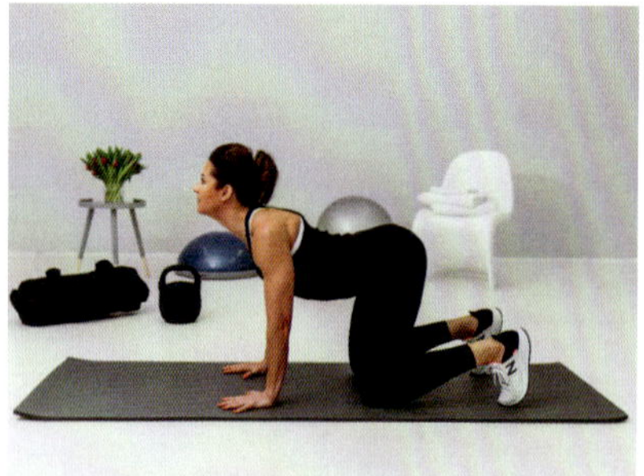

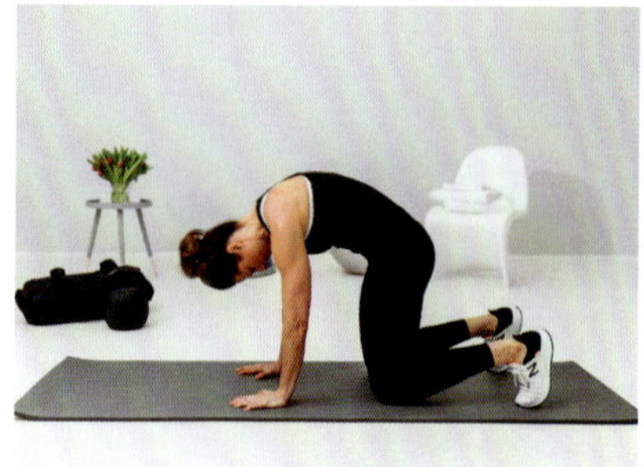

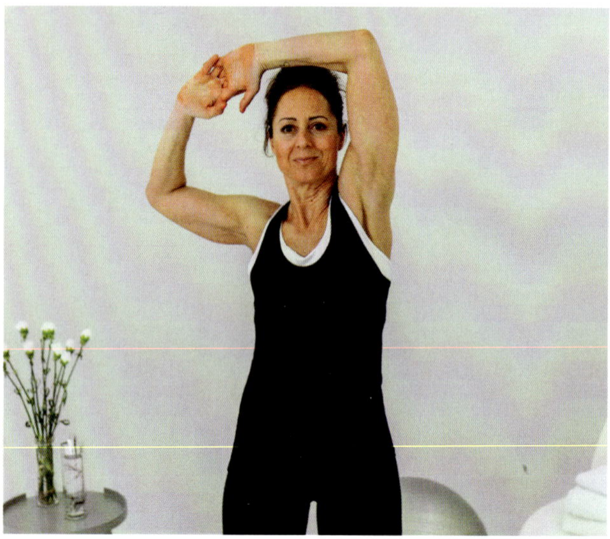

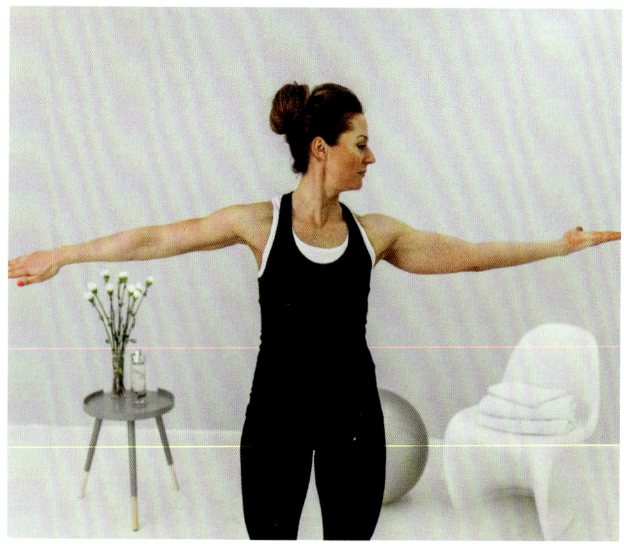

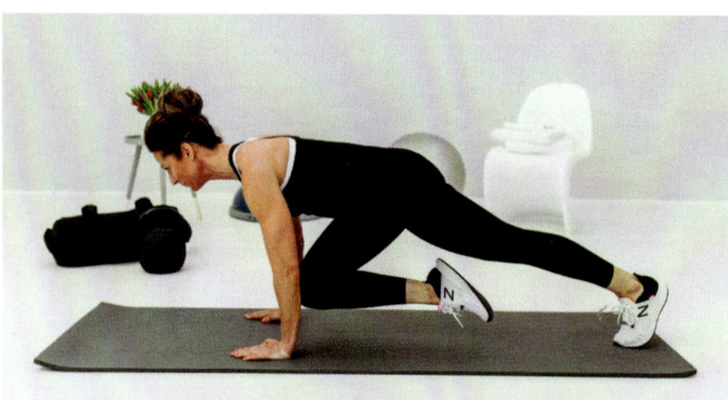

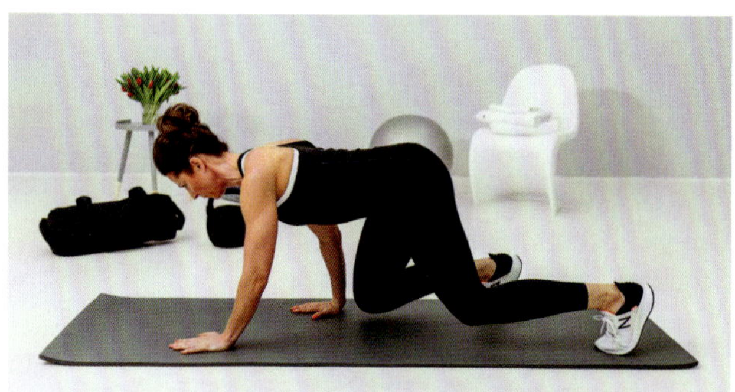

Intensität	Dauer	Zubehör
grün	17 Sätze, circa 30 Minuten	Trainingsmatte, Miniband oder Kettlebell/Hantel

Tabelle 5: Plan 1 Rücken – Beine – Po

Warm-up und Mobilisation

- 1 Minute bewusste Atmung, z. B. Crocodile Breath
- 10 x Kombinationsbewegung: Katze und Kuh und umgekehrtes V
- 30 Sekunden Mountain Climber
- 10 x Halo mit den Händen jeweils im und gegen den Uhrzeigersinn
- 10 x gegenläufige Innen- und Außenrotation der Arme hinter dem Körper pro Seite
- 30 Sekunden Push-up Walk

Beine	Rumpf	Oberkörper
Einbeiniges Kreuzheben links/rechts mit Gewicht	Kniestand	Einarmiges Rudern zur Brust im Stand rechts/links mit Gewicht
Beinabduktion im Einbeinstand mit Miniband	Becken anheben einbeinig in Rückenlage	Einarmiges Tragen links/rechts mit Gewicht
Ausfallschritt seitlich links/rechts ggf. mit einem Gewicht vor der Brust	Streckung Arm/Bein diagonal im Vierfüßlerstand, optional kann das “Standknie” wenige Zentimeter über dem Boden gehalten werden	Einarmiges Drücken über Kopf rechts/links

Tabelle 6: Plan 3 Ganzkörpertraining

Dieser Plan setzt neun verschiedene Übungen ein und trainiert den gesamten Körper. Die Intensität der Ampelskala entspricht grün. Du solltest deinen Beckenboden schon wieder sicher kontrollieren können. Bis auf eine werden alle Übungen beidseitig ausgeführt. Daraus resultiert die hohe Anzahl der Sätze. Grundsätzlich bist du jetzt fit genug, auch eine vierte oder fünfte Runde durchzuführen. Das Warm-up ist bewusst dynamisch gewählt.

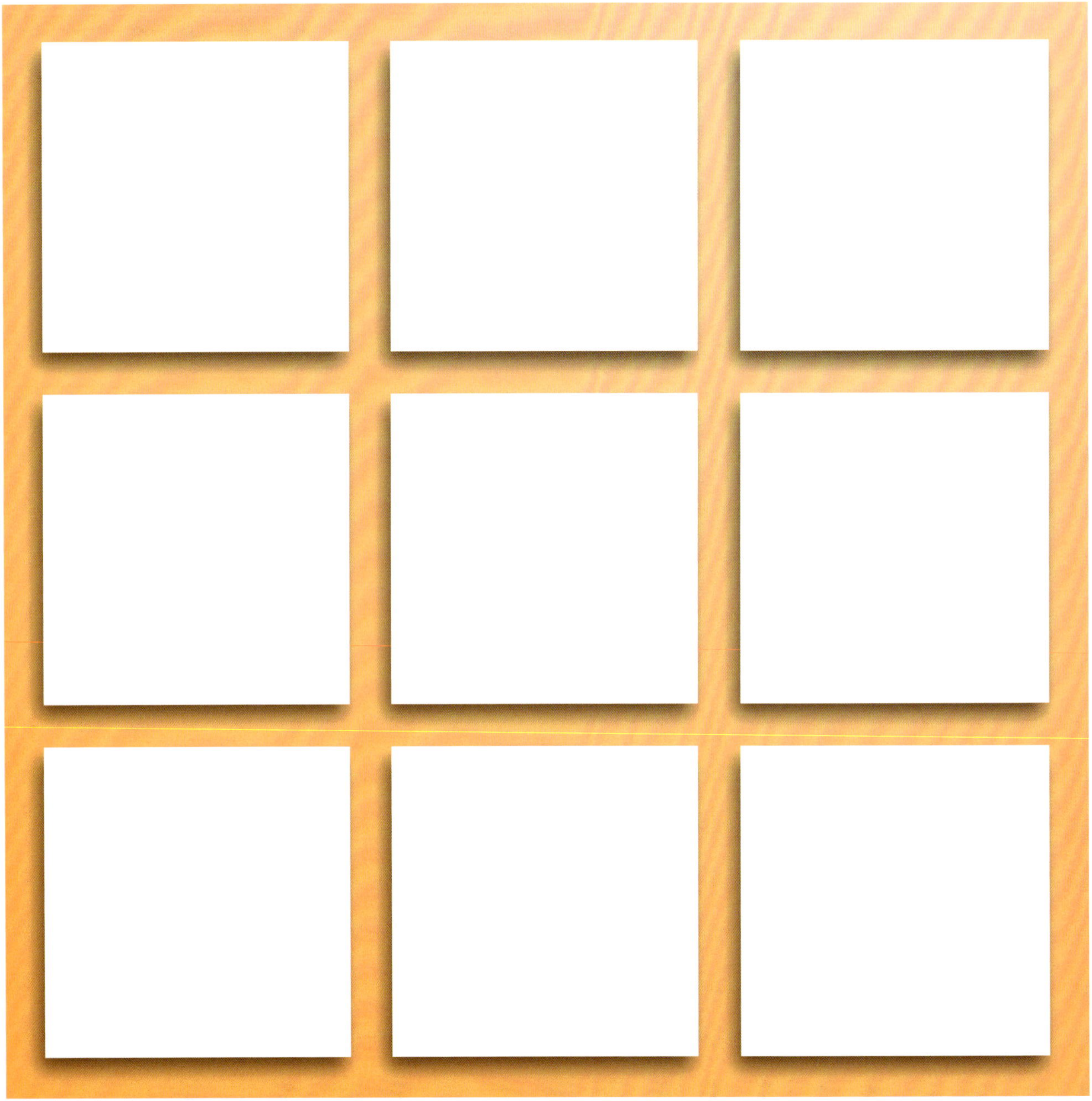

Abbildung 14 Stell dir mit dieser Graphik deinen eigenen Plan zusammen!

5.4 Kardiotraining für Kreislauf und Stoffwechsel

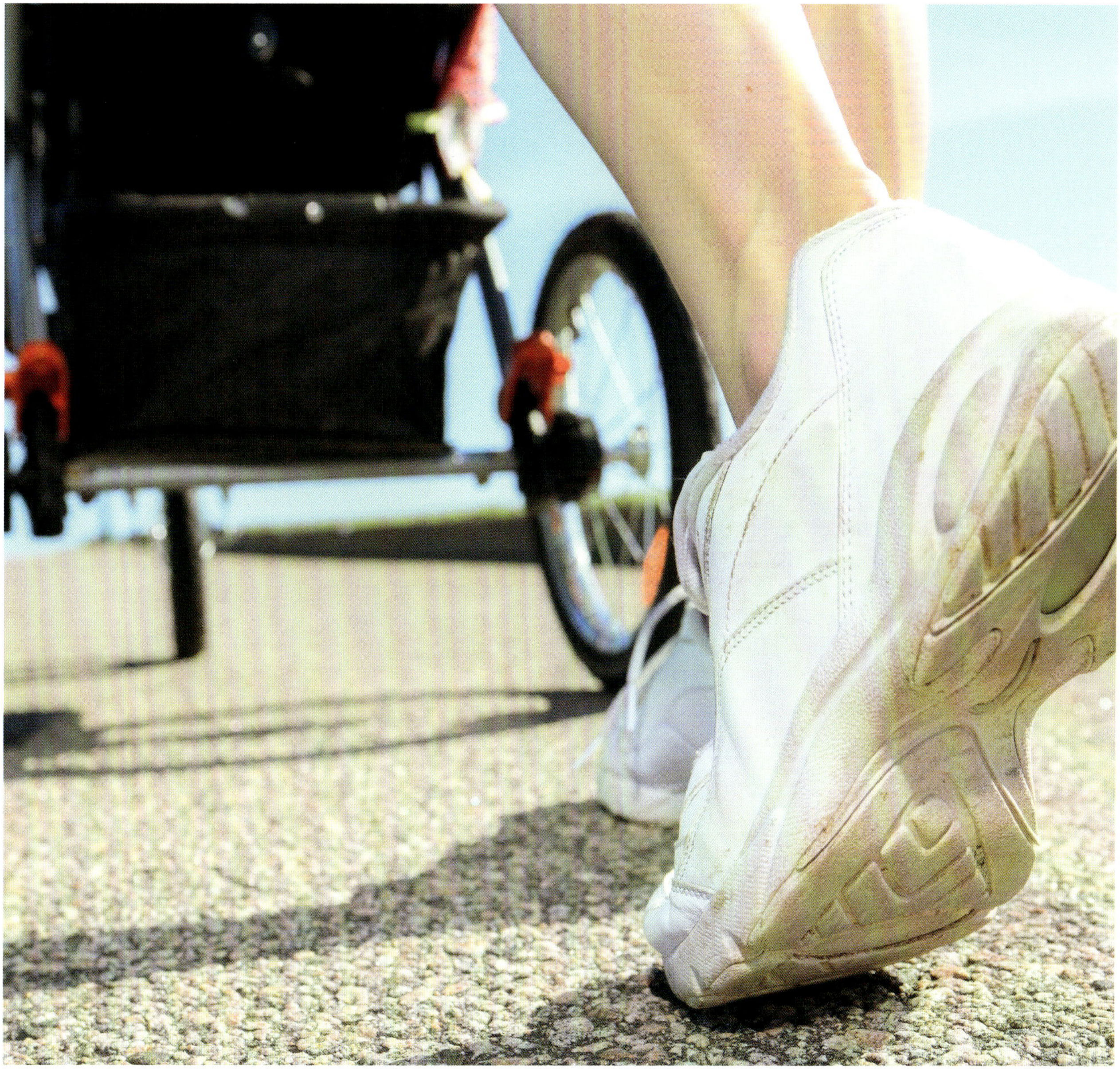

Dein Ausdauertraining kann aus mehreren über die Tage verteilten kurzen Zeitabschnitten von zehn Minuten Länge oder aus längeren Einheiten bestehen. Oftmals helfen schon wenige Minuten, um deinen Kreislauf in Schwung zu bringen und den Kopf etwas freier zu bekommen. Verschiedene Übungen lassen sich auch frei kombinieren. Beispielsweise kannst du auch eine Kardioübung mit der 3 x 3 Matrix kombinieren und nach jeder Runde 30 Sekunden krabbeln oder 20 Sekunden Runnings durchführen. Ebenso kannst du im Fitnessstudio 15 Minuten Crosstrainer mit fünf Minuten Rudern und zehn Minuten Radfahren zu einer 30-minütigen Ausdauereinheit verknüpfen.

Nicht zu vernachlässigen ist hier auch die Gesamtzahl deiner Schritte im Alltag. Gemäß verschiedener Richtlinien liegt die Empfehlung bei 10.000 Schritten pro Tag. Gehst du häufig mit dem Kinderwagen spazieren, so ist dies ein ausgesprochen realistisches Ziel. Zur Erfassung deiner Alltagsbewegung kannst du auch dein Mobiltelefon verwenden. Auch hier gilt wieder: Man kann nur managen, was man auch misst.

Was du nicht tun solltest

Vermeide zu Beginn deines Trainings Joggen und Sprünge. Dein Beckenboden muss erst wieder stabil genug sein. Wann das der Fall ist, kann ich nicht generell sagen. Bei den meisten Frauen liegt dieser Zeitpunkt zwischen drei und zwölf Monate nach der Geburt. Dieser ist auch stark abhängig davon, wie regelmäßig du im Alltag und während eines Trainings den Beckenboden ansteuerst. Riskiere nicht unnötig dauerhafte Beschwerden, wie beispielsweise eine Inkontinenz, nur weil du dich zu früh zu intensiv belastest. Du wirst deine Wunschfigur und dein Zielgewicht letztlich erreichen, wenn du regelmäßig trainierst.

Übung	Schwierigkeitsgrad
Spazieren gehen	grün
Krabbeln (vorwärts, seitlich, rückwärts, umgekehrt)	grün
Mountain Climber	grün
Radfahren	grün
Aufrichten/Sprung aus dem Rumpfstütz in den Stand	orange
Training mit Ropes (Trainingsseile)	orange
Crosstrainer	orange
Rudern	orange
Gehen auf dem Laufband mit Steigung	orange
Hampelmann	rot
Seilspringen	rot
Joggen	rot
Burpees	rot

Tabelle 7: Ampel für dein Kardiotraining

Welche Trainingsmethoden machen Sinn?

Am Anfang empfehle ich die Dauermethode mit gleichbleibender, eher niedriger Belastung. Ziel ist, zu gehen oder Rad zu fahren, ohne zu schnaufen. Du musst dich wohlfühlen und gut unterhalten können. Nach der Phase der Rückbildung und nach dem Aufbau einer Grundfitness kannst du die Dauermethode durch ein Intervalltraining ergänzen. Das bedeutet, Phasen höherer Belastung wechseln sich mit Phasen geringerer Belastung ab. Bei einem intensiven Intervalltraining ist die Belastungsphase länger als die Ruhephase. Bei einem extensiven Intervalltraining verhält es sich umgekehrt.

Hybridtraining für den Stoffwechsel

Neben den oben aufgeführten Ausdauersportarten und Ganzkörperübungen kannst du deinen Stoffwechsel auch anregen, indem du verschiedene Übungen mit dem eigenen Körpergewicht miteinander kombinierst und als Zirkel ausführst. Dadurch bleibt deine Herzfrequenz über die meiste Zeit des Trainings erhöht. Im Grunde ist es dann ein Hybridtraining, bei dem du die positiven Effekte des Kraft- und Ausdauertrainings kombinierst.

Je nachdem, wie viel Zeit du hast und wie fit du dich fühlst, absolvierst du drei bis fünf Runden. Zwischen den Runden kannst du eine kurze Pause von ein bis zwei Minuten einlegen, wenn du spürst, dass du sie brauchst. In der Summe trainierst du dann zwischen zehn und 25 Minuten. Es macht Sinn, wenn du während des Trainings deine Herzfrequenz kontrollierst, um ein Gefühl für die Intensität deiner Belastung zu bekommen. Eine spezielle Vorgabe für die optimale Herzfrequenz kann ich aufgrund der Vielfältigkeit der Übungsauswahl und aufgrund der großen individuellen Unterschiede nicht geben. Je fitter du wirst, desto geringer steigt der Puls bei gleicher Belastung an und umso schneller sinkt der Puls im Anschluss an die Belastung wieder in den Ruhebereich.

Kardio-Work-out 1

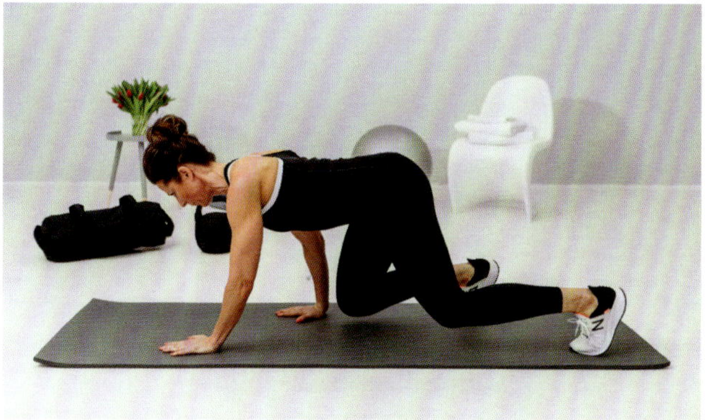

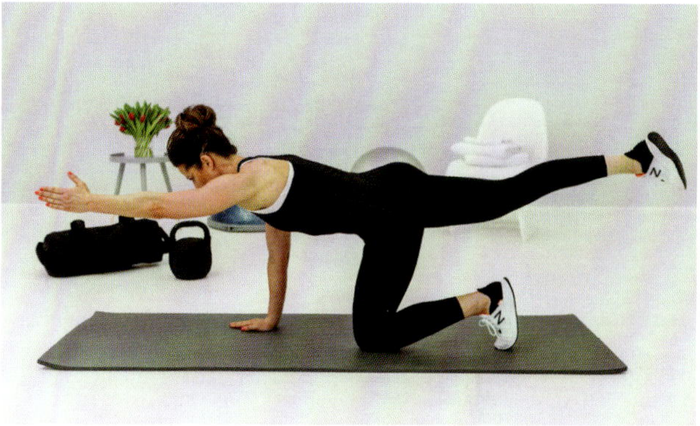

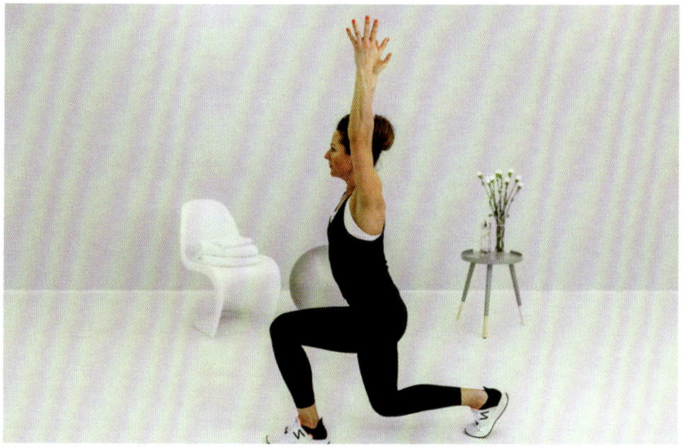

Ampelphase rot

20 Sekunden Belastung, 20 Sekunden Pause. Eine Runde dauert also zwei Minuten.

› Vorwärts krabbeln, wenn möglich mit den Knien in der Luft
› Arme und Beine in Vierfüßlerstand gleichzeitig anheben
› Aufrechter Stand, einbeiniger Ausfallschritt nach hinten mit den Armen nach oben gestreckt mit Beinwechsel

Kardio-Work-out 2

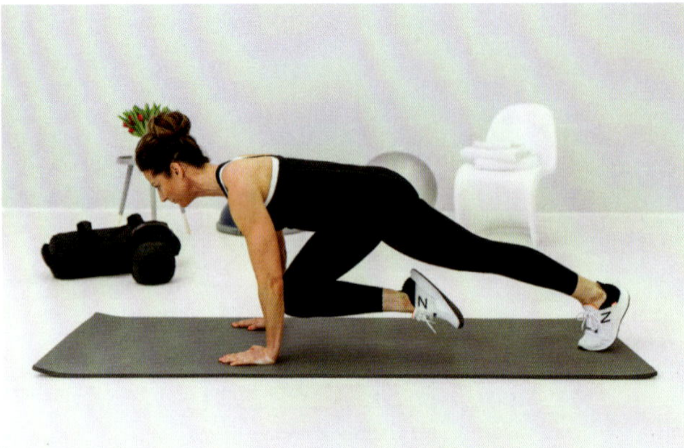

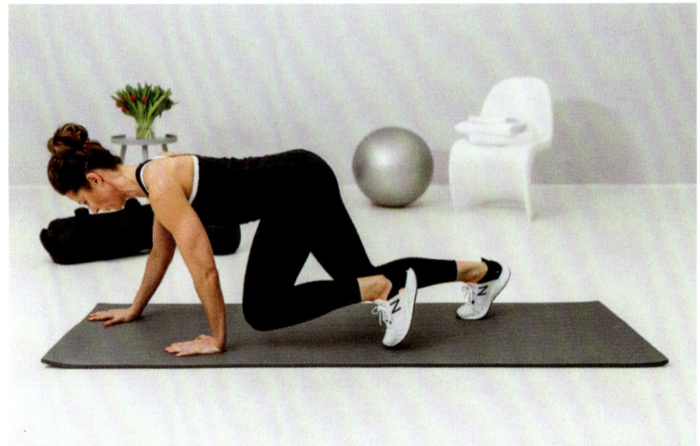

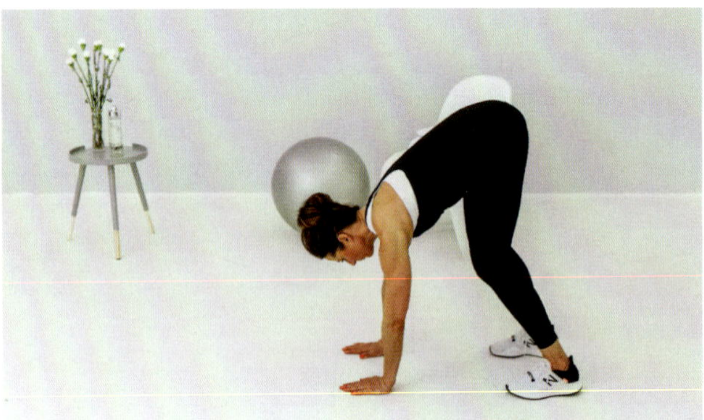

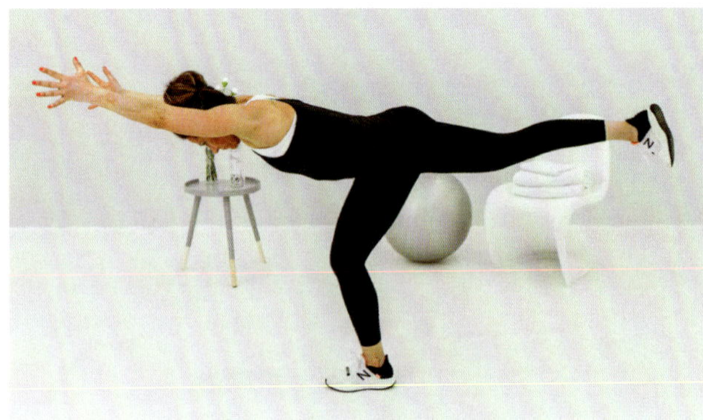

Ampelphase orange

30 Sekunden Belastung, 15 Sekunden Pause. Eine Runde dauert also drei Minuten.

› Mountain Climber
› Vorwärts und rückwärts krabbeln
› Aus dem Rumpfstütz beidbeinig in den Stand springen
› Aus dem aufrechten Stand im Wechsel eine einbeinige Standwaage ausführen

Kardio-Work-out 3

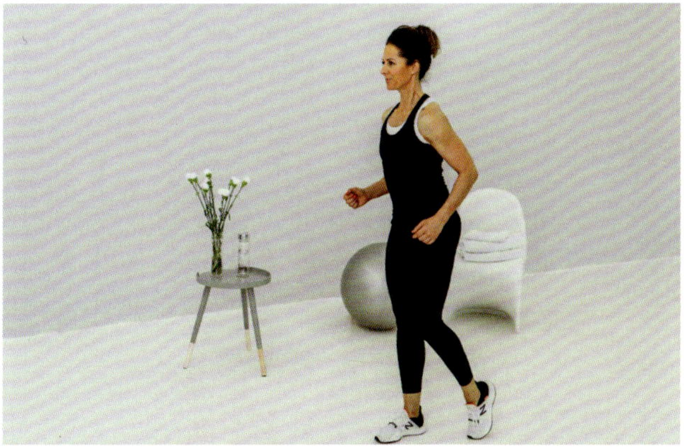
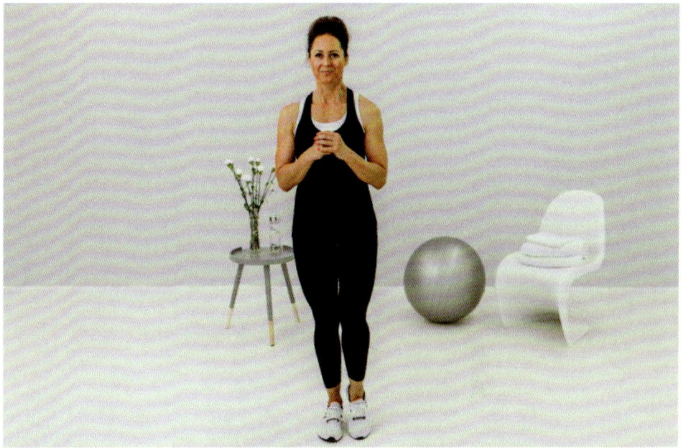
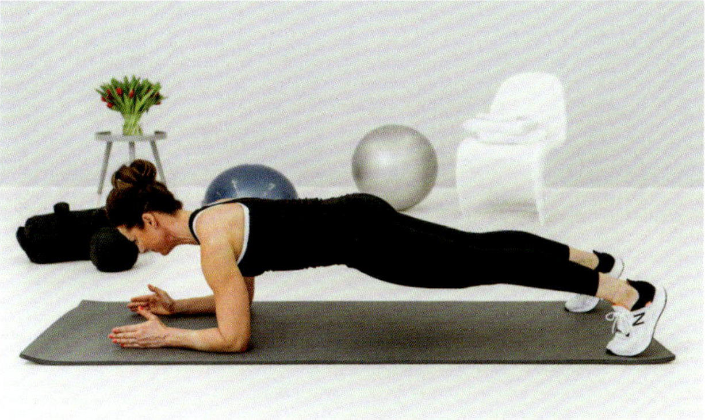
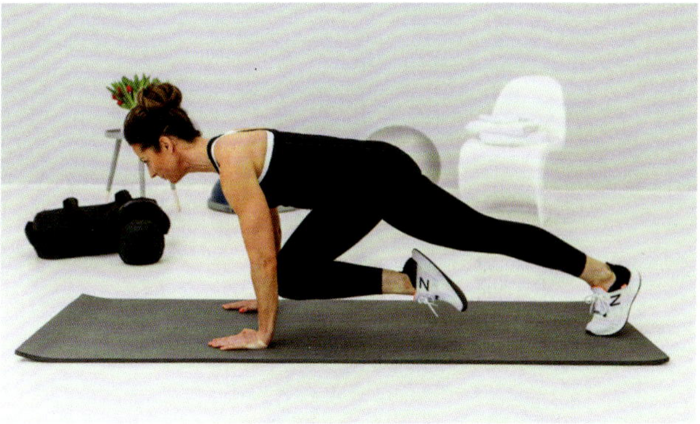

Ampelphase grün

45 Sekunden Belastung, 15 Sekunden Pause. Eine Runde dauert also vier Minuten.

› Wechselsprünge im Ausfallschritt
› Ausfallschritt zur Seite im Wechsel
› Seitstütz – Rumpfstütz – Seitstütz, Gegenseite im Wechsel
› Mountain Climber

Erste Hilfe bei Verspannungen

Du bist verspannt, hast jedoch gerade keine Zeit für ein längeres Training oder eine warme Dusche? Dann findest du hier eine erste Hilfe für eine unmittelbare Linderung.

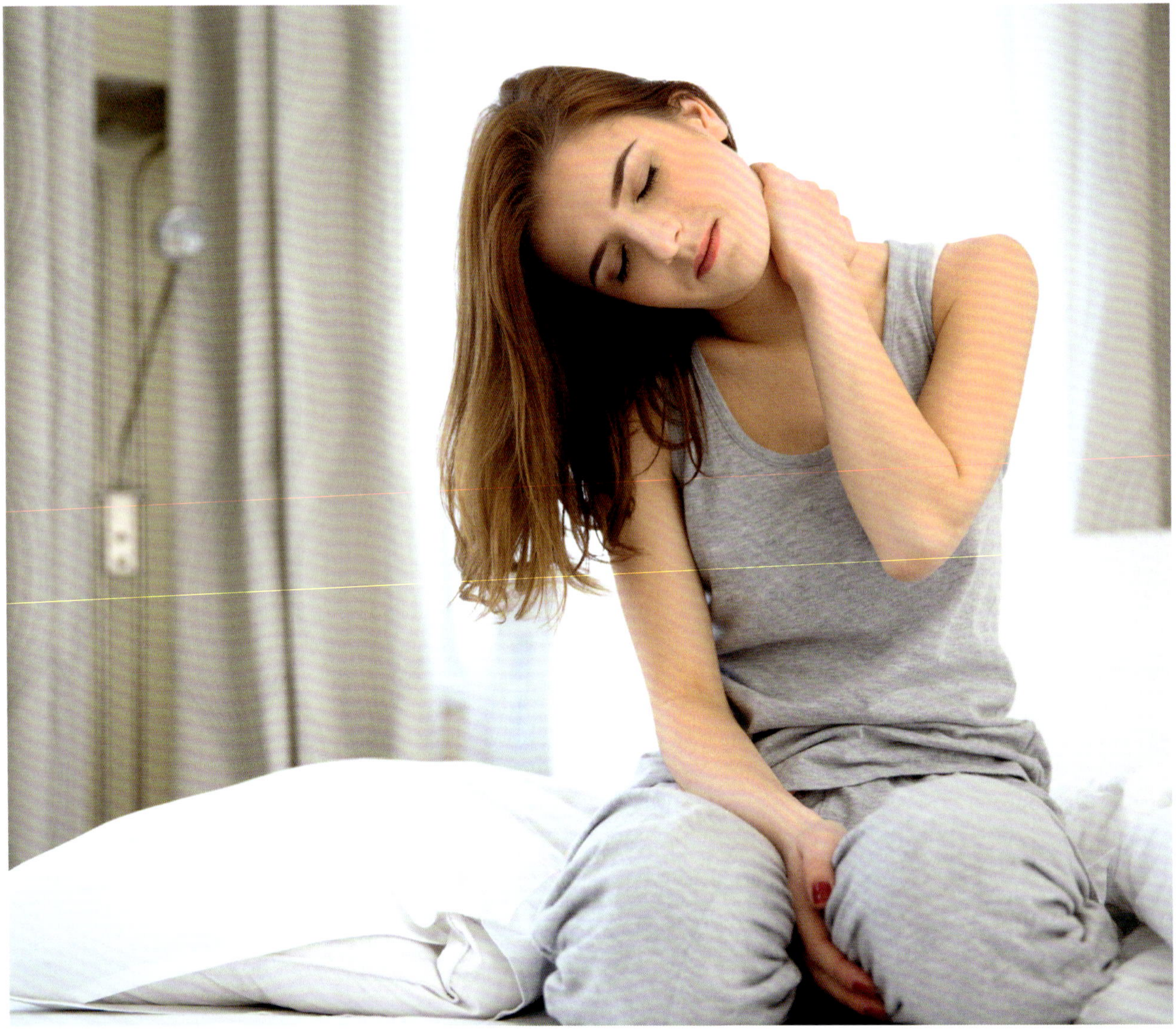

Dein Nacken ist verspannt?

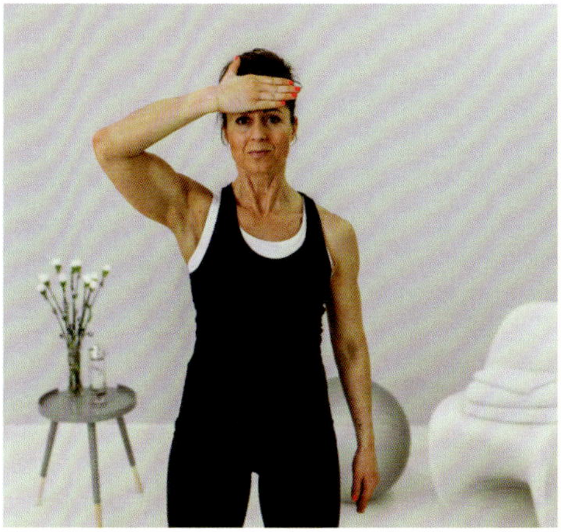
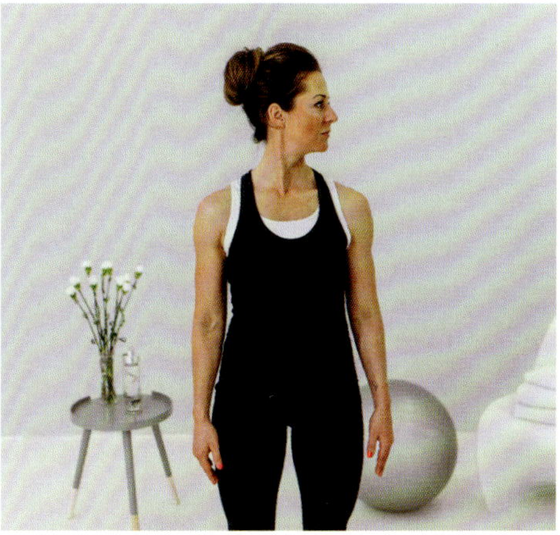
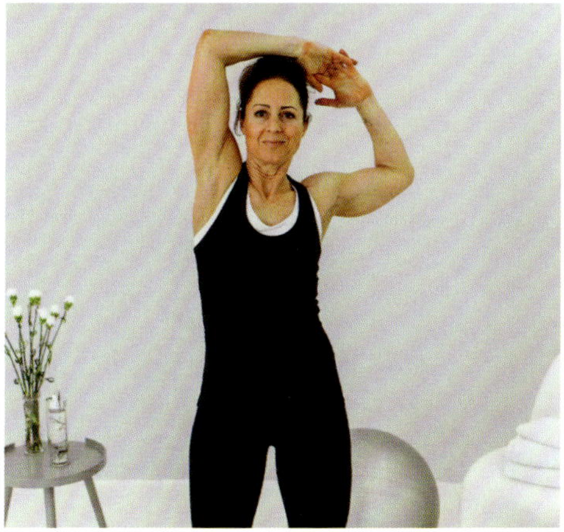
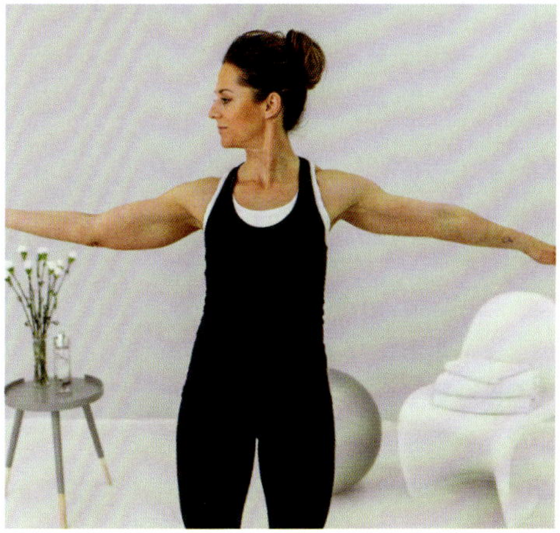

Mit diesen Übungen kannst du deinen Nacken etwas lockern und entspannen. Dauer circa fünf Minuten.

1. Isometrische Anspannung des Nackens in alle Richtungen jeweils zehn Sekunden.
2. Maximale Rotation des Kopfes nach links und rechts jeweils zehnmal.
3. Halo mit den Händen in beide Richtungen zehnmal.
4. Gegenläufiges Schulterkreisen in beide Richtungen zehnmal.

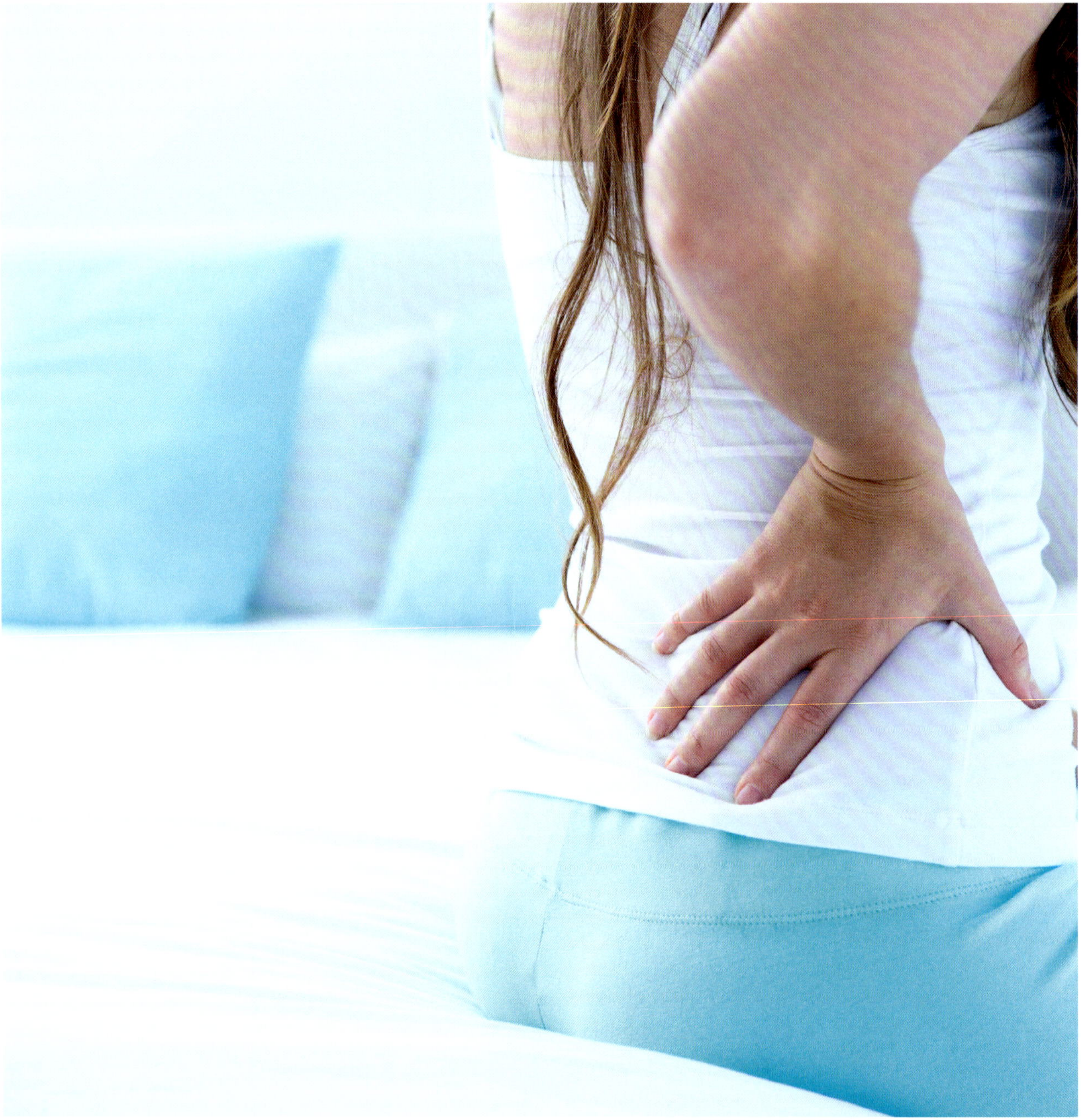

Dir tut der untere Rücken weh?

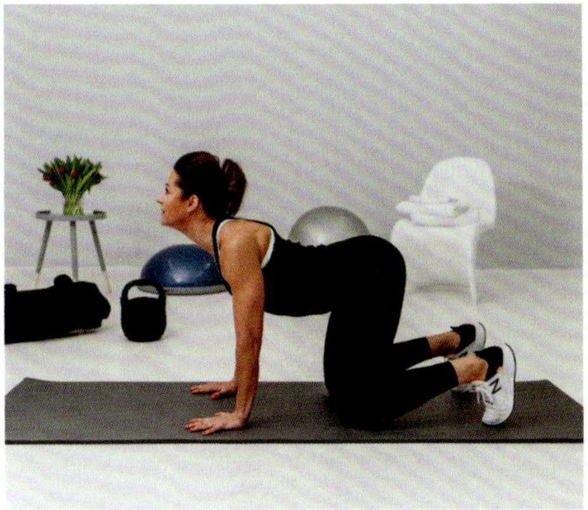

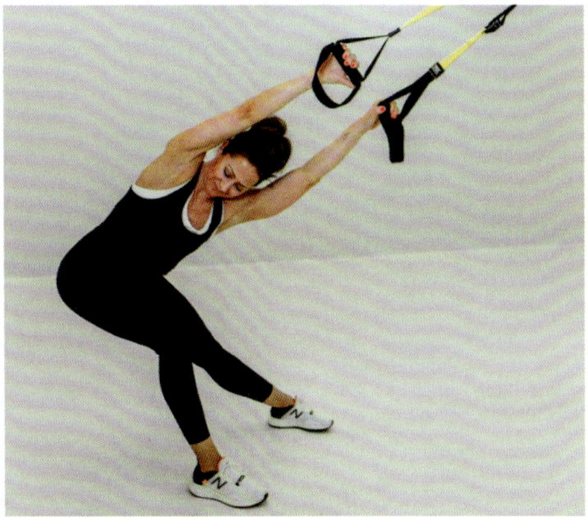

Mit diesen Übungen kannst du deinen Rücken etwas entspannen. Dauer circa fünf Minuten.

1. Crocodile Breath mit zehn tiefen Atemzügen. Vier Sekunden einatmen, eine Sekunde den Atem halten, vier Sekunden ausatmen.
2. Katze und Kuh mit zehn Wiederholungen/tiefen Atemzügen.
3. Dehnung der gesamten Rückseite im Schlingentrainer für mindestens eine Minute.

Was außerdem meistens hilft, sind eine warme Dusche, ein warmes Kirschkernkissen, ein gezieltes Aufrichten im Alltag und vor allem eine bewusste Atmung.

Tipp

Du beherrschst eine Übung immer erst dann, wenn du bei der Ausführung regelmäßig atmen kannst.

5.5 Schulter – Nacken – Brustwirbelsäule – Arme

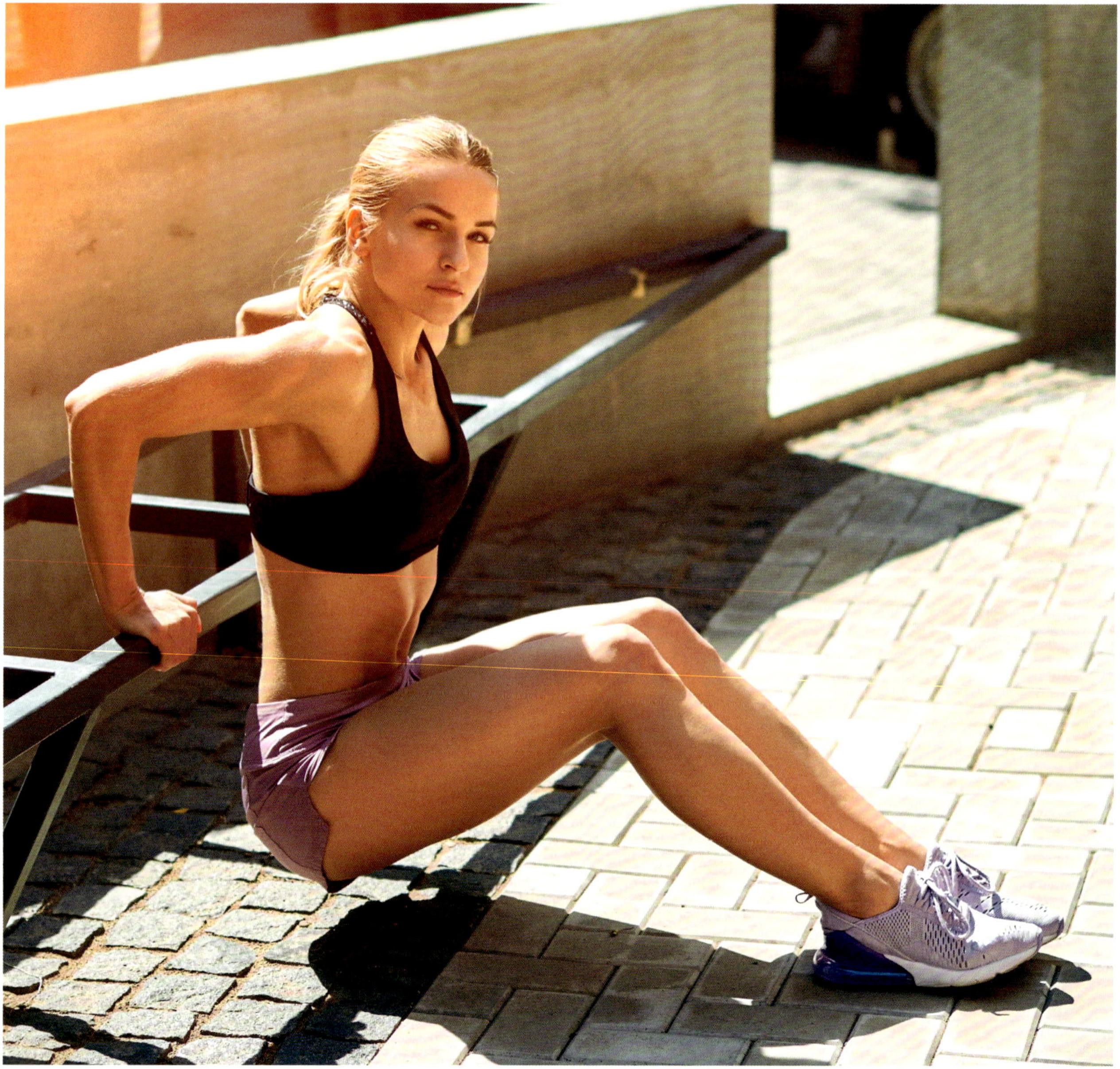

	Übung	Schwierig-keitsgrad	Dauer/ Wiederholungen
1	Katze und Kuh **(M)**	rot	10 x je Seite
2	Schulterkreisen **(M)**	rot	10 x je Seite
3	Kopfrotation **(M)**	rot	10 x je Seite
4	Halo mit den Händen **(M)**	rot	10 x je Seite
5	Teetassen-Übung **(M)**	rot	10 x je Seite
6	Schulterkreisen gegenläufig **(M)**	rot	10 x je Seite
7	Mobilisation der Brustwirbelsäule im Stand **(M)**	rot	10 x je Seite
8	Kombination Innen-/Außenrotation hinter dem Rücken **(M)**	rot	10 x je Seite
9	Ausfallschritt nach hinten **(M)**	rot	15-20 Wdh.
10	Dehnung der gesamten Rückseite im Schlingentrainer **(M)**	rot	60 Sek.
11	Isometrische Anspannung des Nackens	rot	10 Sek.
12	Halo mit einer Kettlebell	orange	15-20 Wdh.
13	Liegestützvarianten an Bank/Stuhl/Boden	orange	15-20 Wdh.
14	Dips am Stuhl oder an der Bank	orange	15-20 Wdh.
15	Beidarmiges Rudern	orange	15-20 Wdh.
16	Bizeps/Trizeps im Stand	orange	15-20 Wdh.

	Übung	Schwierig-keitsgrad	Dauer/ Wiederholungen
17	Einarmiges Rudern im Schlingentrainer	grün	15-20 Wdh.
18	Überzug im Schlingentrainer	grün	15-20 Wdh.
19	Kettlebell tragen einseitig	grün	30-90 Sek.
20	Kettlebell tragen 90/90	grün	30-90 Sek.
21	Einarmiges Rudern vornüber gebeugt mit der Kettlebell	grün	15-20 Wdh.
22	Einarmiges Drücken über Kopf	grün	15-20 Wdh.

Tabelle 8: Ampel für dein Oberkörpertraining

M = Mobilität

Die folgenden Übungen beanspruchen vor allem den Oberkörper. Dieser wird nach der Schwangerschaft besonders gefordert. Während du deine Beine mit steigendem Körpergewicht im Laufe der Schwangerschaft trainiert hast, wird der Oberkörper in dieser Zeit bei vielen Müttern etwas zu kurz gekommen sein. Zudem steigt jetzt die Belastung wie im vorherigen Kapitel beschrieben an: Heben, Tragen, Füttern fordern einen starken Oberkörper.

Achte bei allen Übungen auf die korrekte Ausführung und die regelmäßige Ein- und Ausatmung beim Training. Vermeide es, die Luft anzuhalten. Du kannst diese Übungen zur Mobilisation zwischendurch anwenden, wenn du dich verspannt fühlst. Außerdem werden sie bei allen anderen Trainingsformen eingebunden, die ich dir vorgestellt habe.

Katze und Kuh

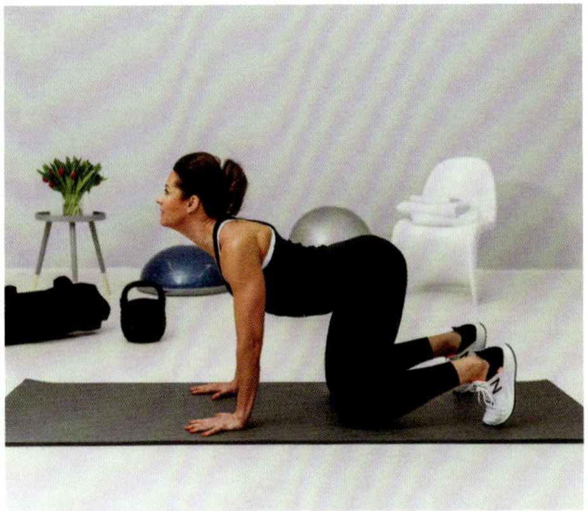

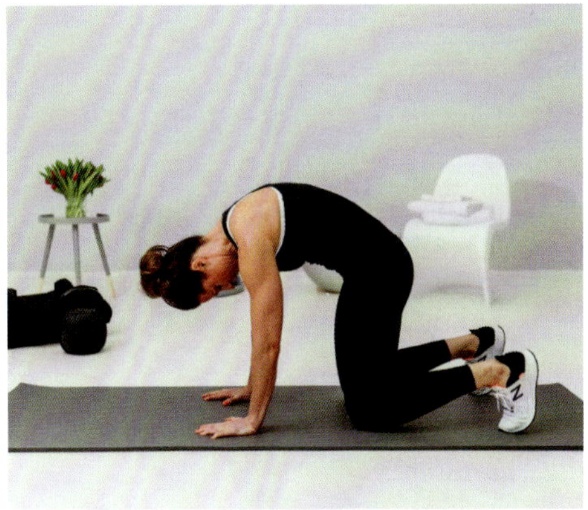

Du mobilisierst und entspannst deine Wirbelsäule und aktivierst deine Rumpfmuskulatur

Du befindest dich in der Vierfüßlerposition. Deine Hände befinden sich unter deinen Schultern, deine Knie unmittelbar unter deinen Hüftgelenken, die Finger sind gespreizt. Du kannst deine Zehen aufsetzen oder den Fußspann ablegen. Du atmest ein, legst den Kopf in den Nacken, öffnest deinen Brustkorb und bildest ein Hohlkreuz. Anschließend atmest du aus und deine Wirbelsäule formt einen Rundrücken. Spann deinen Po dabei an. Diese Übung hilft dir, deine Mitte zu finden und ist eine gute Vorbereitung für weitere Übungen aus dem Vierfüßlerstand. Du erhöhst die Spannung deiner Bauchmuskulatur, wenn du deine Füße und Hände fest in den Boden drückst.

Kopfrotation

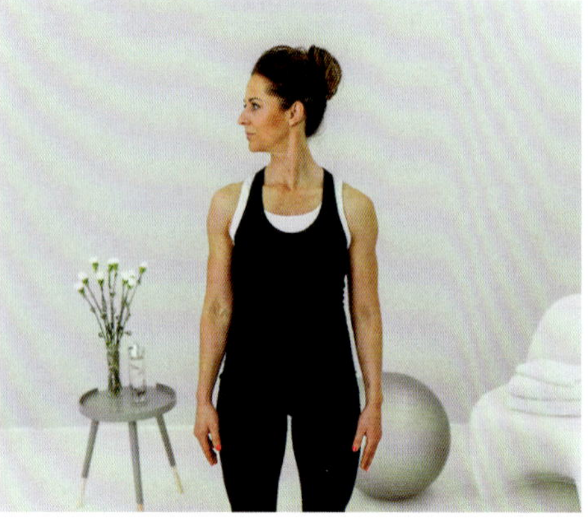

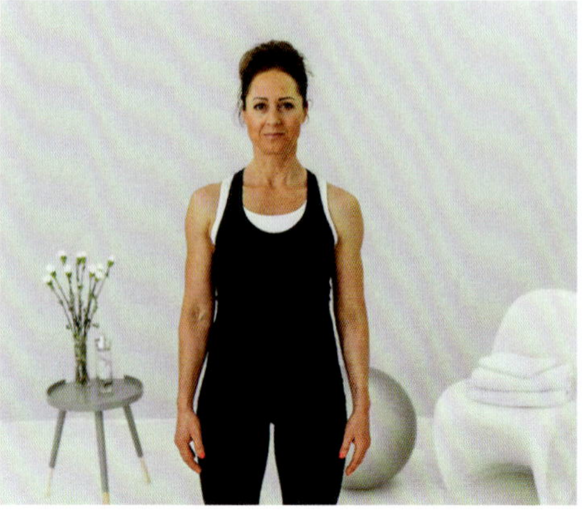

Drehe deinen Kopf, damit der Alltag ihn dir nicht verdreht

Du stehst oder sitzt aufrecht und schaust geradeaus. Stell dir vor, jemand zieht dich am höchsten Punkt deines Kopfes ein wenig nach oben, sodass du noch etwas größer wirst. Jetzt atmest du ein und rotierst den Kopf mit der Ausatmung soweit es geht nach rechts. Achte dabei darauf, dass du die Augen soweit wie möglich mit bewegst und dein Blick in jene Richtung geht, in die du drehst. Anschließend atmest du wieder ein, schaust nach vorn und rotierst mit der nächsten Ausatmung in die Gegenrichtung.

Schulterkreisen

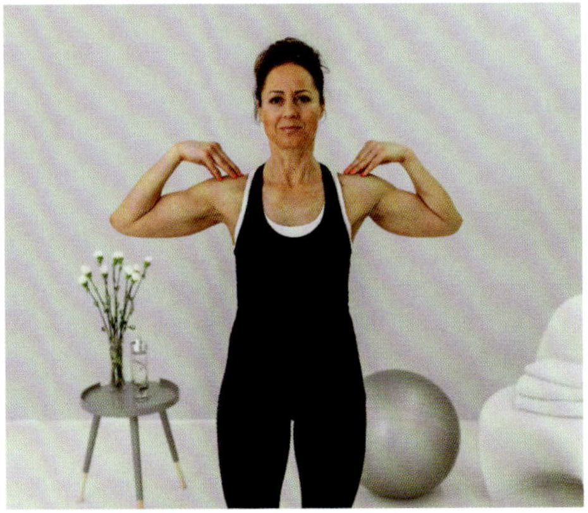 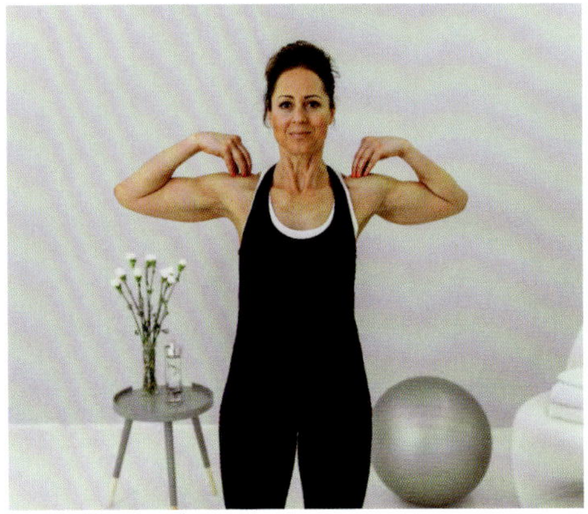

Du hältst deine Schulter beweglich und beugst Verspannungen vor

Du stehst aufrecht und deine Fingerspitzen berühren deine Schultern. Jetzt führst du Kreise mit deinen Ellenbogen aus. Atme ein, während du deine Ellenbogen anhebst und aus, wenn du sie senkst.

Halo mit den Händen

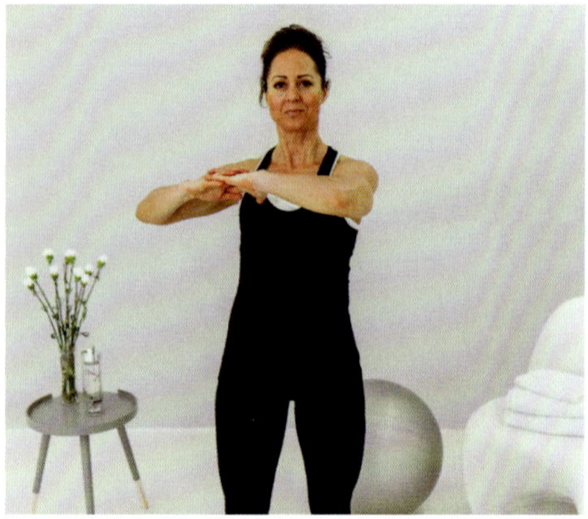

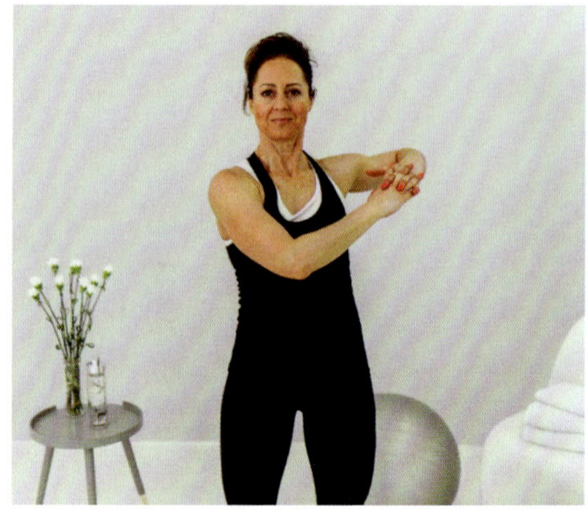

Du hältst deine Schulter beweglich und beugst Verspannungen vor

Diese Übung kann zum Mobilisieren ohne und zum Training mit Gewicht ausgeführt werden. Du stehst aufrecht und deine Hände greifen ineinander. Jetzt führst du die Hände um deinen Kopf herum, bis sie wieder in die Ausgangsposition gelangen. Achte darauf, den Kopf gerade zu halten. Zum Mobilisieren rotiere jeweils zehnmal links und rechts herum.

Teetassen-Übung

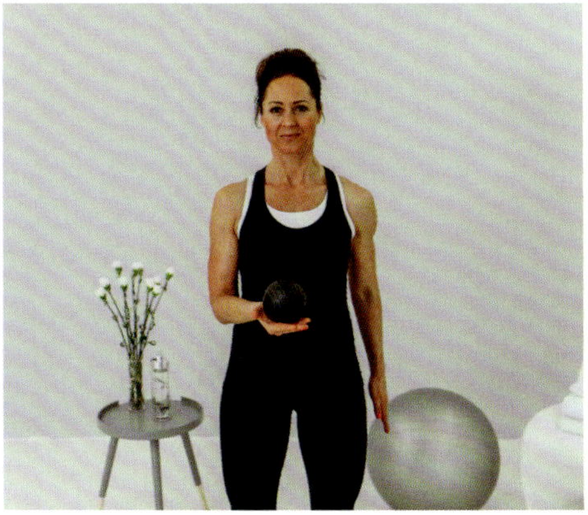

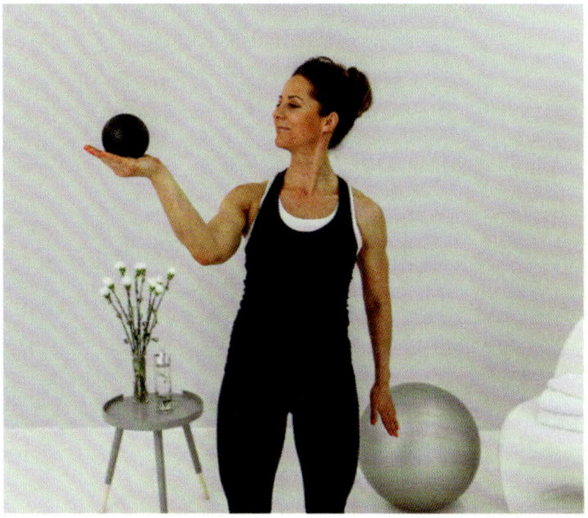

„All in one" – du mobilisierst Hals- und Brustwirbelsäule, Schultern, Ellenbogen und Handgelenk

Du stehst aufrecht schulterbreit. Der rechte Arm wird im Ellenbogen 90 Grad gebeugt, die Handfläche zeigt nach oben. Stell dir vor, du servierst eine Teetasse auf ihrem Unterteller. Jetzt führst du sie immer Richtung Daumen wie beim Halo über und um den Kopf. Achte darauf, „den Tee nicht zu verschütten". Am Ende rotierst du die Hand noch unter deiner eigenen Schulter wieder zurück in die Ausgangsposition.

Variation
Du kannst die gleiche Übung auch in umgekehrter Drehrichtung ausführen, also erst unter deiner Schulter entlang.

Schulterrotation gegenläufig

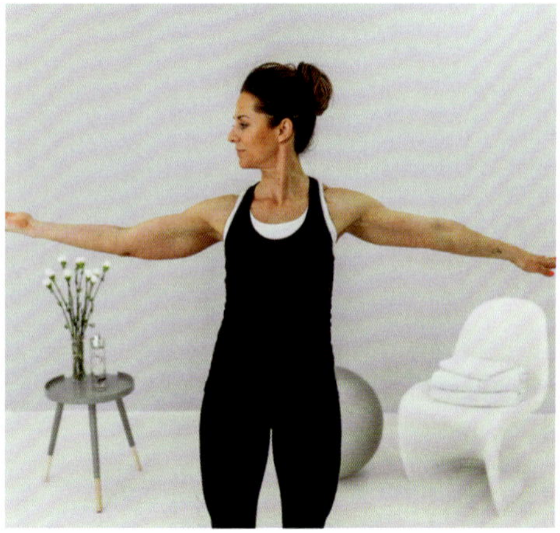

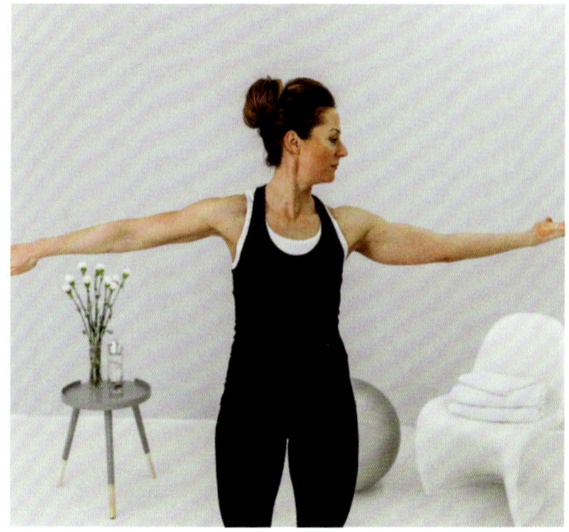

Du hältst deine Schultern und die Brustwirbelsäule beweglich und beugst Verspannungen vor

Du stehst aufrecht mit leicht gespreizten Beinen und seitlich im 90°-Winkel mit ausgestreckten Armen. Du schaust nach rechts und deine rechte Hand ist so weit wie möglich außenrotiert – die Handfläche zeigt also zur Decke. Deine linke Hand ist umgekehrt, soweit als möglich innenrotiert. Während du den Kopf mit der Ausatmung nach links drehst, wechseln auch die Hände. Die linke Hand wird jetzt nach außen rotiert, die rechte nach innen.

Mobilisation der Brustwirbelsäule im Stand

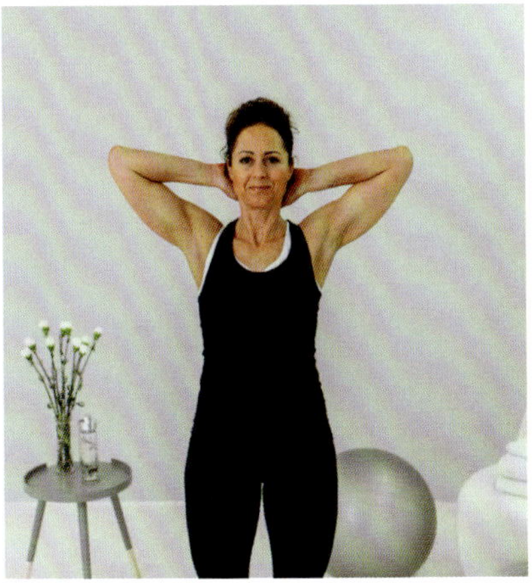
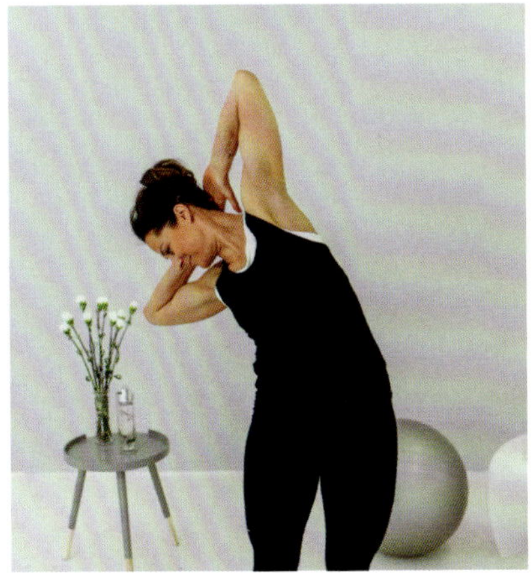
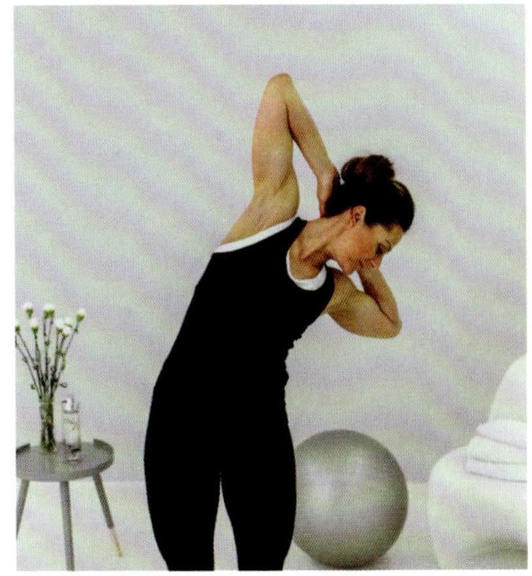

Dein oberer Rücken und die Schulterblätter sind verspannt? Dann ist diese Übung für dich die Richtige.

Du stehst aufrecht mit geschlossenen Beinen. Die Hände sind in deinem Nacken verschränkt, dein Kopf ist aufrecht. Jetzt rotierst du aus deinem Oberkörper so weit es geht nach rechts. Die Beine bleiben dabei stehen. Zusätzlich neigst du deinen Oberkörper nach rechts, dein rechter Ellenbogen zeigt Richtung Boden. In dieser Position atmest du dreimal tief ein und aus und versuchst dabei, deinen Brustkorb so weit wie möglich zu öffnen. Anschließend richtest du dich auf und drehst deinen Oberkörper weiter nach rechts. Bemerkst du, wie es direkt weiter geht? Jetzt neigst du dich erneut nach rechts und wiederholst die Atmung. Anschließend führst du die Übung nach links aus.

Kombination Innen- und Außenrotation hinter dem Rücken

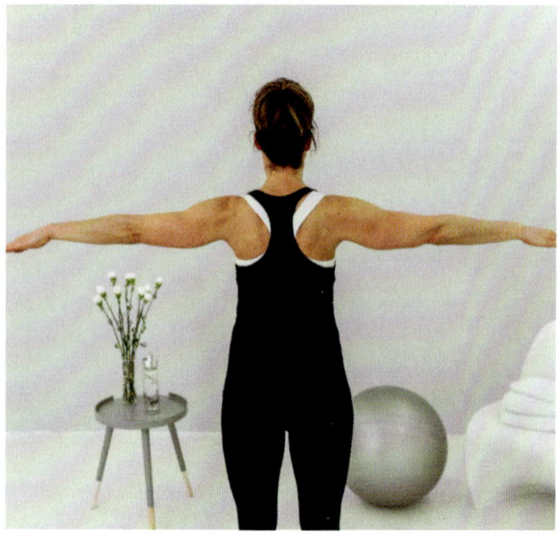

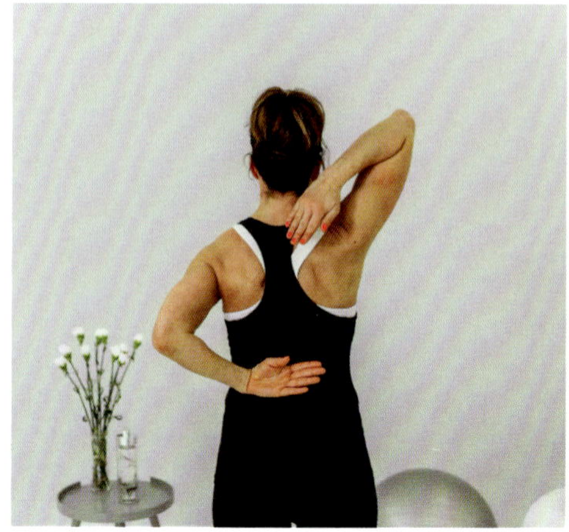

Deine Alltagsübung für starke und bewegliche Schultern

Du stehst aufrecht, hältst den Kopf gerade und streckst beide Arme im 90°-Winkel seitlich aus. Jetzt führst du gleichzeitig beide Hände hinter deinen Körper, möglichst ohne diesen zu berühren. Die rechte Hand geht hinter deinen Kopf und die linke hinter deine Lendenwirbelsäule. Mit der Einatmung streckst du deine Arme seitlich aus, mit der Ausatmung führst du sie hinter deinen Rücken.

Ausfallschritt nach hinten

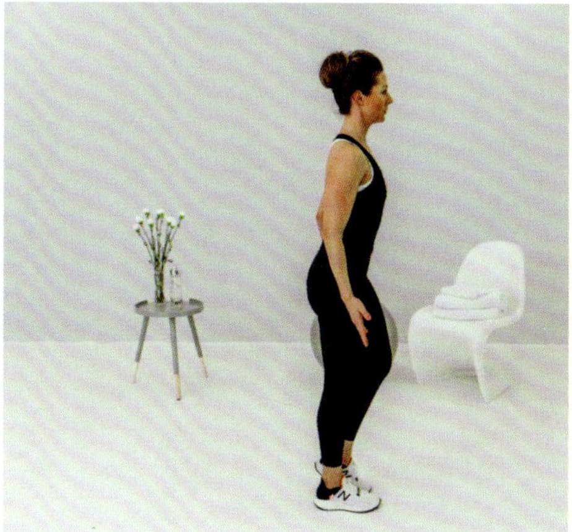

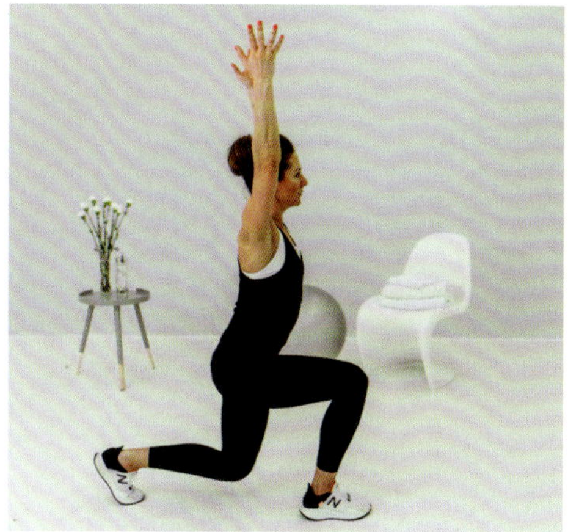

Du öffnest deine gesamte Vorderseite und streckst dich. Auch sehr gut als Warm-up geeignet

Du stehst aufrecht, die Beine hüftbreit, die Arme neben dem Körper. Du atmest einmal tief ein und wieder aus. Du machst mit der nächsten Einatmung einen Ausfallschritt mit dem rechten Bein nach hinten. Setze das rechte Bein mindestens hüftbreit auf. Hebe gleichzeitig beide Arme nach oben an, deine Hände sind geöffnet, die Finger gespreizt und der Daumen zeigt nach hinten. Mit der Ausatmung kommst du wieder hoch in deine Ausgangsposition. Danach wechselst du das Bein.

Variation
Du kommst aus dem Ausfallschritt mit der Ausatmung hoch in den Einbeinstand und setzt das Bein erst mit der nächsten Ausatmung wieder ab. Auf diese Weise trainierst du zusätzlich dein Gleichgewicht und deine Fußmuskulatur.

Dehnung der gesamten Rückseite im Schlingentrainer

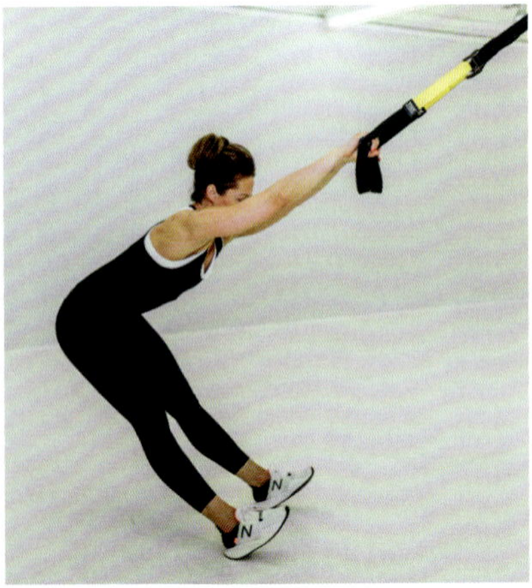
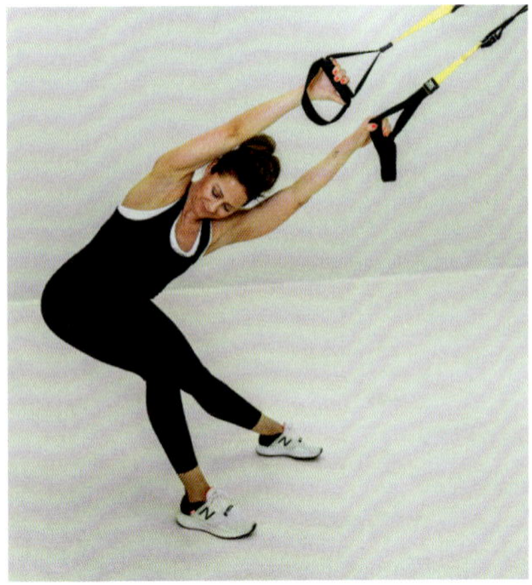
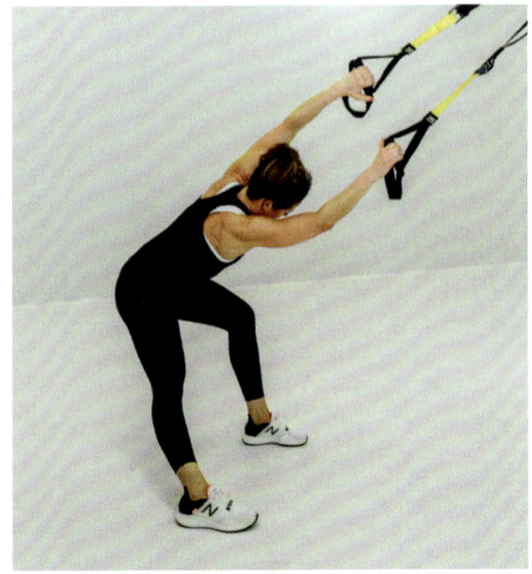

Egal welcher Teil deines Rückens verspannt ist – mit dieser einfachen Übung dehnst du deinen gesamten Rücken.

Der Schlingentrainer ist an einer Tür oder der Decke befestigt. Du stehst mehr als schulterbreit und schiebst bei gestreckten Armen und Beinen deine Hüfte nach hinten. Der Schlingentrainer und dein Rücken bilden eine Linie. Du spürst die Dehnung im gesamten Rücken und an der Oberschenkelrückseite.

Variation

Du kannst die Dehnung verstärken, indem du dein Gewicht auf ein Bein verlagerst. Automatisch wirst du dann vermehrt mit dem gegenüberliegenden Arm ziehen und dich diagonal dehnen.

Isometrische Anspannung des Nackens

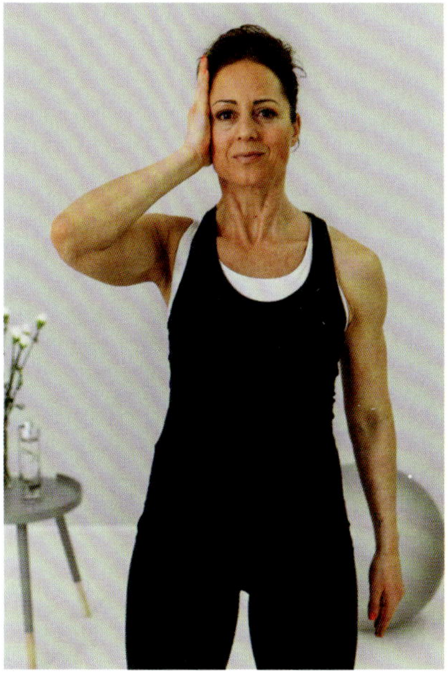 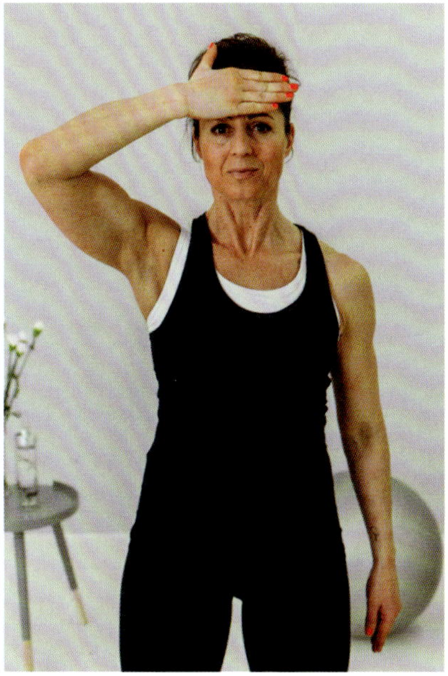 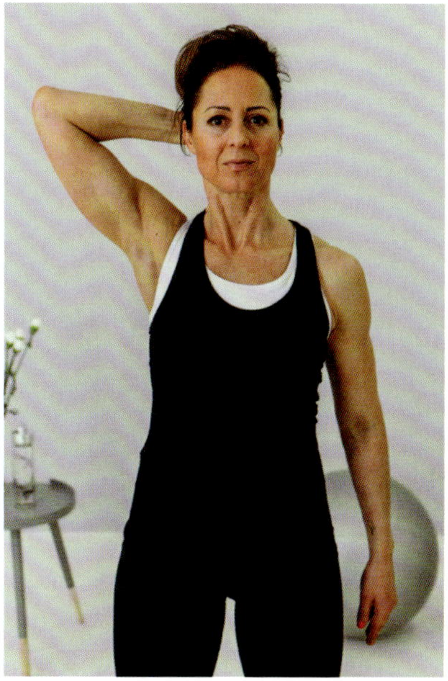

Dein Nacken ist verspannt? Dann hilft dir dieser gezielte Spannungsaufbau zum Ausgleich.

Du stehst oder sitzt aufrecht. Deine offene rechte Hand liegt mit der Handfläche seitlich an deinem Kopf. Jetzt drückst du für die Dauer von drei ruhigen Atemzügen mit deiner Hand gegen deinen Kopf und umgekehrt. Anschließend lässt du wieder locker. Danach wechselst du die Hand und die Kopfseite. Danach legst du deine Hände vor die Stirn und drückst nach vorn. Zuletzt legst du die Hände in den Nacken, öffnest die Ellenbogen weit und drückst deinen Kopf nach hinten gegen deine Hände.

Isometrisch bedeutet Anspannung ohne Bewegung. Es findet also während der Übungsausführung keine Bewegung statt.

Halo mit Kettlebell

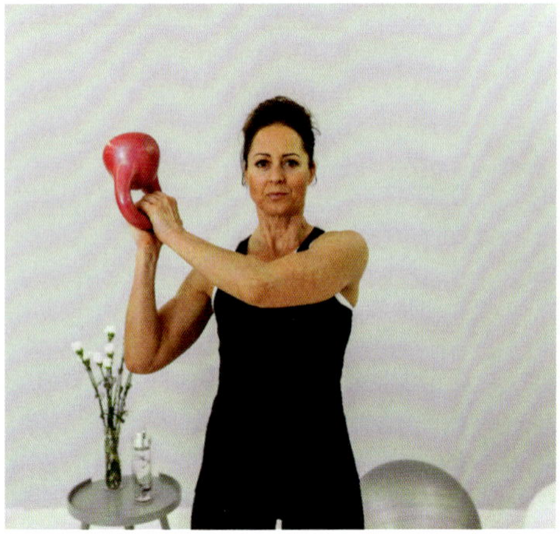

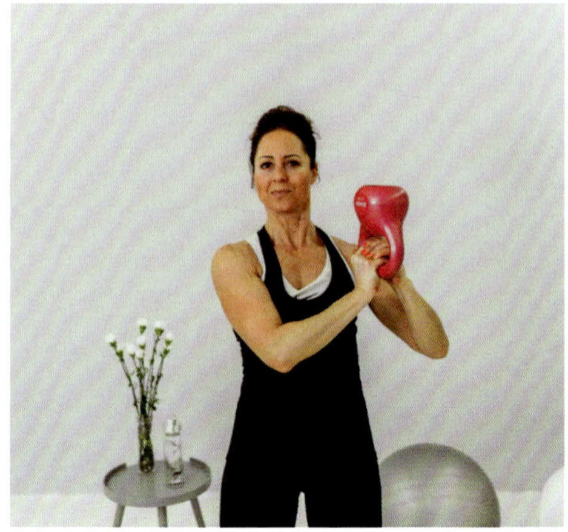

Eine effektive Kräftigung für den gesamten Schultergürtel

Als Voraussetzung solltest du die Halo-Bewegung mit den Händen schon ein paar Mal trainiert haben. Du beginnst mit einer Kettlebell, die du bottom-up mit beiden Händen vor der Brust hältst. Jetzt führst du sie, ohne deinen Kopf zu bewegen, kreisförmig um deinen Kopf herum. Entweder wechselst du die Richtung nach jeder Wiederholung oder du machst zwei Sätze mit einer Pause dazwischen – einen links und einen rechts herum.

Liegestützvarianten

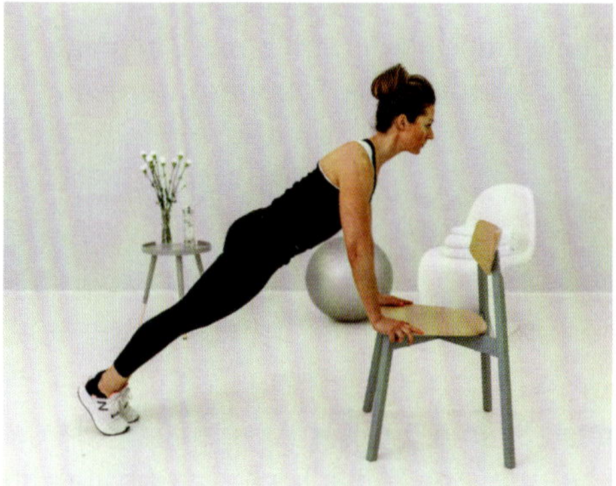

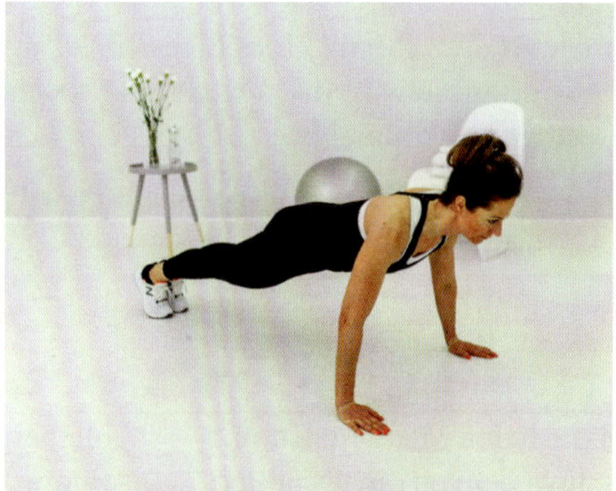

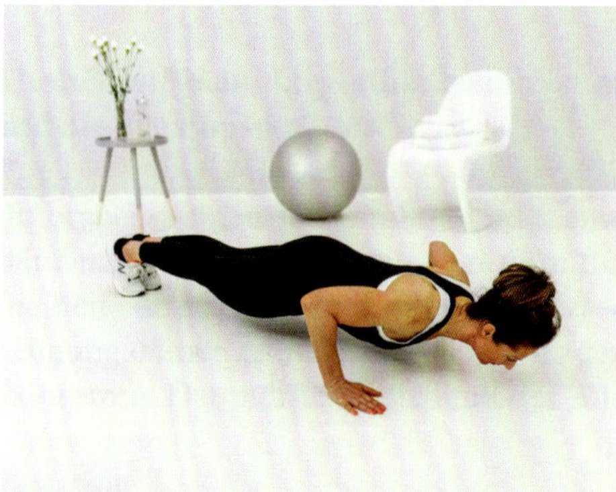

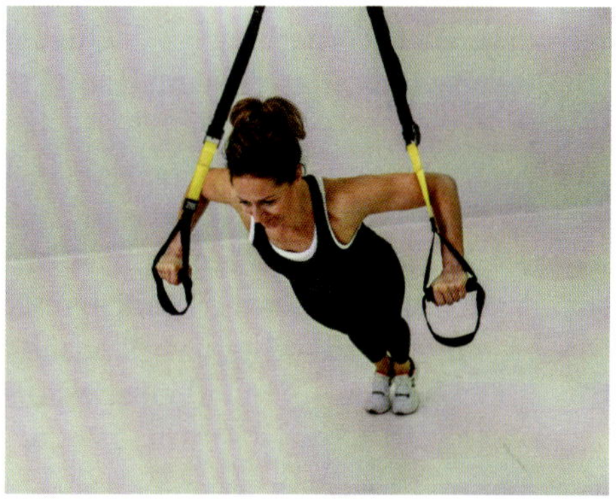

Die Basisübung für Trizeps, Brust und vordere Schulter

Liegestütz kannst du stehend an einer Wand, liegend auf dem Boden oder in jeder beliebigen Position dazwischen ausführen. Ein guter Einstieg sind Liegestütze mit den Händen auf Tischhöhe. Greifst du breit und drehst die Ellenbogen nach außen, trainierst du verstärkt die Brust. Setzt du die Hände schulterbreit auf und führst die Ellenbogen nach hinten, wird diese Übung anspruchsvoller und du trainierst mehr den inneren Teil der Brust, der wie ein natürlicher Push-up-BH wirkt und deine Oberarmrückseite, also deinen Trizeps. Du atmest in der Regel ein, wenn du die Arme beugst, du atmest aus, wenn du sie streckst.

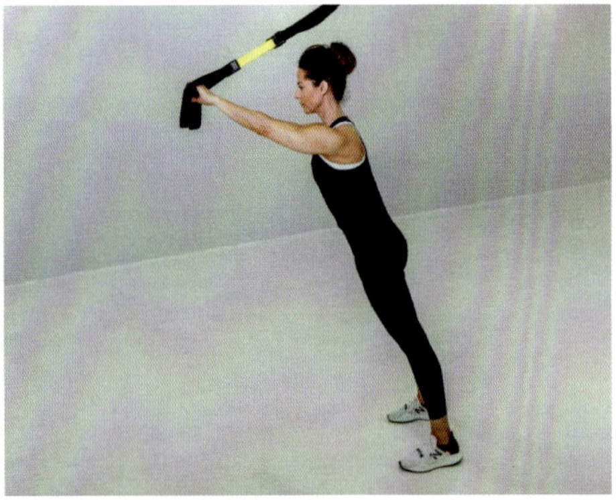

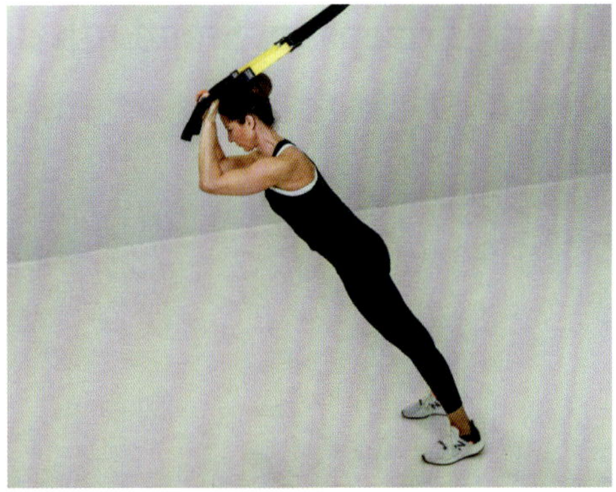

Trizeps

Du stehst schulterbreit. Der Körper ist gerade und du neigst dich weg von der Befestigung des Schlingentrainers. Beide Arme sind gestreckt und bilden mindestens einen 90 Grad-Winkel zum Oberkörper. Die beiden Griffe werden mit den Handflächen nach unten umfasst. Jetzt beugst du die Ellenbogengelenke und lässt deinen Körper gestreckt nach vorn ab. In diese Richtung atmest du ein, wenn du die Arme streckst, atmest du aus.

Variation

- Senkst du die Ellenbogen bei der Übungsausführung auf Brusthöhe ab, werden beide Übungen deutlich einfacher.
- Stehen die Beine in einer leichten Schrittstellung mit einem leicht gebeugten Bein, so werden beide Übungen einfacher.
- Supersatz: Du bist nach deinen Wiederholungen erschöpft? Geh etwas weiter zurück (Bizeps) oder vor (Trizeps), so dass dein Körper aufrechter steht. Führe ohne Pause weitere Wiederholungen bis zur völligen Erschöpfung der Muskulatur aus.
- Mit einem doppelten Griff lassen sich die Übungen auch einarmig ausführen.
- Je enger die Füße zusammen stehen, desto schwieriger wird es, die Balance zu halten.
- Wenn du die Augen schließt, wird die Übung anstrengender.

Einarmiges Rudern im Schlingentrainer

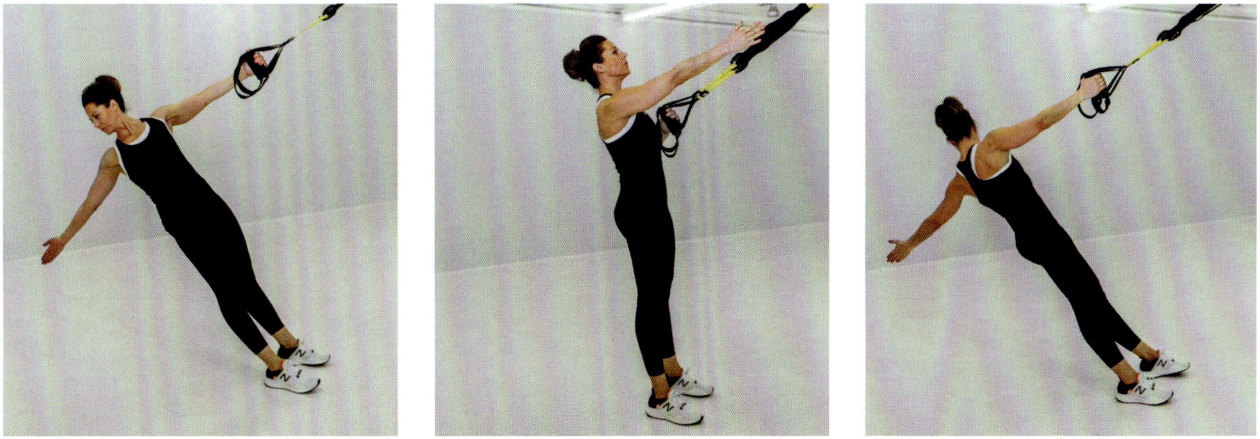

Die Alleskönnerübung für Arme, Rücken, Bauch

Der Schlingentrainer ist an der Decke/Tür befestigt. Du hältst den doppelten Griff mit einer Hand und lehnst dich nach hinten. Achte darauf, den Körper komplett anzuspannen und aufrecht zu halten. Jetzt greifst du mit der freien Hand soweit es geht nach hinten Richtung Boden und schaust deiner Hand hinterher. Der Körper bleibt dabei gerade. Du atmest ein. Mit der Ausatmung ziehst du dich einarmig hoch und führst die freie Hand soweit es geht Richtung Schlingentrainer. Der Ellenbogen der greifenden Hand wird dabei möglichst nah am Körper vorbei geführt.

Variation

› In deiner freien Hand kannst du ein Gewicht oder eine Kettlebell halten, während du mit dem anderen Arm wie zuvor einarmig ruderst.

› Je enger die Füße zusammen stehen, desto schwieriger wird es, die Balance zu halten.

› Wenn du die Augen schließt, wird die Übung anstrengender.

Kettlebell tragen einseitig

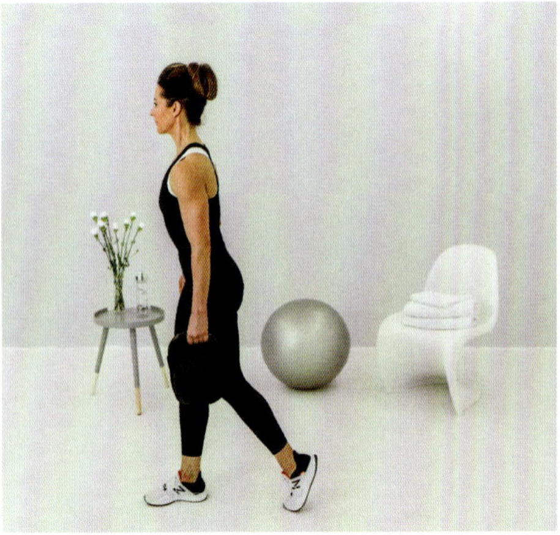
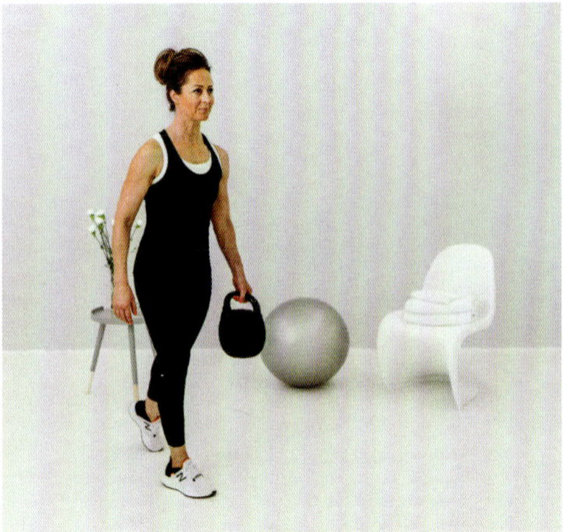

Einseitiges Tragen ist jetzt fester Bestandteil deines Alltags. Deshalb sollte das Tragen auch Teil deines Trainings sein

Du stehst aufrecht und hältst eine Kettlebell einhändig seitlich am Körper. Starte am besten mit einem Gewicht von acht bis zwölf Kilogramm. Jetzt gehst du eine bestimmte Strecke oder eine gewisse Zeit und achtest vor allem auf die regelmäßige Atmung und eine aufrechte Körperhaltung. Anschließend wechselst du die Hand. Ich setze diese Übung beispielsweise auch gern als Pausenfüller zwischen Rumpfübungen ein.

Variation

› Du kannst auf einer Linie balancieren.

› Du steigst Treppen – das musst du auch im Alltag.

› Du verteilst das Gewicht auf beide Hände. So trainierst du unverändert die aufrechte Körperhaltung und Handkraft, die diagonale Beanspruchung reduziert sich aber deutlich.

Kettlebell tragen 90/90

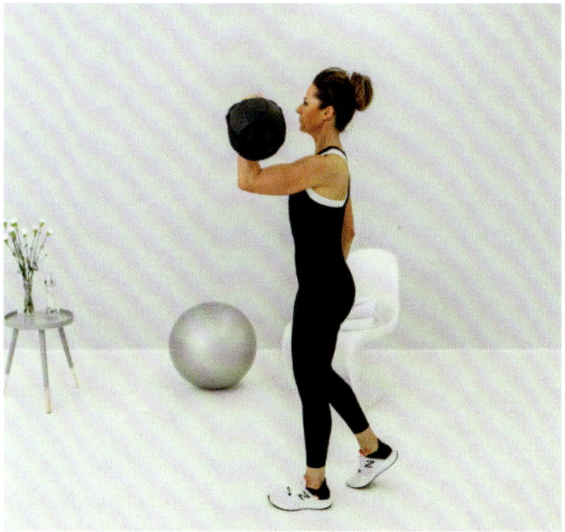

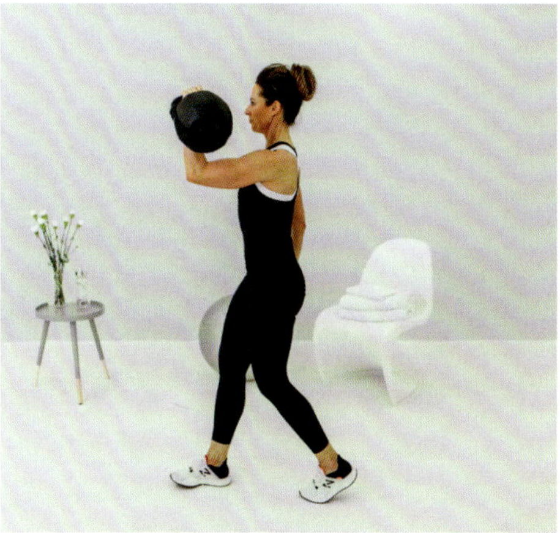

Eine fortgeschrittene Übung, die deinen gesamten Körper stärkt und auf viele Situationen des Alltags vorbereitet, in denen du dein Kind trägst

Du solltest vorab das einseitige Tragen der Kettlebell trainiert haben, bevor du diese Variante des Tragens ausprobierst. Wähle zu Beginn ein leichteres Gewicht als beim einseitigen Tragen. Starte zum Beispiel mit vier Kilogramm. Du führst die Kettlebell mit Hilfe deiner zweiten Hand in eine 90/90-Position. Der Oberarm ist parallel zum Boden, der Ellenbogen zeigt gerade nach vorn und der Unterarm zeigt gerade nach oben. Jetzt befindet sich der Oberarm im 90 Grad-Winkel zum Körper und der Unterarm im 90 Grad-Winkel zum Oberarm. Die Kettlebell liegt seitlich auf deinem Handrücken und zeigt nach außen. Jetzt läufst du eine bestimmte Strecke oder Dauer und wechselst dann deine Hand.

Variation

› Du trägst die Kettlebell bottom-up, also so, dass die Kugel nach oben zeigt. Jetzt trainierst du vermehrt deine Handkraft und die Koordination.

› Ist keine Kettlebell vorhanden oder fehlt dir das optimale Gewicht, so kannst du selbstverständlich auch eine normale Hantel nehmen.

Einarmiges Rudern vornüber gebeugt mit einer Kettlebell

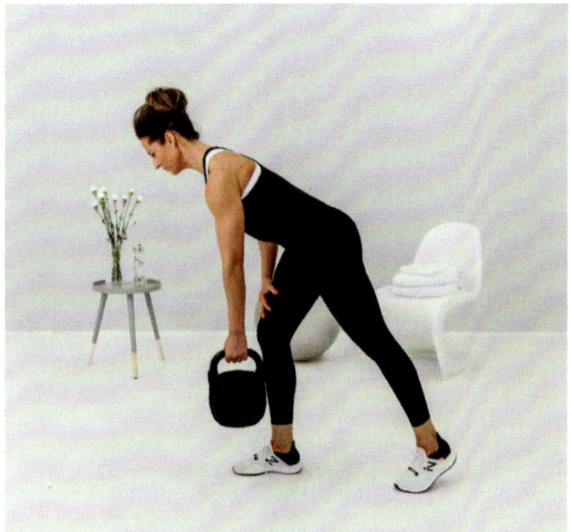

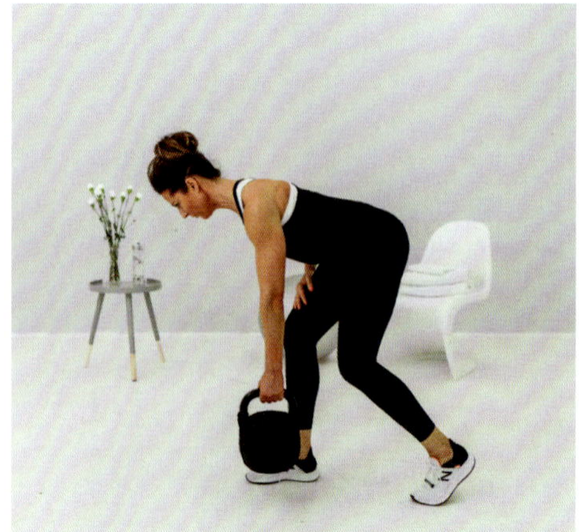

Diese grüne Übung fordert eine gute Rumpfkontrolle und kräftigt Arm und Rücken

Geh in eine leichte Schrittstellung, das rechte Bein ist vorn. Der Oberkörper ist mit geradem Rücken nach vorn gebeugt. Jetzt nimmst du mit der linken Hand die Kettlebell oder das Gewicht auf. Die rechte Hand kann auf dem rechten Oberschenkel abstützen oder seitlich an die rechte Hüfte greifen. Mit der Ausatmung ziehst du das Gewicht durch Beugung im linken Ellenbogen zum Körper. Dabei geht der Ellenbogen am Oberkörper vorbei. Vermeide eine Rotation aus dem Oberkörper. Mit der Einatmung streckst du den Arm wieder.

Tipp der Trainerin

Achte bei der Ausführung darauf, dass du deine Konzentration auch in die Muskulatur zwischen den Schulterblättern schickst und die Kraft nicht „nur" aus den Armen holst.

Einarmiges Drücken über Kopf

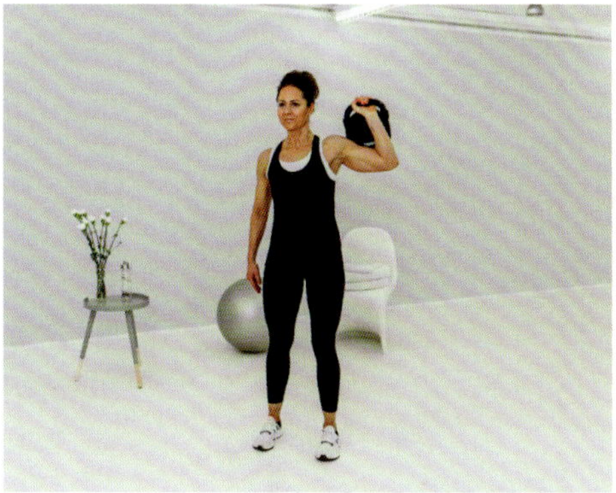

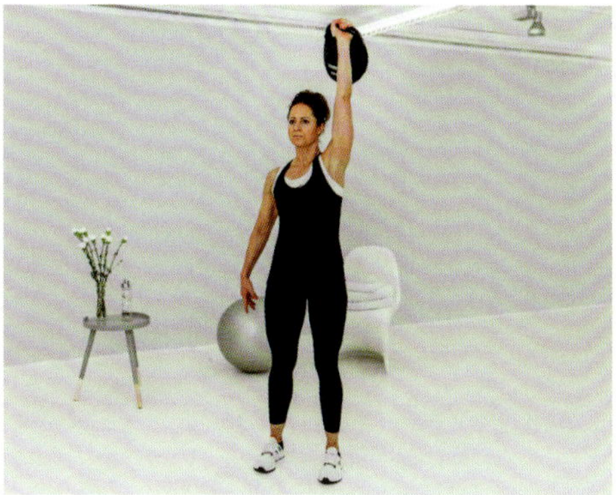

Du stehst aufrecht, schulterbreit. Mit beiden Händen führst du eine Kettlebell (oder Hantel) vor deine Brust. Dein Handrücken zeigt nach vorn. Beginne mit einem Gewicht zwischen vier und sechs Kilogramm. Zuerst atmest du ein und führst dann mit der Ausatmung deinen Arm in eine 90/90-Position – der Oberarm ist seitlich 90 Grad zum Oberkörper gehalten und das Ellenbogengelenk 90 Grad gebeugt, die Hand zeigt zur Decke und die Handfläche nach vorn. Aus dieser Position drückst du das Gewicht nach oben. Dein Arm ist gestreckt – nicht überstreckt.

Variation

› Die Ausführung mit einer Kettlebell ist auch wieder bottom-up möglich. Koordinativ ist diese Übung deutlich anspruchsvoller.

› Wenn du die Übung im einbeinigen Kniestand ausführst, kannst du durch die Stellung des vorderen Beins die Koordination und das Rumpftraining deutlich intensivieren. Dazu sollte dein vorderer Fuß in einer Linie mit dem hinteren Knie stehen.

Tipp der Trainerin

Die Summe deiner positiven (oder negativen) Gewohnheiten bestimmt maßgeblich, wie fit du bist. Übe regelmäßig, wenn auch nur kurz, und mache es dir zur Gewohnheit!

5.6 Core Work-out

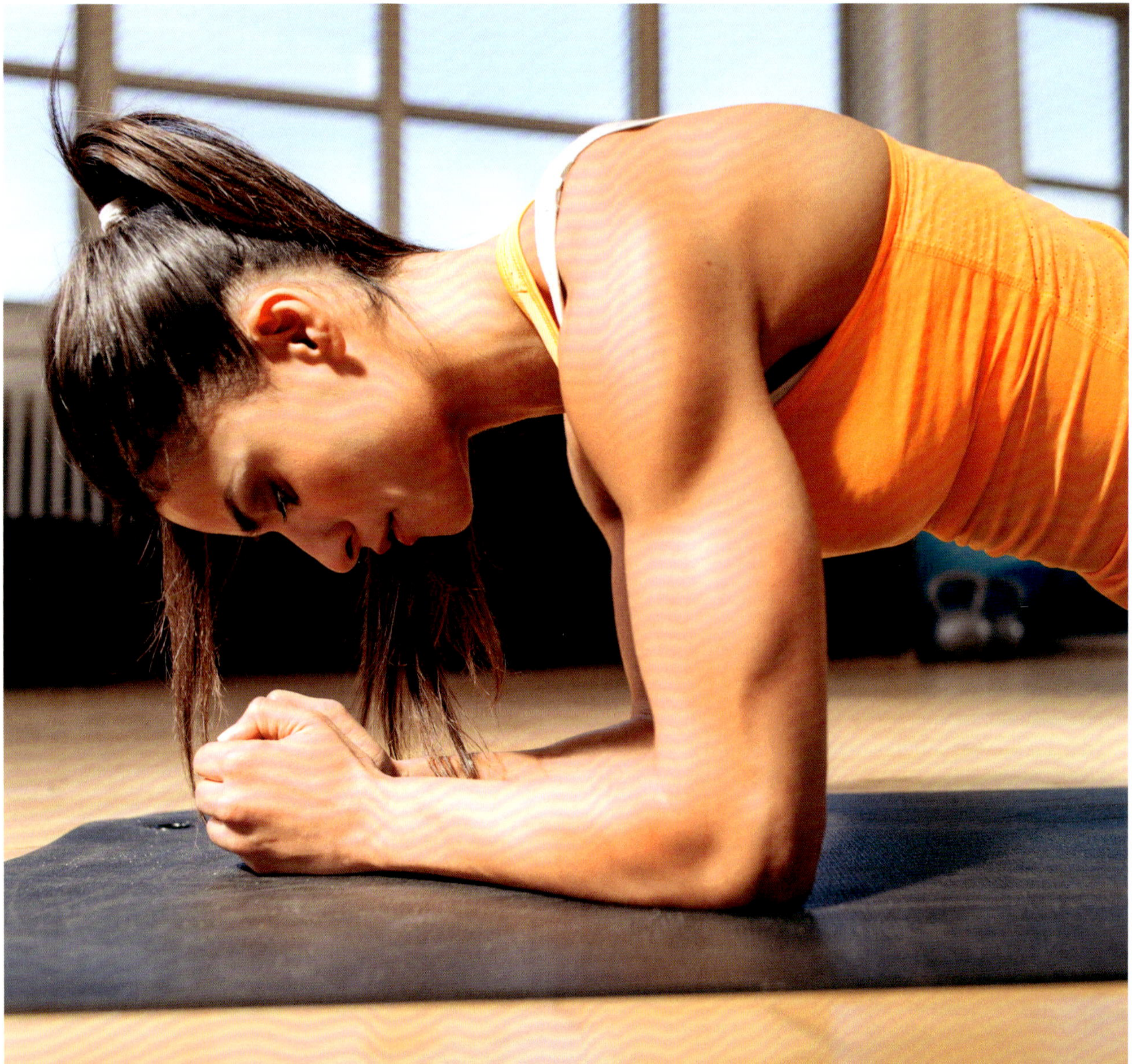

	Übung	Schwierig-keitsgrad	Dauer/ Wiederholungen
1	Katze und Kuh (M)	rot	60 Sek.
2	Umgekehrtes V (M)	rot	30-60 Sek.
3	Ausfallschritt nach hinten (M)	rot	15-20 Wdh.
4	Krabbeln	rot	30-60 Sek.
5	Rumpfstütz light	rot	30-60 Sek.
6	Seitstütz	rot	15-20 Wdh.
7	Beckenlift in Rückenlage	rot	15-20 Wdh.
8	Beckenlift in Rückenlage einbeinig	rot	15-20 Wdh.
9	Hüftrotation im Vierfüßlerstand	rot	15-20 Wdh.
10	Rumpfstütz	orange	15-20 Wdh.
11	Mountain Climber	orange	30-60 Sek.
12	Aufrollen Rumpfstütz in den Seitstütz	orange	15-20 Wdh.
13	Oberkörperrotation aus dem Kniestand	orange	15-20 Wdh.
14	Oberkörperrotation aus dem Kniestand	orange	15-20 Wdh.
15	Push-up Walk	orange	10-15 Wdh.

	Übung	Schwierig-keitsgrad	Dauer/ Wiederholungen
16	Body Rocks im Rumpfstütz	grün	15-20 Wdh.
17	Rühren im Rumpfstütz	grün	15-20 Wdh.
18	Vierfüßlerstand in verschiedenen Variationen	grün	15-20 Wdh.
19	Kniestand	grün	30-60 Sek.
20	Überzug im Schlingentrainer	grün	15-20 Wdh.

Tabelle 9: Ampel für dein Rumpftraining

M = Mobilität

Die folgenden Übungen beanspruchen vor allem den Rumpf. Achte bei allen Übungen auf die korrekte Ausführung und die regelmäßige Ein- und Ausatmung beim Training. Vermeide es, die Luft anzuhalten. Du kannst diese Übungen zur Mobilisation zwischendurch anwenden, wenn du dich verspannt fühlst. Außerdem werden sie bei allen anderen Trainingsformen eingebunden, die ich dir vorgestellt habe.

Katze & Kuh

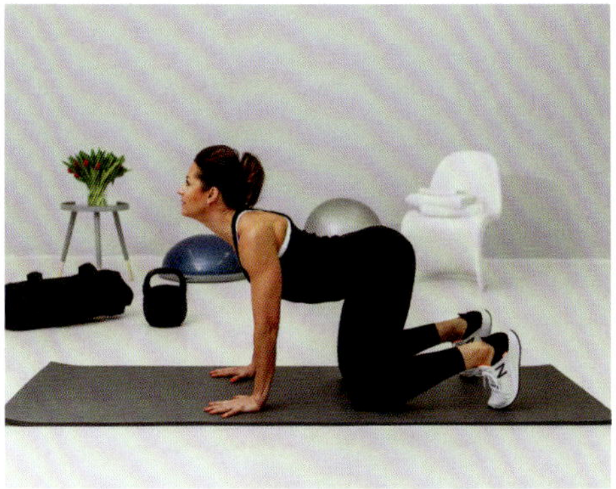

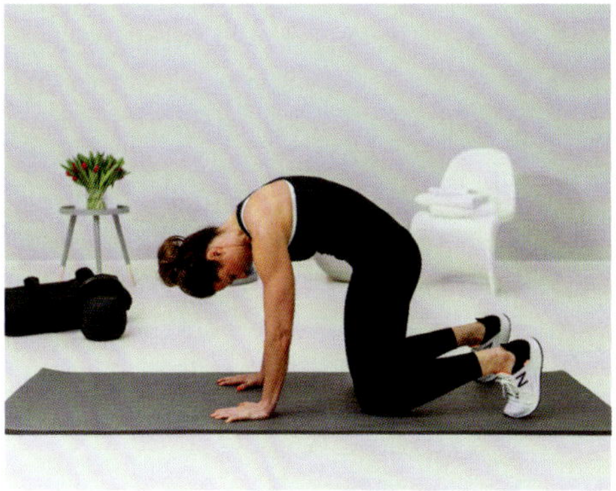

Du mobilisierst und entspannst deine Wirbelsäule und aktivierst deine Rumpfmuskulatur

Du befindest dich in der Vierfüßlerposition. Deine Hände befinden sich unter deinen Schultern, deine Knie unmittelbar unter deinen Hüftgelenken, die Finger sind gespreizt. Du kannst deine Zehen aufsetzen oder den Fußspann ablegen. Du atmest ein, legst den Kopf in den Nacken, öffnest deinen Brustkorb und bildest ein Hohlkreuz. Anschließend atmest du aus und deine Wirbelsäule formt einen Rundrücken. Spann deinen Po dabei an. Diese Übung hilft dir, deine Mitte zu finden und ist eine gute Vorbereitung für weitere Übungen aus dem Vierfüßlerstand.

Variation
Du erhöhst die Spannung deiner Bauchmuskulatur, wenn du deine Füße und Hände fest in den Boden drückst.

Umgekehrtes V

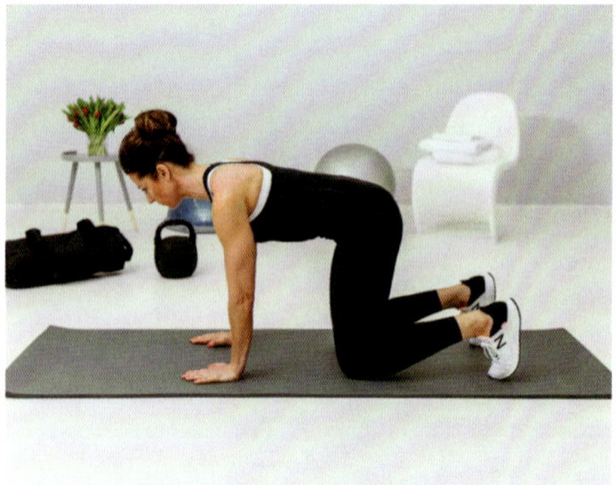

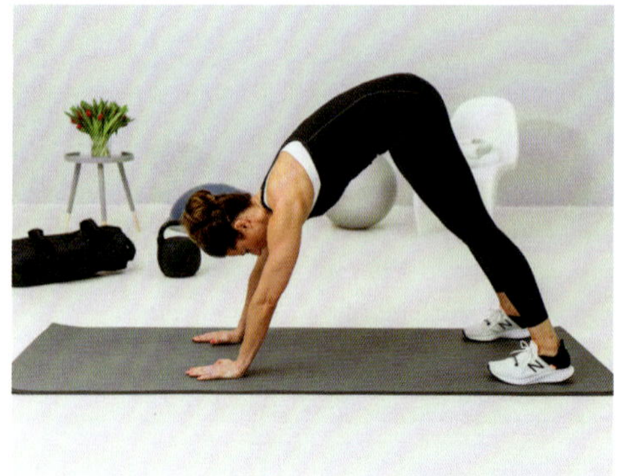

Die Dehnung für die gesamt Rückseite von Kopf bis Fuß

Aus dem Vierfüßlerstand schiebst du dein Becken nach hinten oben, bis deine Arme und Beine möglichst gestreckt sind. Der Körper bildet ein umgekehrtes Dreieck oder V. Im Yoga wird die Position der nach unten schauende Hund genannt. Schaust du aus dieser Position nach hinten, so sollten deine Fersen nicht sichtbar sein. Dann stimmt die Rotation der Beine.

Variation

› Wenn du die Fersen anhebst oder die Knie beugst, wird die Ausführung deutlich einfacher.

› Als Zwischenstufe zur vollen Streckung kannst du auch ein Bein strecken, während das andere noch gebeugt bleibt.

› Wenn du ein Bein gestreckt in Verlängerung deines Rückens nach oben streckst, intensiviert sich die Dehnung.

Tipp der Trainerin

Ich lasse meine Kunden bei dieser Übung gern die Augen schließen und bitte sie, in Gedanken ihre ganze Liebe in den Pomuskel des vorderen Beines zu schicken. Manchmal fällt ihnen das leichter, wenn sie ihren Oberkörper nicht kerzengerade aufrecht halten, sondern sich leicht nach vorn beugen und den Abstand zwischen Rippenbögen und Schambein kurz machen. Dabei wird der Bauch angespannt und die Hände werden locker vor dem Oberkörper ineinandergelegt. Wenn du das hintere Bein während der Übung jederzeit anheben kannst, weiß ich, dass deine Gewichtsverteilung stimmt und du deine Kraft aus dem vorderen Bein holst.

Ausfallschritt nach hinten

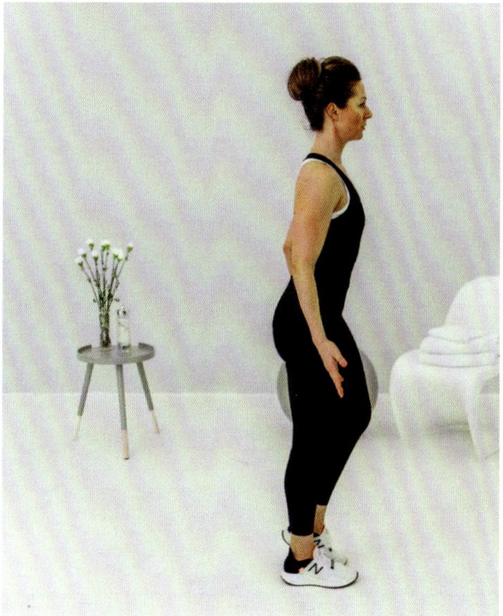

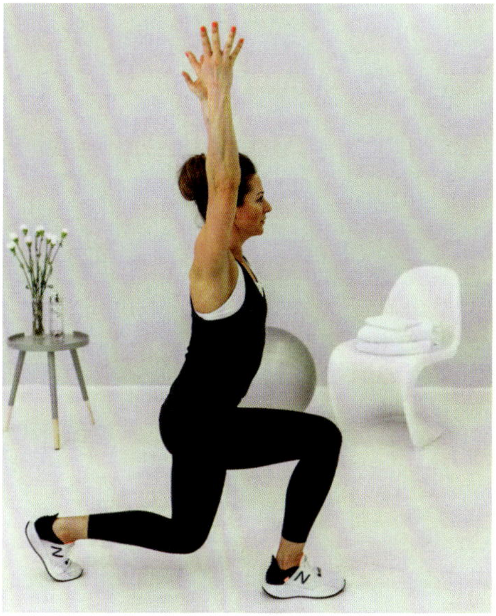

Du öffnest deine gesamte Vorderseite und streckst dich. Auch sehr gut als Warm-up geeignet

Du stehst aufrecht, die Beine hüftbreit, die Arme neben dem Körper. Nimm ein Bein vom Boden weg und setze es hüftbreit nach hinten auf, bleibe aber mit dem Körpergewicht auf dem vorderen Fuß – vor allem auf der Ferse, die du im Boden verankerst. Dadurch spannst du automatisch deinen Pomuskel des vorderen Beines an. Das hintere Bein beugst du nun und führst das Knie mit der Einatmung in Richtung Boden, ohne es jedoch abzusetzen. Lass dein Körpergewicht dabei auf dem vorderen Bein und drücke die Ferse weiterhin fest in den Boden. Mit der Ausatmung kommst du in deine Ausgangsposition zurück.

Variation

Du kommst aus dem Ausfallschritt mit der Ausatmung hoch in den Einbeinstand und setzt das Bein erst mit der nächsten Ausatmung wieder ab. Auf diese Weise trainierst du dein Gleichgewicht und deine Fußmuskulatur zusätzlich.

Krabbeln

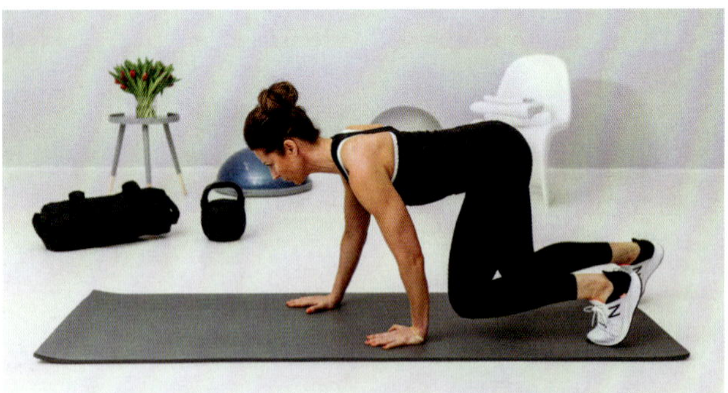

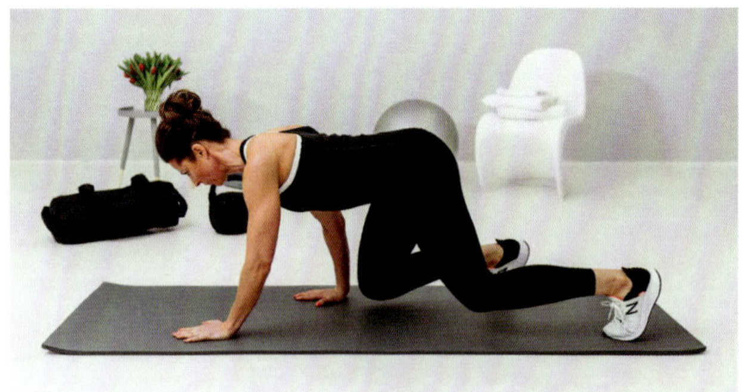

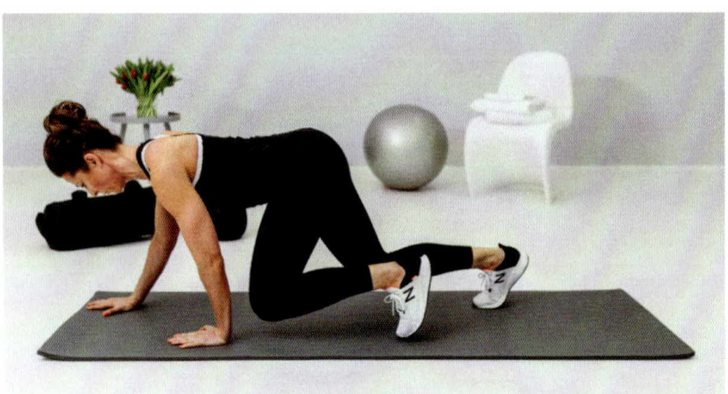

Krabbeln trainiert den gesamten Körper – beim Baby und bei dir

Krabbeln ist ein wichtiges Bewegungsmuster auf dem Weg zum aufrechten Gang. Es erfordert eine gute Koordination von Armen, Beinen und Rumpf. Du kannst vorwärts, rückwärts und seitwärts krabbeln. Um das Training anspruchsvoller zu gestalten, kannst du deine Knie dabei leicht vom Boden abheben. Noch schwieriger wird es, wenn du dir einen Trinkbecher, eine Faszienrolle oder einen kleinen Ball in die Kuhle legst, die deine Lendenwirbelsäule bildet. Jetzt versuchst du zu krabbeln, ohne dass sie herunterfällt. Krabbeln kannst du als eigene Übung für deinen Rumpf oder als Lückenfüller zwischen anderen Übungen verwenden.

Variation
Du kannst auch umgekehrt krabbeln, das heißt Bauch und Brust zeigen zur Decke. Auch hier sind alle Richtungen möglich.

Rumpfstütz light

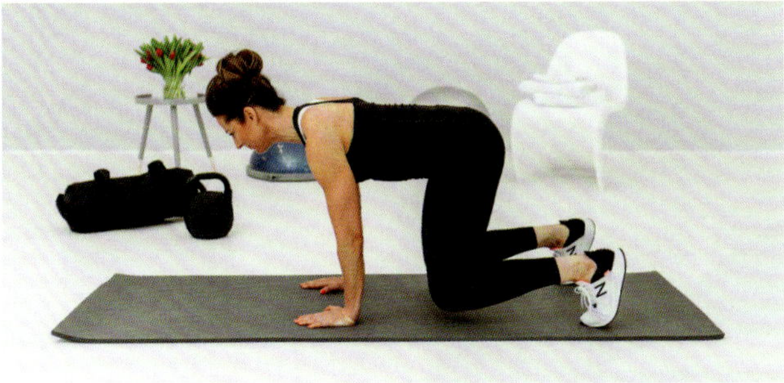

Diese Übung ist eine hervorragende Vorbereitung für die Übungen Krabbeln und Rumpfstütz

Du befindest dich im Vierfüßlerstand. Die Finger sind gespreizt, die Zehen aufgesetzt. Du hebst beide Knie wenige Zentimeter vom Boden ab. In dieser Position verbleibst du mehrere tiefe Atemzüge. Dann setzt du die Knie wieder ab. Diese Übung lässt sich auch gut mit der Mobilisation „Kuh & Katze“ kombinieren.

Tipp der Trainerin

Du kannst in diese Übung dein Baby perfekt integrieren. Es steht dir sozusagen als mitwachsendes Gewicht zur Verfügung. Ich lasse meine Kunden dafür gern mit Kopf, Nacken und Schultergürtel auf ihrem Sofa ablegen. Die Füße stehen fest auf dem Boden, der Po muss sich anspannen, um dich in eine gerade Körperposition zu bringen. Setz dir dein Baby auf die Hüften und schieb es durch die alleinige Pokraft – bitte nicht aus dem unteren Rücken arbeiten – in Richtung Decke und wieder zurück. Durch kleine, langsame Bewegungen trainierst du optimal die Hüftstreckung und damit deine Pomuskeln.

Beckenlift in Rückenlage einbeinig

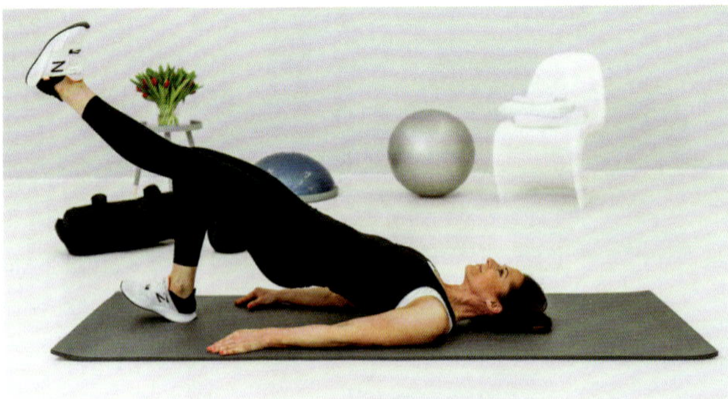

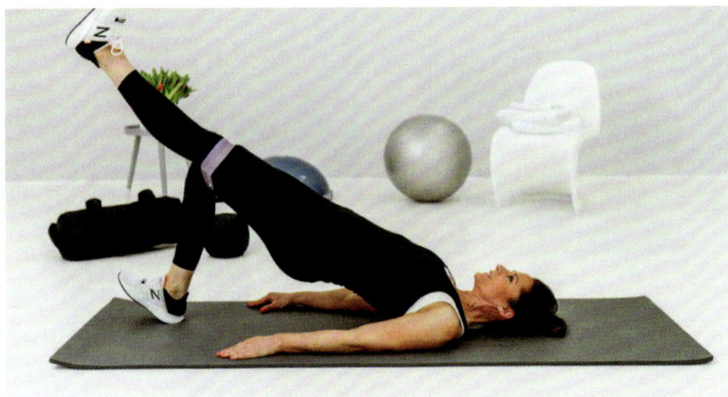

Eine der besten Übungen für deinen Po. Eine absolute Standardübung für dich

Die Übungsausführung gleicht der vorherigen Übung, jedoch mit dem Unterschied, dass ein Bein möglichst gerade nach oben gestreckt wird.

Variation

- Anstatt das Bein gerade nach oben zu strecken, kannst du es auch in einem beliebigen Winkel nach vorn strecken oder über das arbeitende Bein legen.
- Leg ein Superband/Gummiband über deinen nach oben ausgestreckten Fuß und zieh daran mit beiden Armen, während du die Übung ausführst. Das erhöht den Widerstand beliebig.

Hüftrotation im Vierfüßlerstand

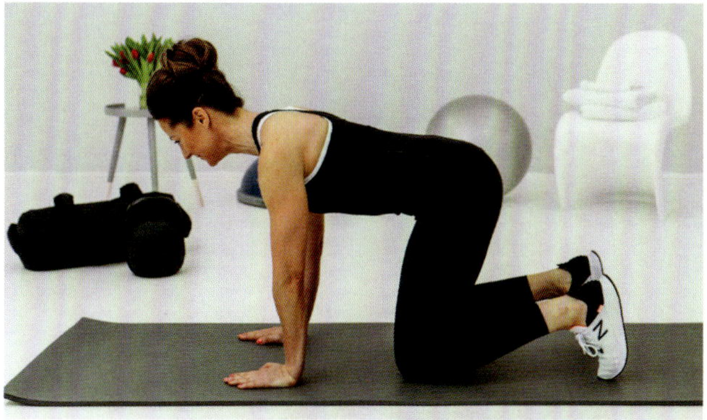
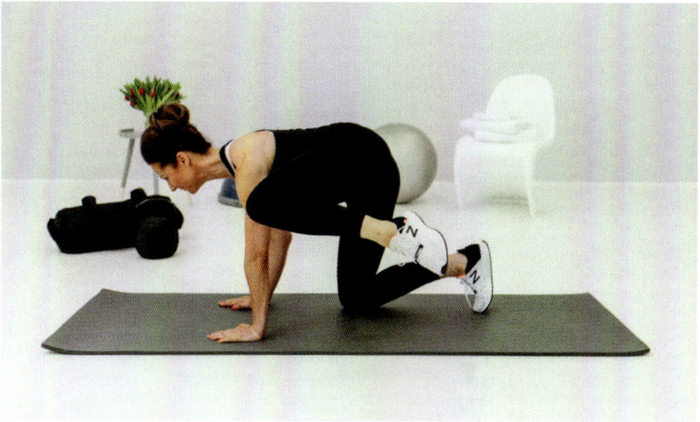
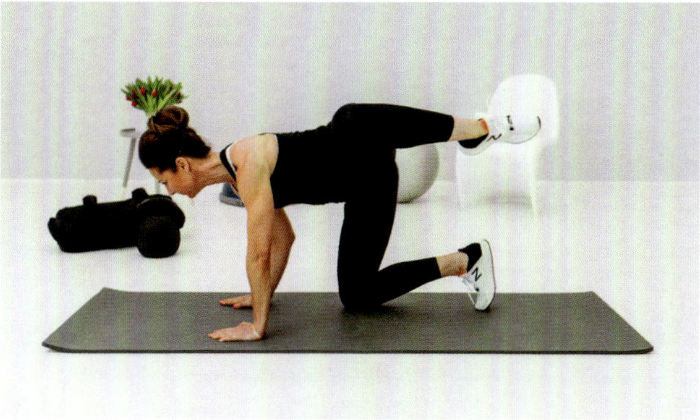
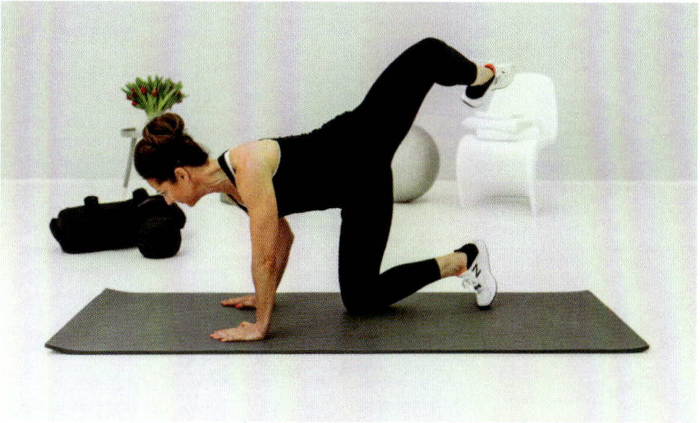

Optimale Hüftmobilisation und -kräftigung

Du befindest dich im Vierfüßlerstand. Du verlagerst dein Gewicht auf ein Knie. Mit dem anderen Knie beschreibst du möglichst große Kreise. Zuerst ziehst du es zur Brust. Dann rotierst du es in einem großen Bogen nach außen, bis dein Knie wieder in der Ausgangsposition ist.

Variation

› Intensivieren lässt sich diese Übung mit Gewichtsmanschetten an den Knöcheln.

› Deutlich intensiver wird die Übung, wenn das kniende Knie leicht vom Boden abgehoben wird. Dann lastet das Gewicht komplett auf beiden Händen und auf einem Fuß.

Rumpfstütz

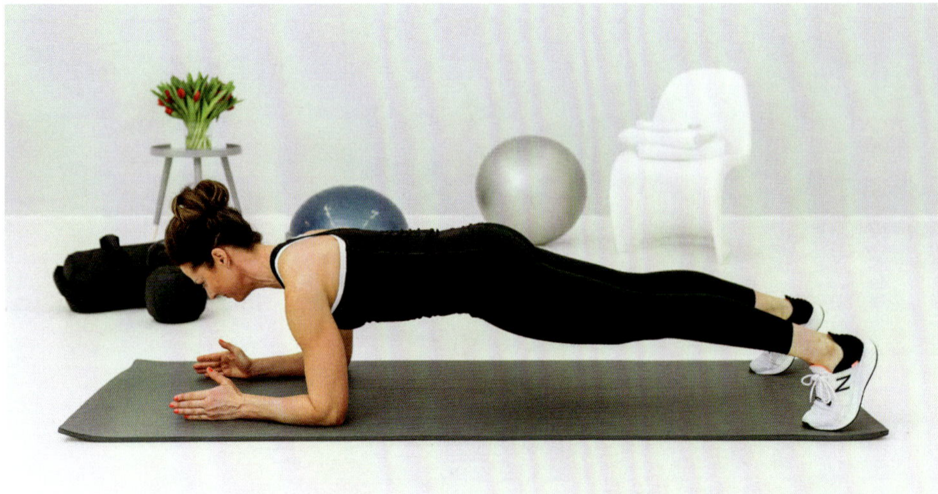

Effektives Training für deinen Bauch und unteren Rücken – ohne einen Crunch auszuführen

Der Crunch ist per se keine wirklich gute Bauchübung, da er dich in eine gebeugte Haltung zieht. Nach einer Geburt sollte er aber vor allem auch wegen deiner Rektusdiastase, der bindegewebigen Lücke zwischen deinen geraden Bauchmuskeln, nicht durchgeführt werden.
Du stützt dein Körpergewicht auf deinen Unterarmen und Füßen ab. Deine Hände kannst du flach auf den Boden drücken oder alternativ zwei Fäuste bilden. Achte darauf, dass du deinen Körper gerade in einer Linie hältst. Stelle dir vor, du wächst in der Länge, weil jemand deinen Kopf und deine Fersen in unterschiedliche Richtungen zieht. Achte darauf, regelmäßig zu atmen.

Variation

- Du kannst dich anstatt auf den Unterarmen auch auf den ausgestreckten Armen in Liegestützposition halten.
- Du kannst mit der Einatmung im Wechsel deine Hände und Füße wenige Zentimeter vom Boden abheben. Mit der Ausatmung setzt du Hand oder Fuß wieder ab.

Mountain Climber

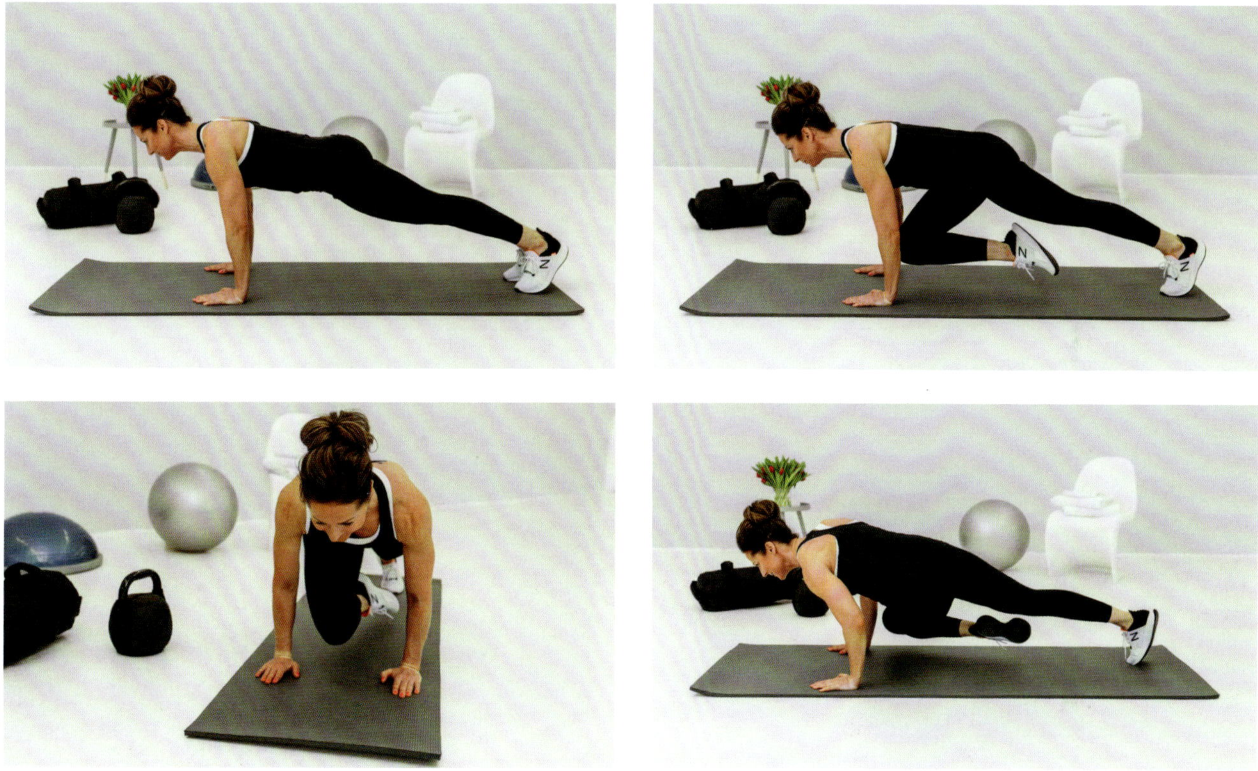

Bauch- und Kardiotraining

Ausgangsposition ist die Liegestützposition. Jetzt ziehst du im Wechsel deine Knie zur Brust. Bei schneller Ausführung sind phasenweise beide Füße gleichzeitig in der Luft. Achte darauf, deinen Po möglichst weit unten zu halten.

Variation
Bring dein linkes Knie langsam diagonal zum rechten Ellenbogen, bis es diesen auch berührt. Anschließend Wechsel auf die andere Seite.

Arm seitlich anheben im Vierfüßlerstand

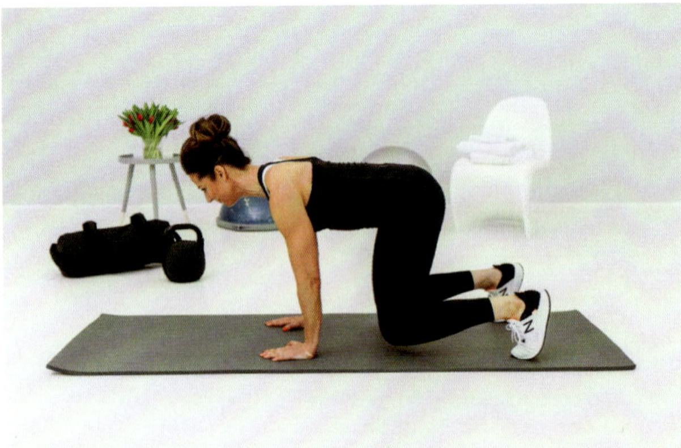

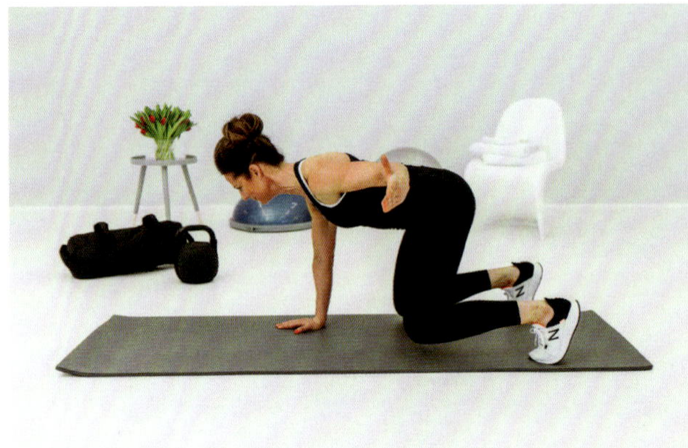

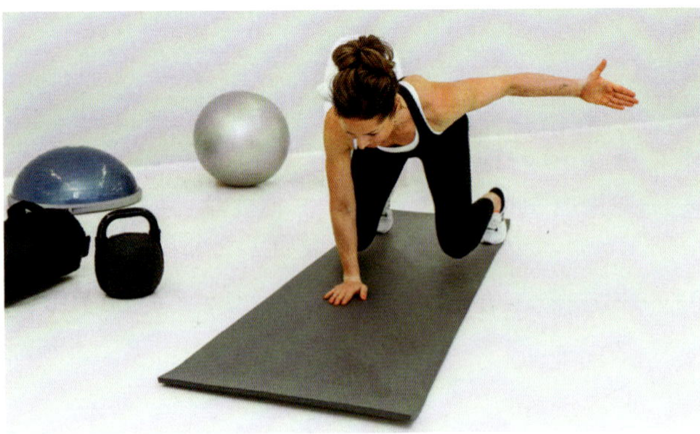

Diagonales Training für deinen Rumpf

Du befindest dich im Vierfüßlerstand. Du hebst beide Knie vom Boden ab und streckst einen Arm seitlich im 90 Grad-Winkel aus. Atme in der Zwischenzeit aus. Anschließend wechselst du den Arm.

Oberkörperrotation aus dem Kniestand

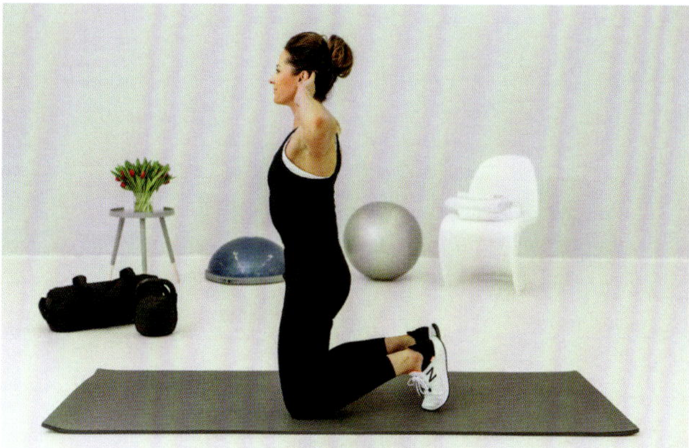

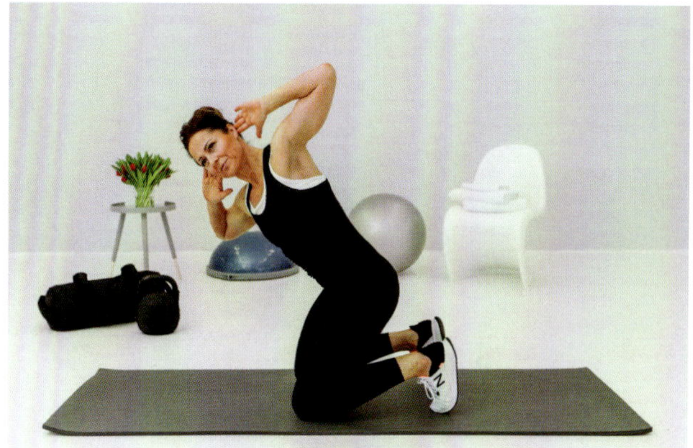

Diese Übung garantiert ein Training deines gesamten Bauchs

Du startest im beidbeinigen Kniestand. Die Hände sind hinter deinem Nacken, die Ellenbogen zeigen seitlich vom Körper weg. Jetzt schiebst du deine Hüfte etwas nach hinten weg und beugst gleichzeitig deinen Oberkörper nach vorn. Du atmest in dieser Position ein und rotierst deinen Oberkörper mit der Ausatmung soweit es geht nach rechts. Spüre die Spannung im gesamten Bauch. Zur Mitte hin atmest du wieder ein. Dann führst du die Übung nach links aus. Halte die Wirbelsäule die ganze Zeit gestreckt.

Variation

› Je weiter du den Po nach hinten schiebst, desto einfacher wird die Übung.

› Du kannst ein kleines Gewicht im Nacken halten.

Push-up Walk

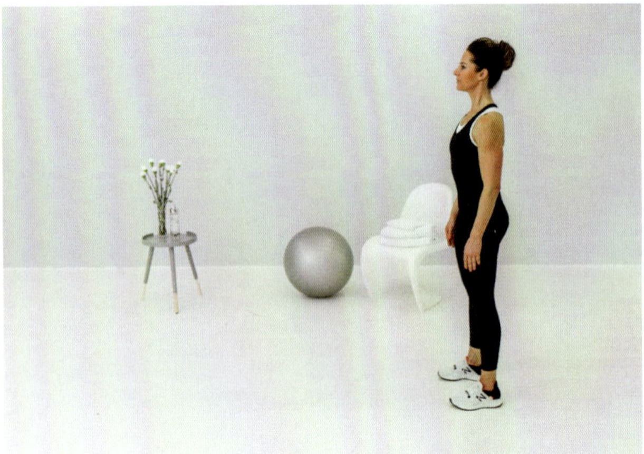

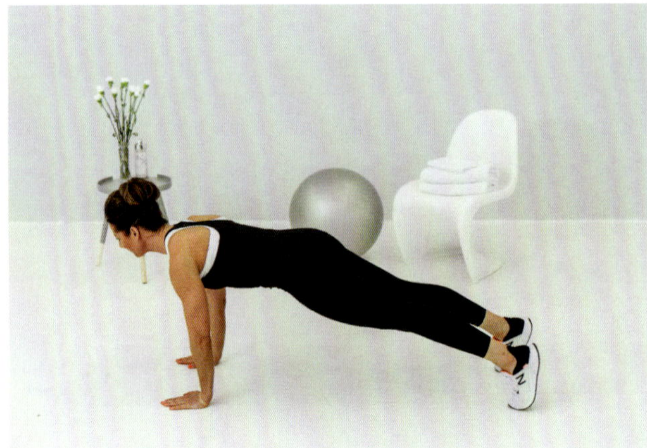

Der Push-up Walk ist eine der effektivsten Ganzkörperübungen, mit der du deinen Rumpf, die Mobilität der gesamten Rückseite und deinen Kreislauf gleichzeitig ansprichst

Starte im aufrechten Stand. Du beugst dich in der Hüfte nach vorn bis deine Handflächen den Boden berühren. Wenn notwendig, beugst du dazu deine Knie. Jetzt wanderst du mit deinen Händen nach vorn, bis du in einer Liegestützeposition bist. In dieser Position atmest du mindestens einmal tief ein und aus. Anschließend wanderst du mit den Füßen Schritt für Schritt zu deinen Händen und richtest dich wieder auf. Das entspricht einem Durchlauf.

Variation

› Mehr Spannung im Rumpf erzielst du, wenn du mit den Händen aus der Liegestützposition noch weiter nach vorn wanderst.

› Für eine zusätzliche Kräftigung deines Oberkörpers kannst du natürlich auch einen Liegestütz ausführen.

Aufrollen Rumpfstütz in den Seitstütz

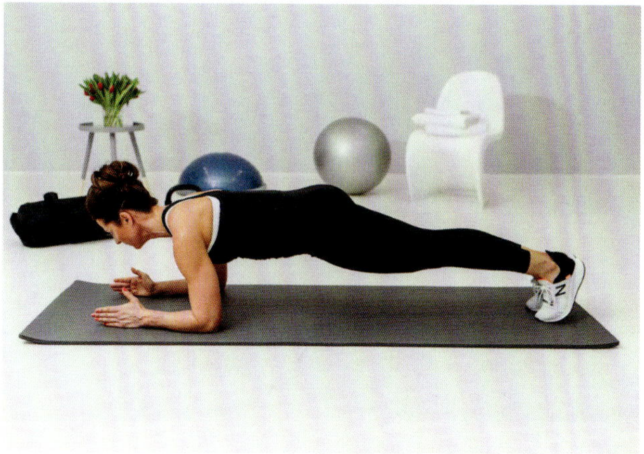

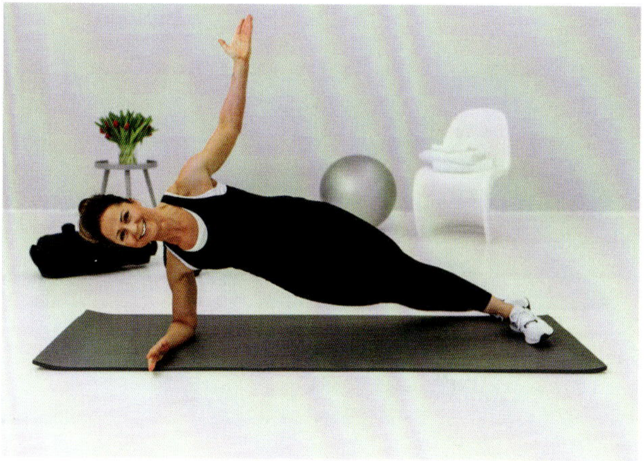

Diese Übung kombiniert den Rumpf- und Seitstütz

Aus dem Rumpfstütz drehst du dich seitlich auf und streckst einen Arm nach oben. Dein Kopf und deine Augen schauen ebenfalls zur Decke. Während dieser Bewegung atmest du ein.

Variation

› Du kannst die gleiche Bewegung auch aus der Liegestützposition mit gestreckten Armen ausführen.

› Du kannst deine Beine auf einen Pezziball legen oder in einen Schlingentrainer hängen.

Vierfüßlerstand in verschiedenen Positionen

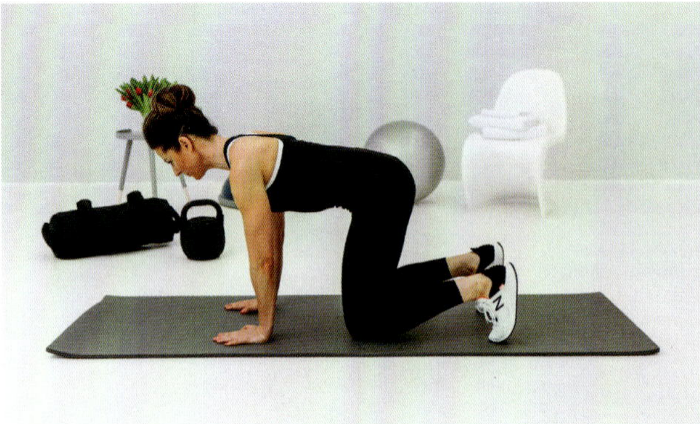
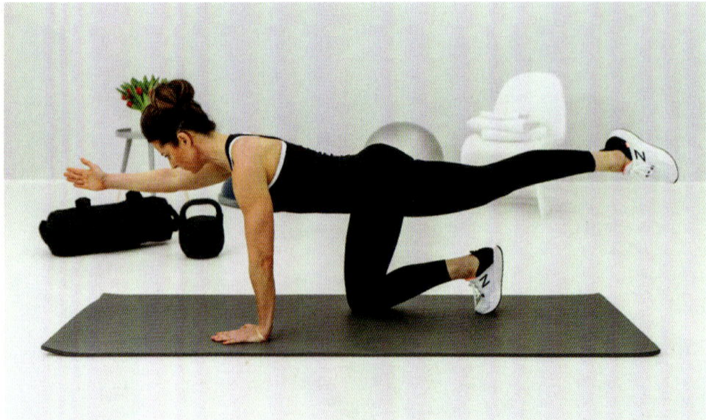
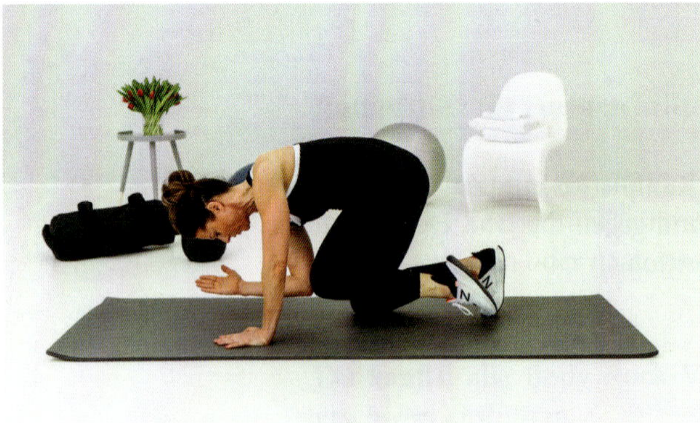
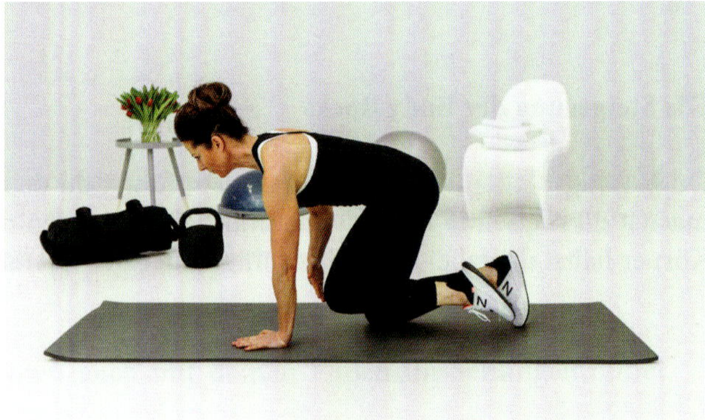

Der Vierfüßlerstand ist eine Top-Position für viele effektive Rumpfübungen

Du nimmst die bekannte Ausgangsposition ein. Entscheide zuerst, ob du die Zehen oder den Spann aufsetzt – beides ist möglich. Die einfachste Variante ist die Streckung des rechten Arms und linken Beins mit der Einatmung und das Zusammenführen von Ellenbogen oder Hand mit dem Knie des zuvor ausgestreckten Beins. Schwieriger wird es, wenn du das Standknie vom Boden abhebst. Eine noch schwierigere Variante für Fortgeschrittene ist die gleichseitige Streckung eines Arms und Beins.

Variation
Ausführung der gleichen Übung aus der Liegestützposition.

Kniestand

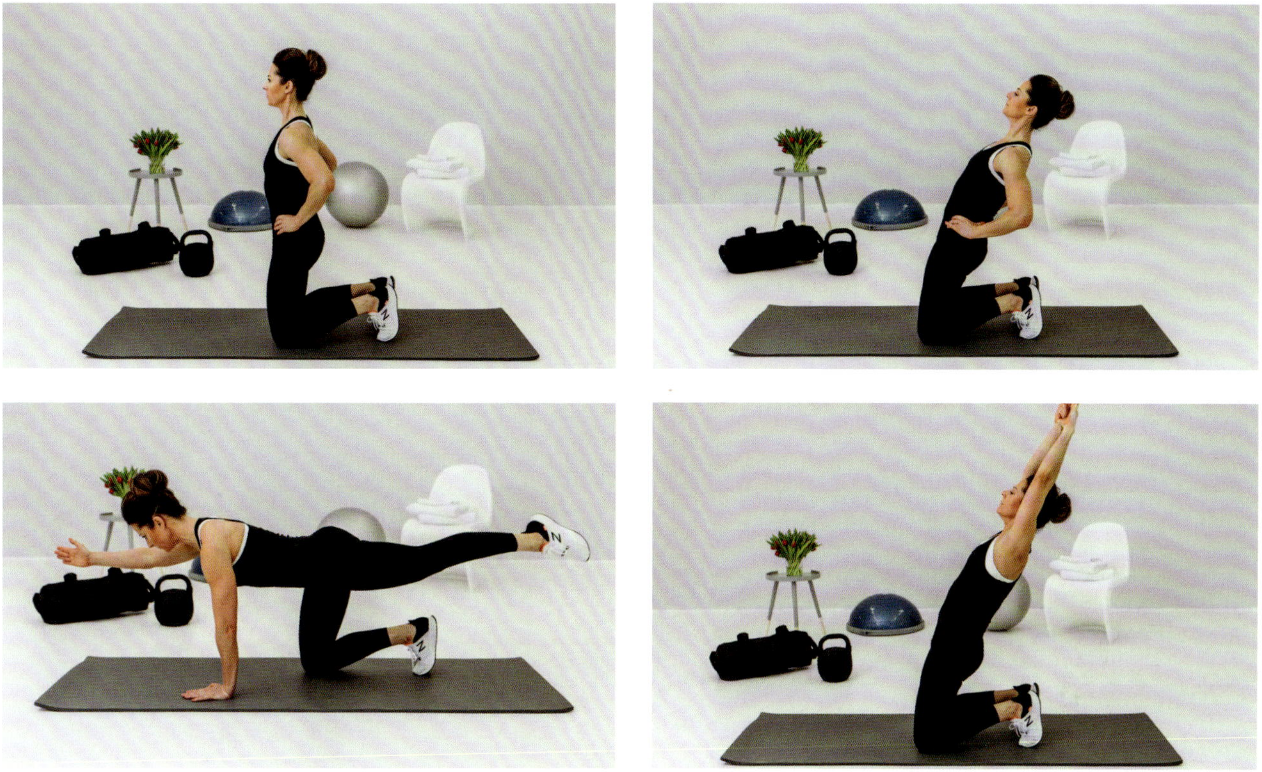

Eine maximale Anspannung der gesamten vorderen Kette ist garantiert

Du startest in einem beidbeinigen Kniestand. Der Spann ist beidseits abgelegt. Du schiebst dein Becken nach vorn und beugst deinen Oberkörper nach hinten. Je weiter du nach hinten gehst, desto schwieriger wird die Übung. Dabei schaust du die ganz Zeit weiter nach vorn. Deine Armposition bestimmt jetzt, wie schwierig die Übung ist. Setze zu Beginn deine Arme seitlich an deine Hüften. Verschränke sie dann vor der Brust. Nimmst du die Arme in den Nacken mit nach außen zeigenden Ellenbogen, erhöht sich der Schwierigkeitsgrad. Zuletzt kannst du die Arme wie ein V nach hinten oben wegstrecken, damit den Hebelarm verändern und die Spannung im Bauch erhöhen.

5.7 Bauch – Beine – Po – Füße

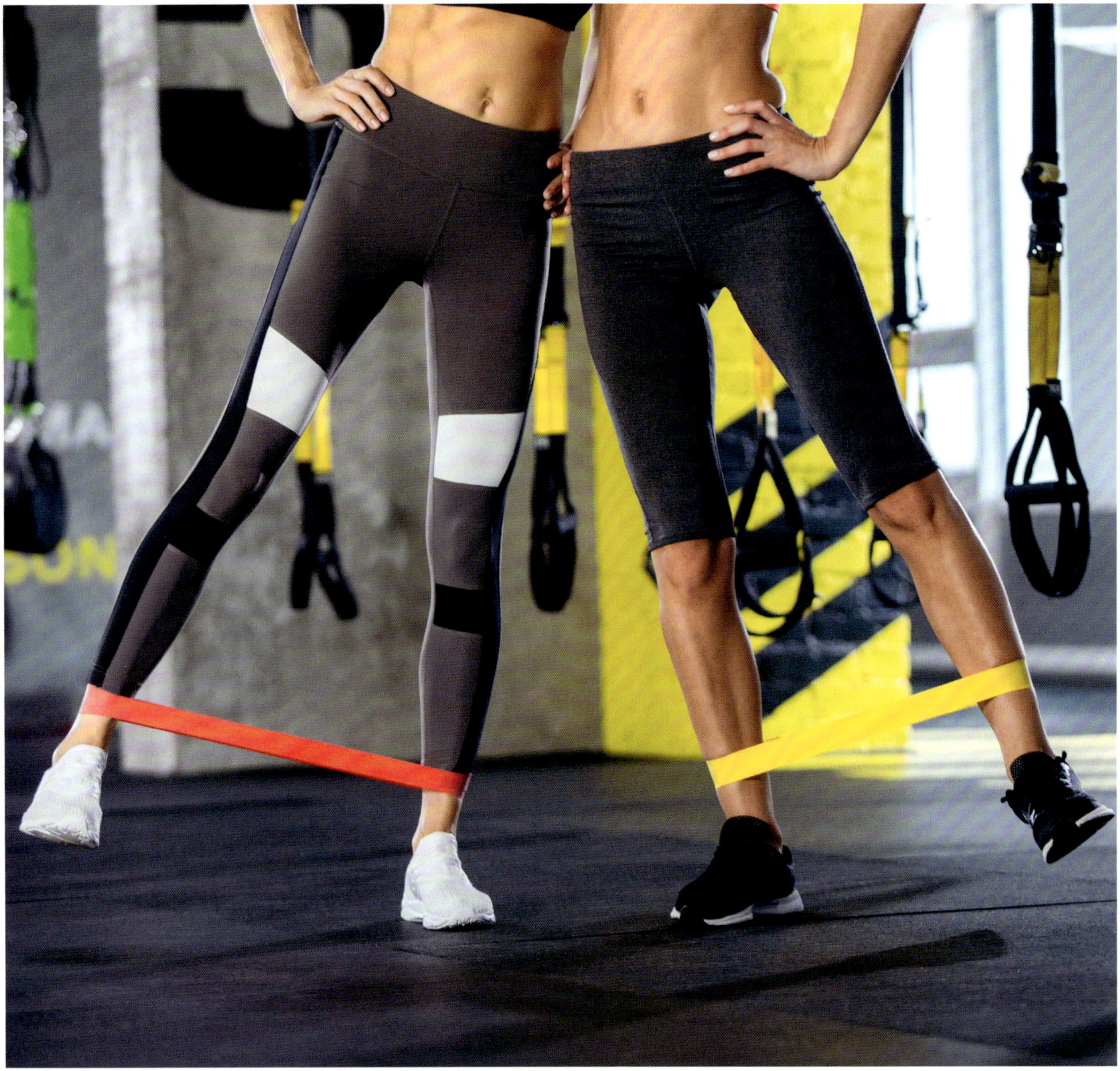

	Übung	Schwierigkeits-grad	Dauer/ Wiederholungen
1	Einbeinstand	rot	10-20 Sek.
2	Fußsohle mit einem Ball ausrollen **(M)**	rot	30 Sek.
3	Minibandübung im Stand	rot	15-20 Wdh.
4	Standwaage **(M)**	rot	15-20 Wdh.
5	Ausfallschritt nach hinten **(M)**	rot	15-20 Wdh.
6	Dehnung der gesamten Rückseite im Schlingentrainer **(M)**	rot	
7	Sumo Squat	rot	15-20 Wdh.
8	Einbeinige Kniebeuge mit erhöhtem Bein	orange	15-20 Wdh.
9	Kreuzheben	orange	15-20 Wdh.
10	Kniebeuge	orange, grün (mit Gewichten)	15-20 Wdh.
11	Ein- und beidbeinige Kniebeugen im Schlingentrainer	orange	15-20 Wdh.
12	Seitlicher Ausfallschritt mit/ohne Schlingentrainer	orange	15-20 Wdh.
13	Ausfallschritte vor-/rückwärts	orange	15-20 Wdh.
14	Wechselsprung im Ausfallschritt	grün	15-20 Wdh.
15	Kettlebell Swing (2 / 1 Arm)	grün	15-20 Wdh.
16	Standwaage mit Rudern	grün	15-20 Wdh.

Tabelle 10: Ampel für dein Unterkörpertraining

M = Mobilität

Die folgenden Übungen beanspruchen vor allem den Unterkörper. Achte bei allen Übungen auf die korrekte Ausführung und die regelmäßige Ein- und Ausatmung beim Training. Vermeide es, die Luft anzuhalten. Du kannst diese Übungen zur Mobilisation zwischendurch anwenden, wenn du dich verspannt fühlst. Außerdem werden sie bei allen anderen Trainingsformen eingebunden, die ich dir vorgestellt habe.

Einbeinstand

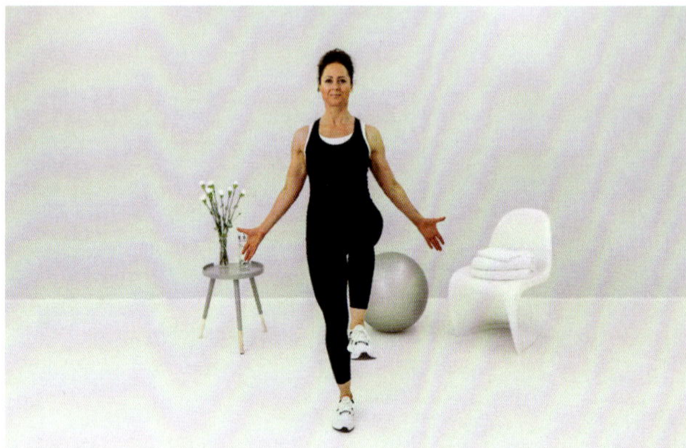

Die Grundlage für jede komplexe Übung im Stand

Der sichere Einbeinstand sollte eigentlich eine Selbstverständlichkeit sein. Medizinisch wird erwartet, dass du zehn Sekunden sicher auf einem Bein stehen kannst. Kleinere Ausgleichbewegungen sind OK. Halte dich gerade und aufrecht. Atme.

Variation

› Du kannst den Einbeinstand auf einem Wackelbrett oder einem instabilen Kissen ausführen.

› Du kannst die Augen schließen. Auch bei dieser Ausführung sind zehn Sekunden der Standard, allerdings darfst du mehr Ausgleichsbewegungen machen.

Fußsohle mit einem Ball ausrollen

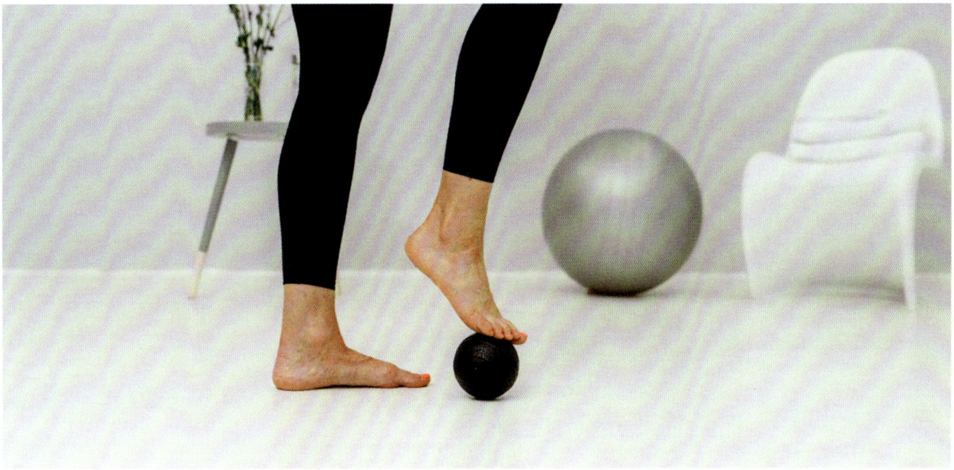

Tut gut und steigert deine Beweglichkeit

Im aufrechten Stand rollst du eine Fußsohle circa eine Minute mit einem festen Ball aus. Das kann ein harter Tennisball, ein Lacrosse-Ball oder ein Faszienball sein. Hauptsache, du spürst die Massage deiner Fußsohle. Rolle von vorn nach hinten und von innen nach außen. Arbeite vor allem an den Punkten, wo du verspannt bist.

Tipp der Trainerin

Das Ausrollen der nackten Fußsohle lässt sich wunderbar in den Alltag integrieren. Zum Beispiel während des Zähneputzens.

Minibandübung im Stand

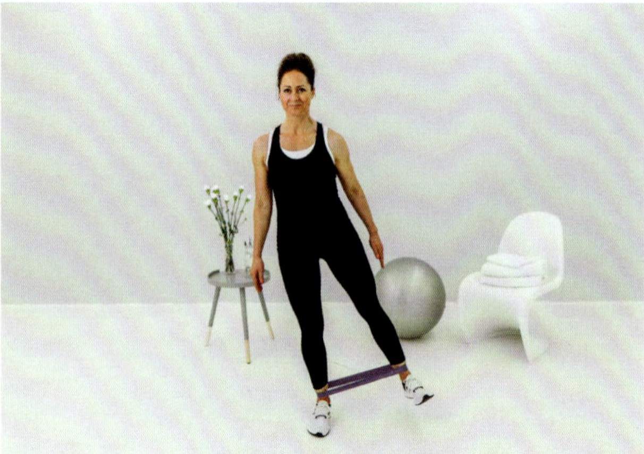

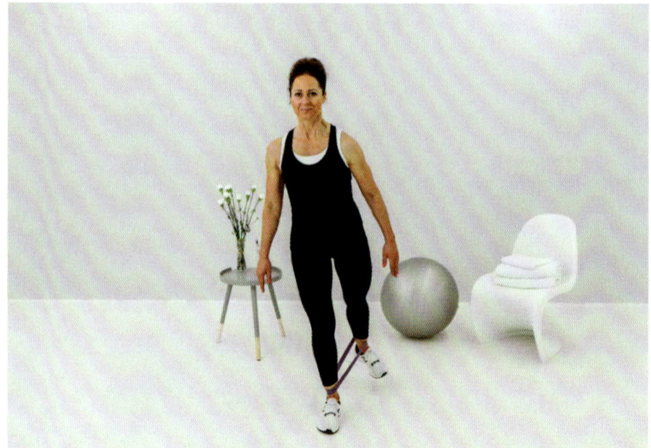

Du kräftigst Po und Füße und du verbesserst dein Gleichgewicht

Du legst ein Miniband um deine Knöchel und stellst dich aufrecht hin. Du verlagerst dein Gewicht komplett auf ein Bein. Das andere kannst du jetzt gegen den Widerstand des Bandes seitlich anheben. Sinnvoll sind vor allem drei Bewegungsrichtungen: seitlich, schräg nach hinten, nach hinten. Auf der Uhr betrachtet, für das rechte Bein Richtung drei, fünf und sechs Uhr. Für das linke Bein neun, sieben und sechs Uhr. Den Widerstand variierst du über die Stärke des Minibandes und das Ausführungstempo. Gern arbeite ich im Wechsel mit je 15-20 Wiederholungen ohne Pausen:

1. rechtes Bein 3 Uhr – linkes Bein 9 Uhr
2. rechtes Bein 5 Uhr – linkes Bein 7 Uhr
3. rechtes Bein 6 Uhr – linkes Bein 6 Uhr

Trainiert werden immer automatisch beide Beine, das Standbein statisch und das Spielbein dynamisch.

Standwaage

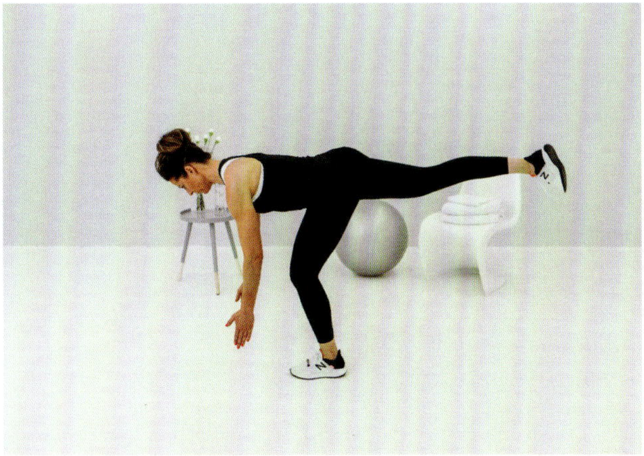 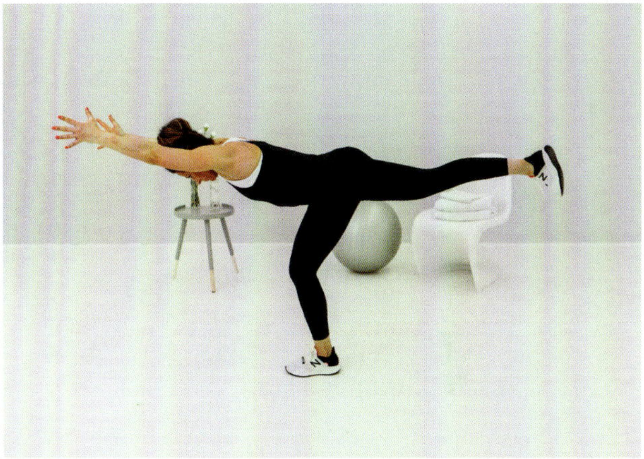

Finde deine Mitte und dein Gleichgewicht

Du stehst aufrecht und beugst mit der Einatmung ein Bein in der Hüfte um 90 Grad. Mit der Ausatmung beugst du dich nach vorn, bis der Oberkörper möglichst parallel zum Boden ist, streckst das zuvor gebeugte Bein zeitgleich gerade nach hinten weg und streckst die Arme mit gespreizten Händen über den Kopf. Von der Seite betrachtet bildet dein Körper ein T. Mit der nächsten Einatmung richtest du dich wieder in den Einbeinstand auf. Mit der nächsten Ausatmung setzt du das Bein ab. Entweder wiederholst du den Ablauf mehrfach für eine Seite oder du führst die Bewegung im Seitenwechsel aus.

Variation

› Strecke beide Arme nach hinten oder seitlich aus, das erleichtert die Übung.

› Zu Beginn kannst du die Übung vor einer Wand oder einem Stuhl mit Lehne ausführen. So können sich deine Hände bei Bedarf abstützen.

› Um das Training zu intensivieren, kannst du auch mehrere Atemzüge in der T-Position verbringen.

Ausfallschritt nach hinten

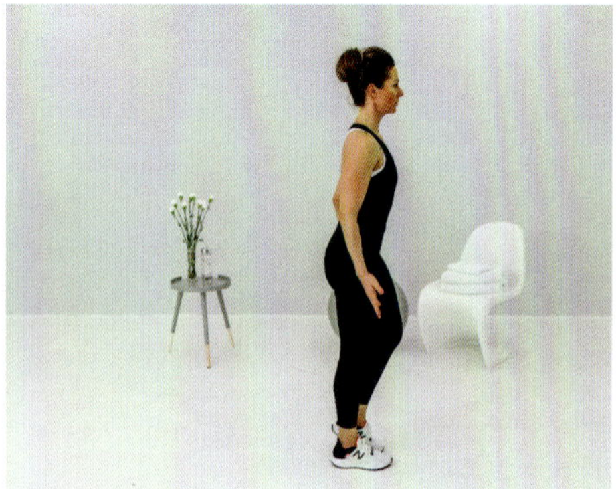

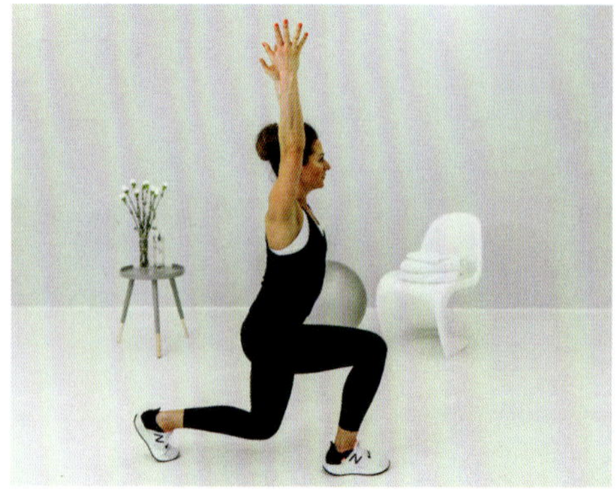

Du öffnest deine gesamte Vorderseite und streckst dich. Auch sehr gut als Warm-up geeignet

Du stehst aufrecht, die Beine hüftbreit, die Arme neben dem Körper. Nimm ein Bein vom Boden weg und setze es hüftbreit nach hinten auf, bleibe aber mit dem Körpergewicht auf dem vorderen Fuß – vor allem auf der Ferse, die du im Boden verankerst. Dadurch spannst du automatisch deinen Pomuskel des vorderen Beines an. Das hintere Bein beugst du nun und führst das Knie mit der Einatmung in Richtung Boden, ohne es jedoch abzusetzen. Lass dein Körpergewicht dabei auf dem vorderen Bein und drücke die Ferse weiterhin fest in den Boden. Mit der Ausatmung kommst du in deine Ausgangsposition zurück.

Variation
Du kommst aus dem Ausfallschritt mit der Ausatmung hoch in den Einbeinstand und setzt das Bein erst mit der nächsten Ausatmung wieder ab. Auf diese Weise trainierst du dein Gleichgewicht und deine Fußmuskulatur zusätzlich.

Tipp der Trainerin

Ich lasse meine Kunden bei dieser Übung gern die Augen schließen und bitte sie, in Gedanken ihre ganze Liebe in den Pomuskel des vorderen Beines zu schicken. Manchmal fällt ihnen das leichter, wenn sie ihren Oberkörper nicht kerzengerade aufrecht halten, sondern sich leicht nach vorn beugen und den Abstand zwischen Rippenbögen und Schambein kurz machen. Dabei wird der Bauch angespannt und die Hände werden locker vor dem Oberkörper ineinandergelegt. Wenn du das hintere Bein während der Übung jederzeit anheben kannst, weiß ich, dass deine Gewichtsverteilung stimmt und du deine Kraft aus dem vorderen Bein holst.

Sumo Squat

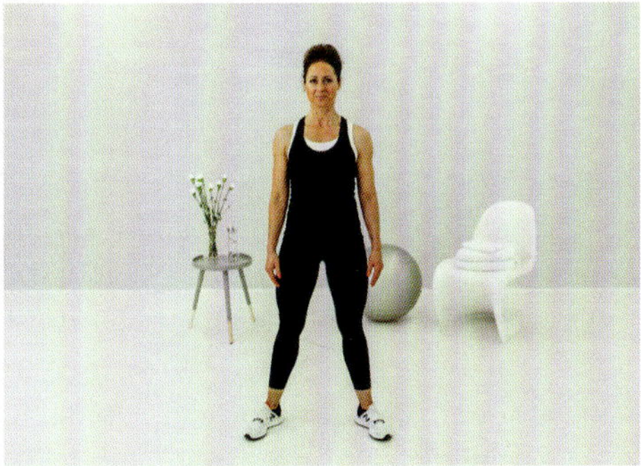

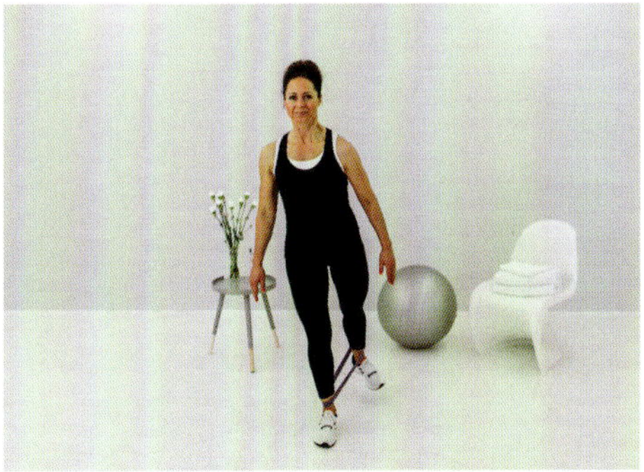

Dein Einstieg in die Kniebeuge

Der Sumo Squat ist eine von unzähligen Möglichkeiten, um eine Kniebeuge auszuführen. Du nimmst einen deutlich mehr als schulterbreiten Stand ein. Deine Füße zeigen nach außen. Mit der Einatmung schiebst du deinen Po nach hinten und gehst in eine tiefe Kniebeuge. Die Knie gehen dabei in Richtung deiner Füße. Die Wirbelsäule hältst du gerade. Stell dir vor, es zieht dich jemand an Po und Kopf auseinander. Mit der Ausatmung kommst du wieder in die Ausgangsposition zurück.

Variation
Du kannst eine Kettlebell/ein Gewicht zusätzlich einsetzen. Entweder hältst du es mit beiden Händen unmittelbar vor der Brust oder mit gestreckten Armen zwischen deinen Beinen.

Tipp der Trainerin

Die Adduktoren sind in einer Schlinge mit dem Beckenboden verbunden. Meine Kunden dürfen also nach der Geburt sehr viel und sehr oft Sumo Squats trainieren. Achte bei der Ausführung auf eine kontrollierte Bewegung – vor allem nach oben zurück in die Ausgangsposition. Schicke deine Aufmerksamkeit bei dieser konzentrischen Bewegung in den Beckenboden, entspanne ihn aktiv mit an.

Dehnung der gesamten Rückseite im Schlingentrainer

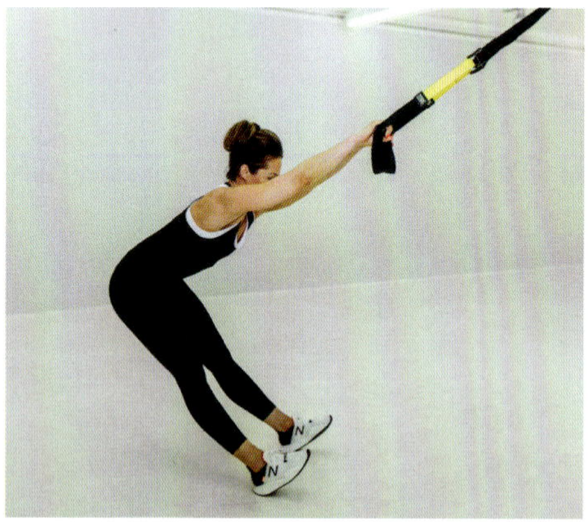

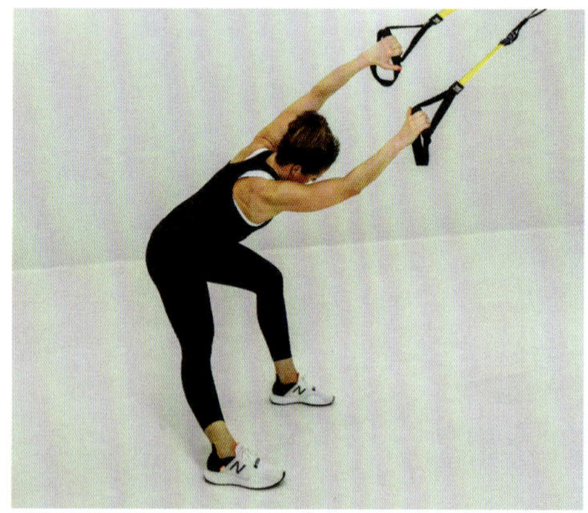

Egal welcher Teil deines Rückens verspannt ist – mit dieser einfachen Übung dehnst du deinen gesamten Rücken

Der Schlingentrainer ist an einer Tür oder der Decke befestigt. Du stehst mehr als schulterbreit und schiebst bei gestreckten Armen und Beinen deine Hüfte nach hinten. Der Schlingentrainer und dein Rücken bilden eine Linie. Du spürst die Dehnung im gesamten Rücken und an der Oberschenkelrückseite.

Variation
Du kannst die Dehnung verstärken, indem du dein Gewicht auf ein Bein verlagerst. Automatisch wirst du dann vermehrt mit dem gegenüberliegenden Arm ziehen und dich diagonal dehnen.

Einbeinige Kniebeuge mit erhöhtem Bein

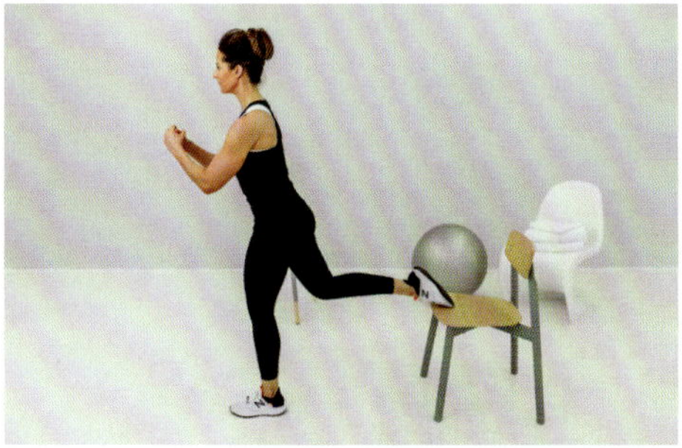

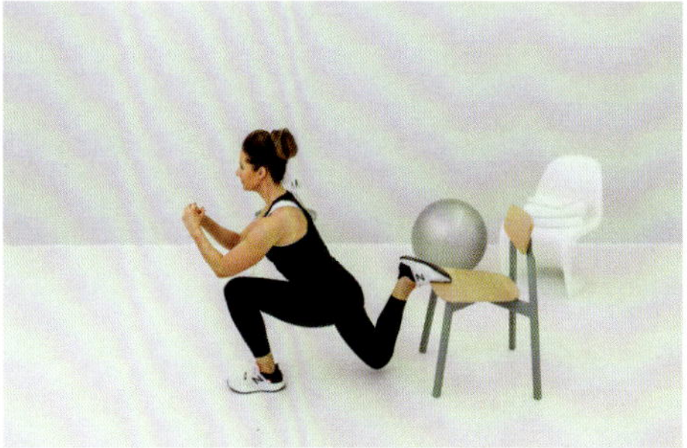

Diese Übung gehört zu meinen Top 3 zur Straffung und Kräftigung des Pos

Ausgangsposition: Du legst deinen rechten Fußrücken in einem Ausfallschritt ungefähr auf Kniehöhe erhöht nach hinten ab. Dazu kannst du einen Stuhl, eine Bank oder einen Ball benutzen. Mit der Einatmung beugst du das vordere linke Knie. Versuche dabei, mit der Kniespitze des linken Knies in etwa über dem linken Mittelfußknochen zu bleiben. Mit der Ausatmung kommst du wieder hoch. Das Ziel ist es, mehr den Po als die Oberschenkelmuskulatur zu trainieren. Die Arme kannst du in die Hüften setzen, vor der Brust verschränken oder in den Nacken legen.

Variation

› Du kannst anstelle einer Erhöhung auch das hintere Bein auf eine gleitende Unterlage stellen. Das setzt einen entsprechend glatten Boden voraus, damit der hintere Fuß darauf gleiten kann.

› Du kannst ein Gewicht in der dem Standbein gegenüberliegenden Hand halten oder mit beiden Händen vor dem Körper.

Tipp der Trainerin

Ich liebe diese Variante des Ausfallschrittes. Heidi Klum hat ganz viele davon gemacht, bevor sie für „Victoria's Secret" auf den Laufsteg ging – zwölf Wochen nach der Geburt ihres Kindes. Müsste ich mich persönlich für eine Beinübung für den Rest meines Lebens entscheiden: Es wäre diese hier.

Kreuzheben

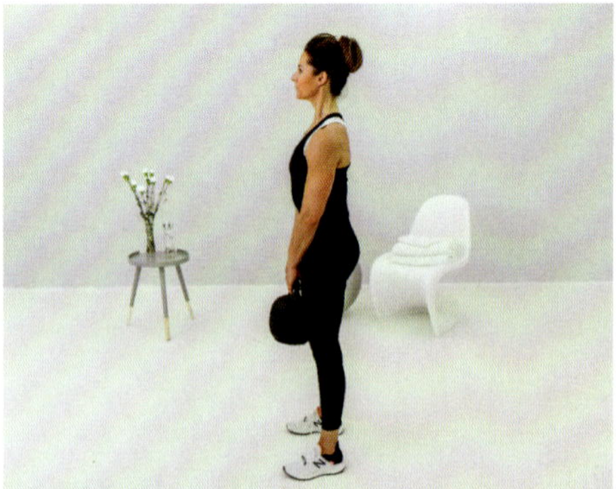 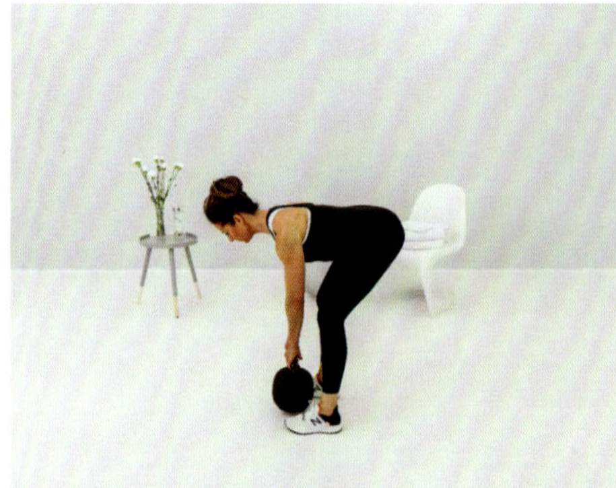

Eine der klassischen Übungen zur Kräftigung deines Pos und deiner Oberschenkel

Es gibt eine Vielzahl an Möglichkeiten, das Kreuzheben auszuführen. Du kannst ein Gewicht mit beiden Händen halten oder in jeder Hand ein Gewicht. Trainierst du mit Kettlebells oder Kurzhanteln, kannst du sie bei breitem Stand zwischen deinen Beinen halten oder bei hüftbreitem Stand außerhalb. Du beugst bei geradem Rücken deine Hüfte, schiebst deinen Po nach hinten, beugst die Knie etwas und nimmst über deine gestreckten Arme das Gewicht auf. Du atmest ein auf dem Weg nach unten und aus, wenn du dich wieder aufrichtest. Kreuzheben ist eine hüftdominante Übung. Das bedeutet, du führst die Bewegung vor allem mit deiner Hüfte (und damit deinem Po) und weniger aus den Knien aus.

Variation
Die letzte Übung in diesem Kapitel ist die einbeinige Ausführung des Kreuzhebens über die Standwaage mit einem Gewicht in beiden Händen oder in einer Hand.

Tipp der Trainerin

Veranker bei dieser Übung die Beine fest in den Boden und schicke deine Konzentration während der Ausübung in die hintere Muskelkette. Kreuzheben ist eine Übung, die besser funktioniert, wenn man sie mit mehr Last absolviert. Der Körper wird dadurch gezwungen, sauber zu arbeiten. Eine tolle Übung – eine saubere Technik vorausgesetzt.

Kniebeuge

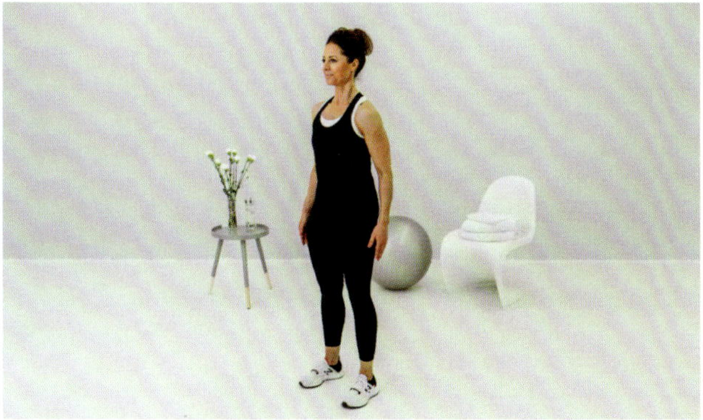

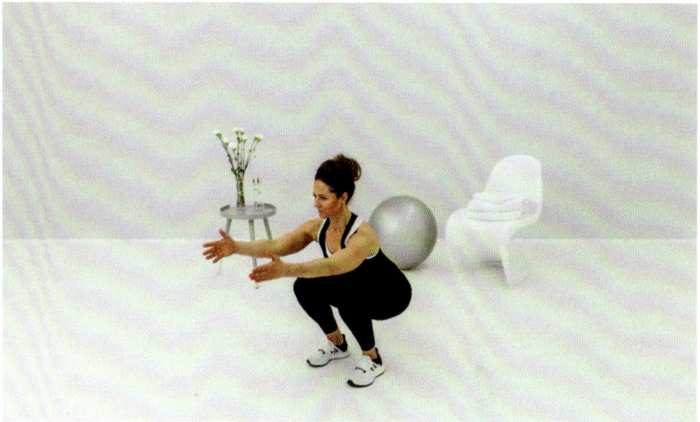

Ebenfalls eine der klassischen Übungen zur Kräftigung deines Pos und deiner Oberschenkel

Zum Einstieg führst du Kniebeugen mit dem eigenen Körpergewicht aus. Du stehst aufrecht, schiebst mit der Einatmung den Po nach hinten, beugst die Knie und gehst in etwa so weit nach unten, dass deine Oberschenkel parallel zum Boden sind. Mit der Ausatmung kommst du wieder hoch. Die Arme kannst du nach vorn ausstrecken, wenn du runter gehst, du kannst sie an deine Hüften legen oder sie hinter dem Nacken verschränken. Wichtig ist, dass deine Füße die ganze Zeit am Boden bleiben. Die Knie bleiben über deinen Füßen. Wenn du merkst, dass sie nach innen gehen, empfehle ich die Variante mit einem Miniband (siehe unten).

Variation

› Führe die Kniebeuge wie beschrieben mit einem Schlingentrainer aus. Du hältst dich mit gestreckten Armen daran fest. Das vereinfacht die Ausführung.

› Legst du ein Miniband um deine Oberschenkel oberhalb des Kniegelenks, so trainierst du deinen Po noch intensiver und sicherst eine stabile unsaubere Beinachse.

› Die einfachste Progression ist die Ausführung mit Gewichten in den Händen. Die Gewichte kannst du mit gestreckten Armen neben deinem Körper oder auf Schulterhöhe halten.

› Bei der Überkopfkniebeuge hältst du ein Gewicht mit einem Arm oder zwei (leichte) Gewichte mit gestreckten Armen über deinem Kopf, während du die Kniebeuge ausführst.

› Beim Air Squat springst du aus der Beugung beim Aufrichten etwas ab, so dass beide Füße den Boden verlassen. Diese Variante entspricht dann der grünen Phase und sie sollte nur mit guter Kontrolle des Beckenbodens ausgeführt werden.

Tipp der Trainerin

Ich lasse meine Kundinnen gern vor einem Stuhl stehen, auf den sie sich setzen sollen – und es dann doch nicht dürfen. Ich lasse sie die Bewegung kurz vor dem Hinsetzen abbremsen und wieder zurück in die Ausgangsposition kommen. Eine gute Variante ist es, dies nur einbeinig zu absolvieren. Sieht leichter aus, als es ist.

Ein- und beidbeinige Kniebeuge im Schlingentrainer

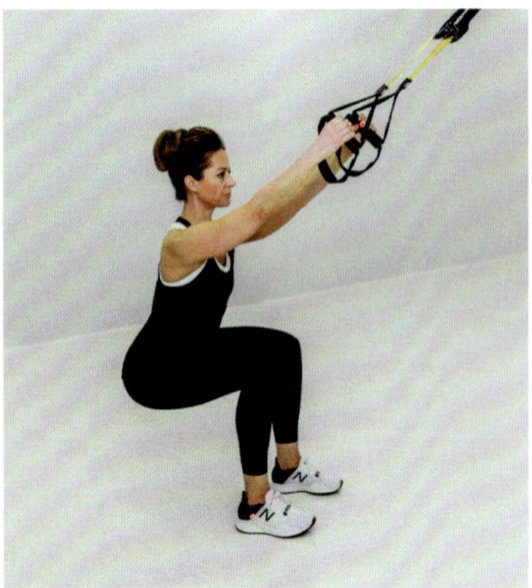

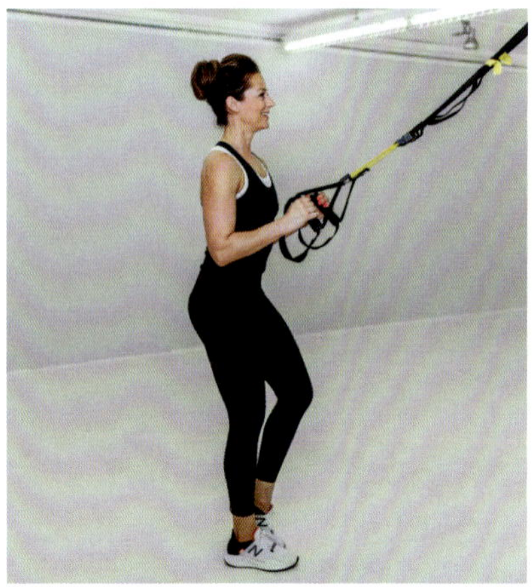

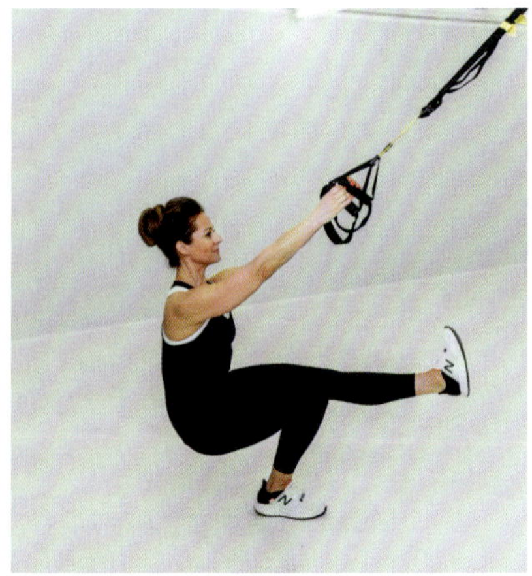

Der Schlingentrainer bietet dir viel Abwechslung und Intensivierung beim Training deiner Kniebeugen

Der Schlingentrainer kann die Kniebeuge vereinfachen und erschweren. Den Einstieg bildet die Standardkniebeuge, bei der du den Schlingentrainer mit gestreckten Armen greifst und dich bei der Ausführung nach hinten lehnst. In dieser Ausführungsvariante kannst du auch einen Air Squat ausführen, indem du nach hinten oben springst. Die

Arme sind auch bei dieser Ausführung gestreckt. Schwieriger wird es, wenn du die Kniebeuge einbeinig ausführst. Auf dem Weg nach unten streckst du ein Bein gerade nach vorn weg oder führst es hinter das arbeitende Standbein.

Seitlicher Ausfallschritt mit und ohne Schlingentrainer

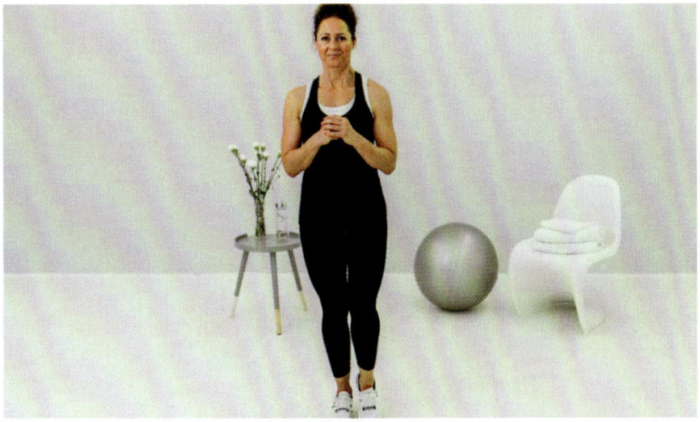

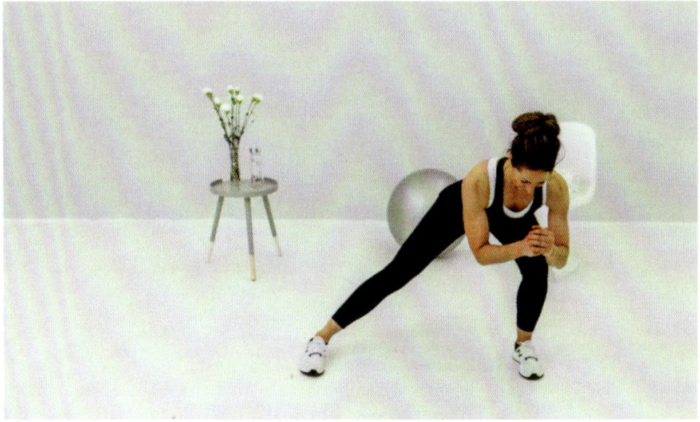

Kräftige deine Adduktoren mit seitlichen Ausfallschritten

Aus dem aufrechten Stand beugst du dein rechtes Bein mit der Einatmung etwas, während du mit dem linken Bein einen seitlichen Ausfallschritt machst und deine Hüfte beugst. Am Ende ist das rechte Bein gestreckt und das linke ist tief gebeugt. Mit der Ausatmung drückst du dich mit deinem linken Bein ab und kommst wieder in den aufrechten Stand.

Variation

› Einfacher ist es, am Anfang diese Übung mit dem Schlingentrainer und mit gestreckten Armen auszuführen.

› Am Ende des Ausfallschritts kommst du in den Einbeinstand hoch, ohne das Bein abzusetzen.

› Lässt es der Raum zu, so kannst du eine bestimmte Strecke im Ausfallschritt gehen. Dazu kommst du über das Spielbein hoch in den Stand. Beispiel: Ausfallschritt nach links. Du kommst aus dem linken Bein hoch und ziehst das rechte heran. Nächster Schritt nach links.

› Du kannst ein kleines Gewicht mit beiden Händen vor der Brust halten während du den Ausfallschritt ausführst.

Ausfallschritt vorwärts/rückwärts

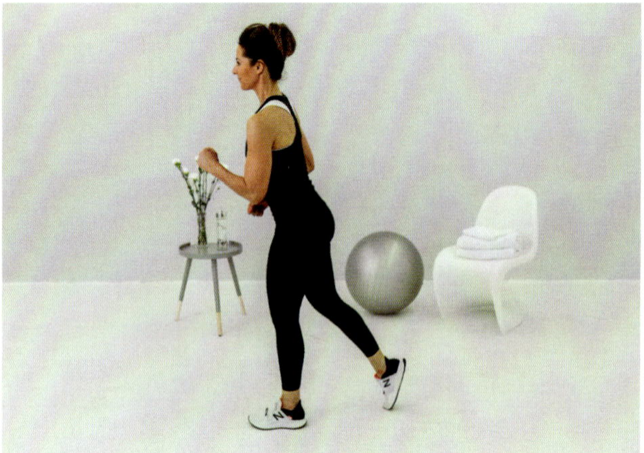

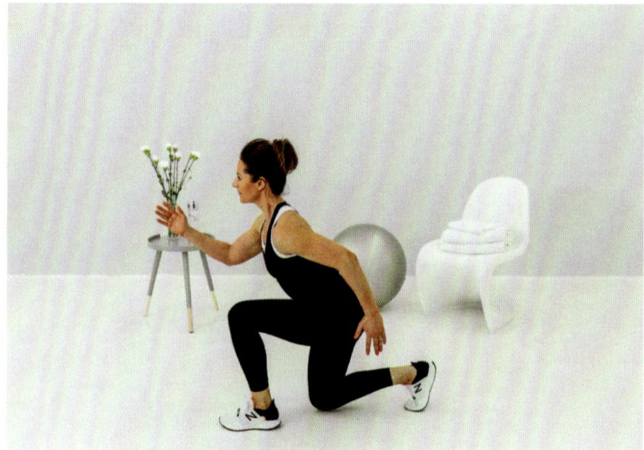

Eine weitere Standardübung für Beine und Po

Aus dem aufrechten Stand führst du mit der Einatmung einen Ausfallschritt nach hinten aus. Die Hände kannst du auf die Hüften legen oder hinter dem Nacken verschränken. Mit der Ausatmung kommst du wieder in den Stand zurück. Führst du die Ausfallschritte nach vorn aus, so kannst du entweder immer wieder einen Schritt nach vorn machen, wenn du eine Strecke zurücklegen möchtest oder du kommst wieder in den Stand zurück. Achte darauf, dass deine Schritte bei beiden Varianten mindestens hüftbreit erfolgen und nicht auf einer Linie.

Variation

› Bist du unten im Ausfallschritt, rotierst du deinen Oberkörper in Richtung des vorderen Beins.

› Zwischen den Schritten kannst du oben im Einbeinstand kurz innehalten – das trainiert dein Gleichgewicht.

› Du kannst die Ausfallschritte selbstverständlich auch mit zusätzlichem Gewicht in den Händen ausführen.

Wechselsprung im Ausfallschritt

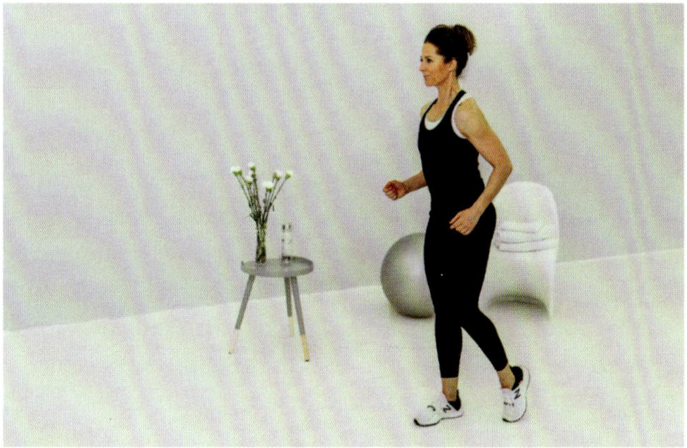

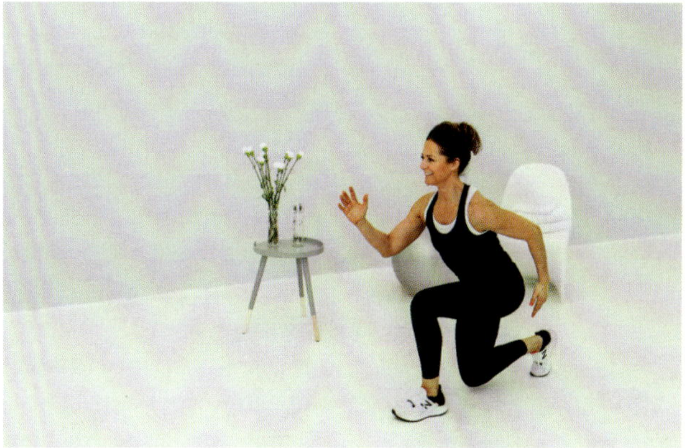

Die dynamische Variante des Ausfallschritts ist ein garantiertes Kreislauftraining

Du startest in einem nicht zu weiten Ausfallschritt. Die Arme befinden sich in einer Sprinterhaltung. Das bedeutet, offene Hände mit gespreizten Fingern, beide Ellenbogen 90 Grad gebeugt, eine Hand auf Kopfhöhe, die andere auf Hüfthöhe. Der dem vorderen Bein gegenüberliegende Arm ist oben. Jetzt springst du gleichzeitig mit beiden Beinen ab, wechselst die Position von Armen und Beinen in der Luft und landest in umgekehrter Ausgangsstellung.

Kettlebell Swing

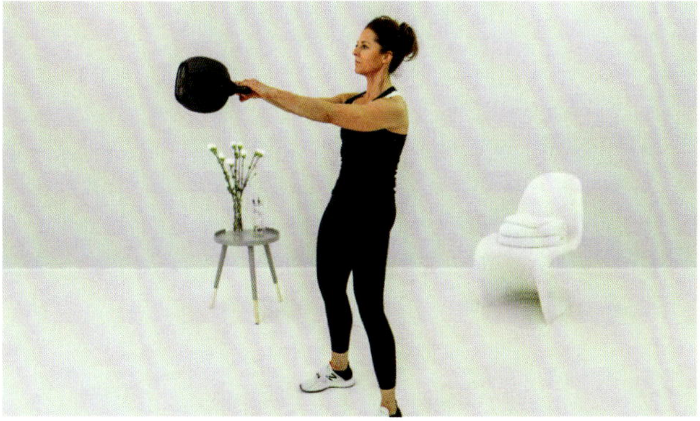

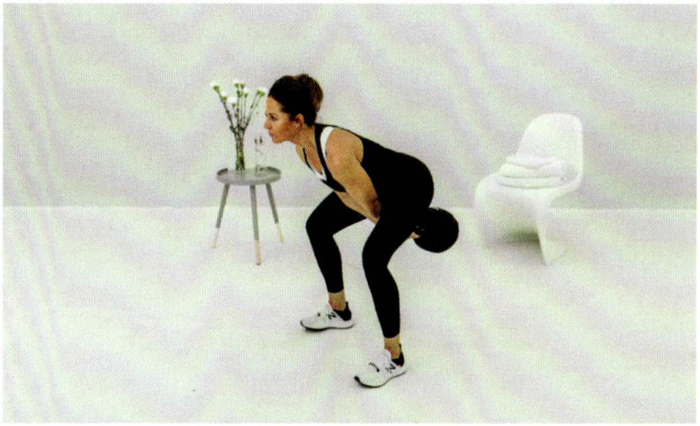

Eine meiner Lieblingsübungen für ein Training des gesamten Körpers mit einer Übung

Am liebsten ist es mir eigentlich, wenn du dir den Kettlebell Swing von einer erfahrenen Trainerin oder einem Trainer zeigen lässt. Eine wichtige Voraussetzung für die Übung ist eine gute Technik beim Kreuzheben.

Zum Starten sind sechs bis acht Kilogramm gut. Du nimmst einen mehr als schulterbreiten Stand ein. Die Kettlebell steht mittig und zwischen und etwas vor deinen Beinen. Wie beim Kreuzheben schiebst du mit geradem Rücken deinen Po nach hinten und greifst die Kettlebell mit beiden Händen und gestreckten Armen. Du atmest ein. Zu Beginn schwingst du die Kettlebell zwischen deinen Beinen nach hinten. Dann richtest du dich mit der wieder vorwärts schwingenden Kugel explosiv auf, indem du den Po vorschiebst und den Körper aufrichtest. Dein Rücken bleibt die ganz Zeit über gerade. Die Kettlebell schwingt an den gestreckten Armen bis maximal auf Schulterhöhe nach vorn. In der Aufschwungphase atmest du aus. Du leitetest die Abschwungphase aktiv ein, indem du die Kugel zwischen deinen Beinen nach unten ziehst, die Hüfte beugst und den Po nach hinten schiebst. Wenn du mit deinen Wiederholungen fertig bist, setzt du die Kettelbell wieder zwischen deinen Beinen ab und richtest dich auf.

Der Kettlebell Swing ist keine Kniebeuge mit Anheben eines Gewichtes – es ist eine dynamische Hüftbeuge- und Streckbewegung.

Variation

- Der Kettlebell Swing kann auch mit entsprechend reduziertem Gewicht einhändig ausgeführt werden.
- Sehr fortgeschritten: Der Kettlebell Swing kann auch beidhändig mit zwei leichten Kettlebells ausgeführt werden.

Tipp der Trainerin

Der Kettlebell Swing trainiert wunderbar deine Hüftstreckung und damit den Po. Achte auf eine stabile Mitte und lass den Bauch die ganze Zeit über fest angespannt. Kettlebell Swings sind ein fester Bestandteil meines eigenen Trainings.

Standwaage mit Rudern

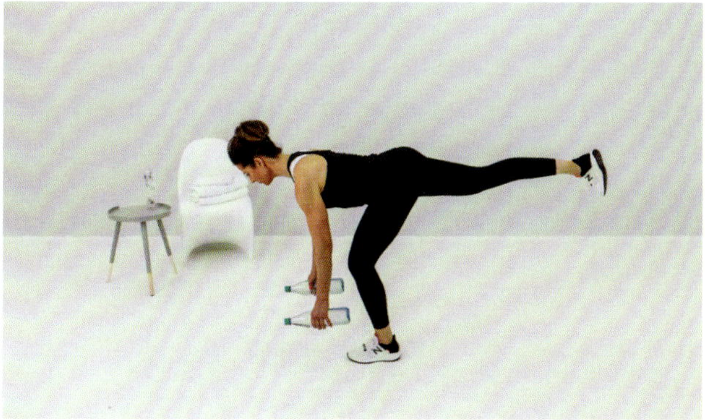

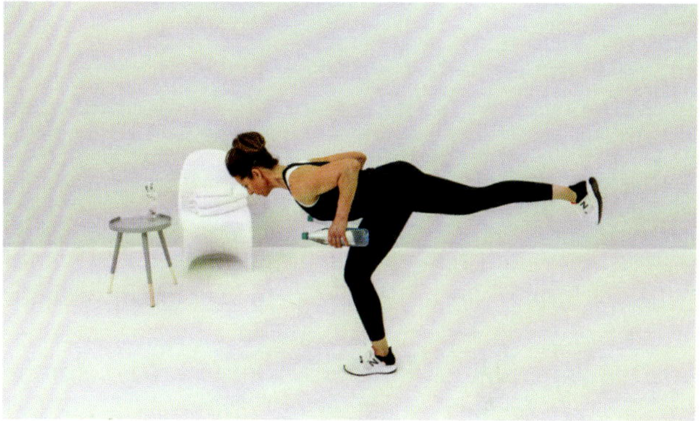

Eine der koordinativ anspruchsvollsten Übungen für Fortgeschrittene

Voraussetzung für diese Übung sind das Rudern/Ziehen zur Brust aus der vorgebeugten Haltung, das Kreuzheben und die Standwaage. Du beginnst mit einem kleinen Gewicht in jeder Hand im aufrechten Stand und atmest ein. Du gehst jetzt in die Standwaage und dein Körper bildet wieder aus der seitlichen Ansicht das bekannte T. Dann ziehst du beide Gewichte zur Brust, atmest dabei aus und streckst die Arme wieder, bevor du dich mit der Einatmung wieder aufrichtest.

Variation

› Zum Einstieg kannst du die Ruderbewegung mit einem Stab ausführen, den du mit beiden Händen hältst.

› Koordinativ schwieriger wird es, wenn du nur eine Hantel auf der dem Standbein gegenüberliegenden Seite hältst. Beispiel: Du stehst auf dem linken Bein und hebst das rechte nach hinten an, dann hältst du die Kettlebell oder Hantel rechts.

Die fünf goldenen Trainingsregeln

Starte mit deinem Warum. Sei dir über dein Ziel im Klaren und sei realistisch hinsichtlich der zeitlichen Machbarkeit. Setze dir Zwischenziele und kommuniziere sie in deinem Umfeld.

Konzentrieren dich auf deine Atmung, wenn du Übungen ausführst. Sie unterstützt deinen Bewegungsrhythmus und versorgt dich mit dem notwendigen Sauerstoff. Du meisterst eine Übung erst dann, wenn du während der Ausführung regelmäßig ein- und ausatmest.

Achte auf die Details der Übungsausführung. Sie sind für die Wirkung der Übungen entscheidend. Das gilt insbesondere für die kontrollierte Spannung deiner Finger, Füße und deiner Rumpfmuskulatur. Bei jeder Übung trainierst du deinen Körper als Ganzes.

Trainiere regelmäßig! Die Regelmäßigkeit ist wichtiger als Dauer und Intensität. Du bist die Summe deiner Angewohnheiten – positiv wie negativ.

Gib Deinem Körper die Zeit, die er braucht und finde den richtigen Level. Vermeide einen Vergleich mit anderen Frauen oder Instagramprofilen. Die Ampellogik bietet dir einen Kompass für die Wahl einer geeigneten Belastung.

Schlusswort

Für deinen Alltag wünsche ich dir ein Triple A.
In der Finanzwelt ist das die beste Bewertung, die eine Geldanlage überhaupt erhalten kann. Dieses dreifache A können wir auf deinen Alltag übertragen.

Achte auf deine Atmung, deine Körperhaltung und auf ein häufiges Aufrichten und beobachte nicht nur die Bedürfnisse deines Kindes, sondern auch deine eigenen – sei aufmerksam und achte auf dich!

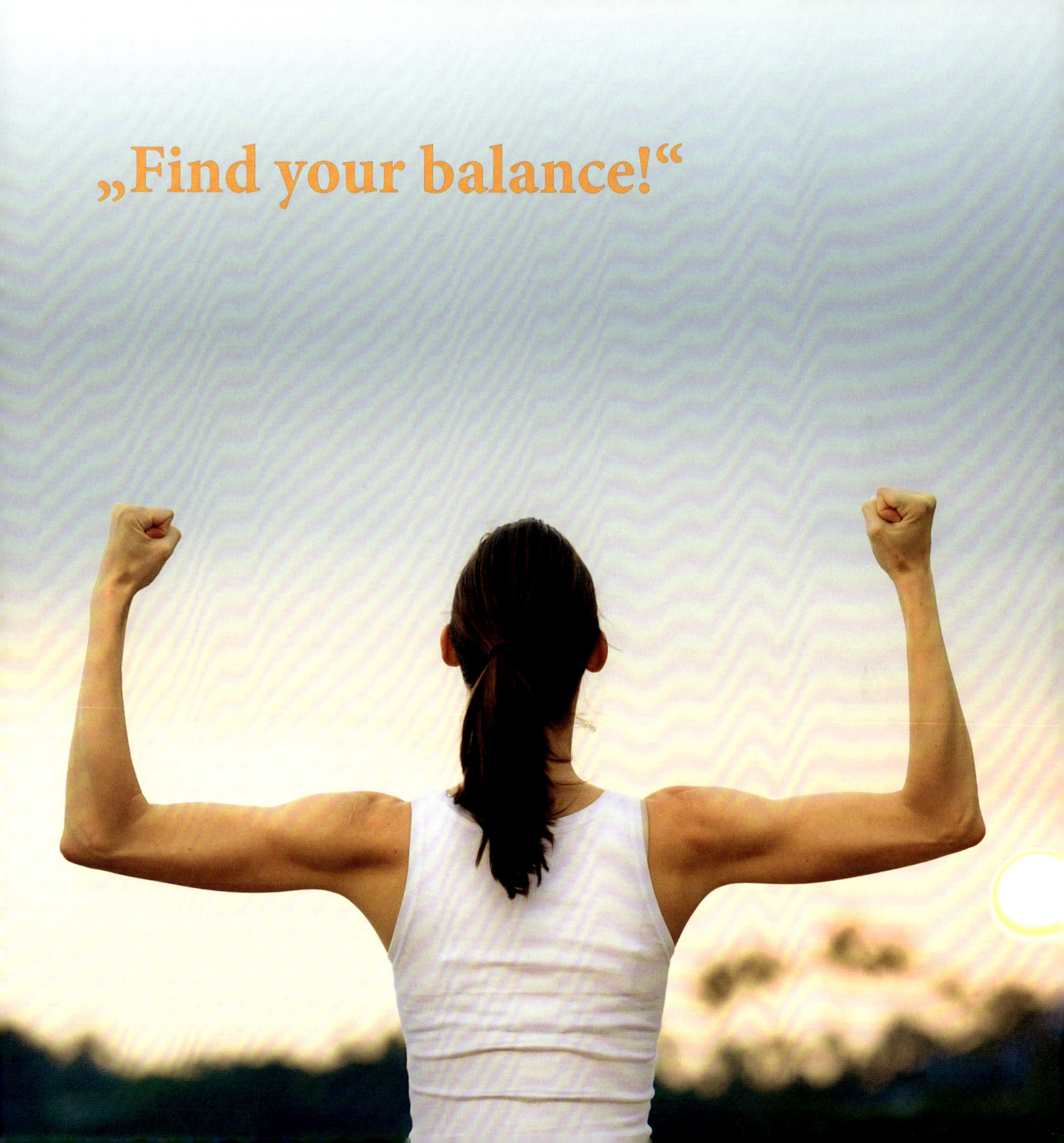
„Find your balance!“

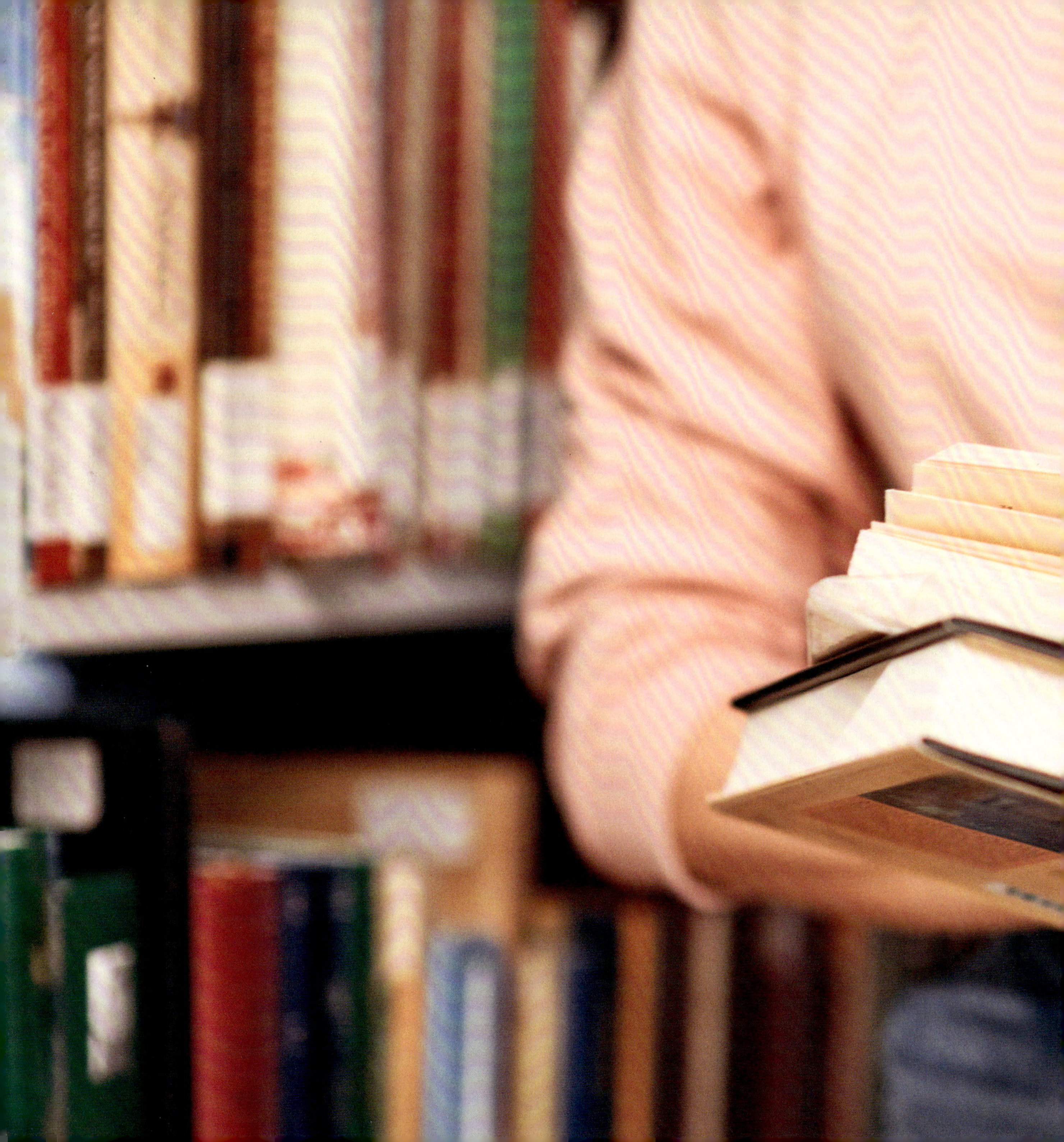

Kapitel 6

Literatur- und Bildverzeichnis

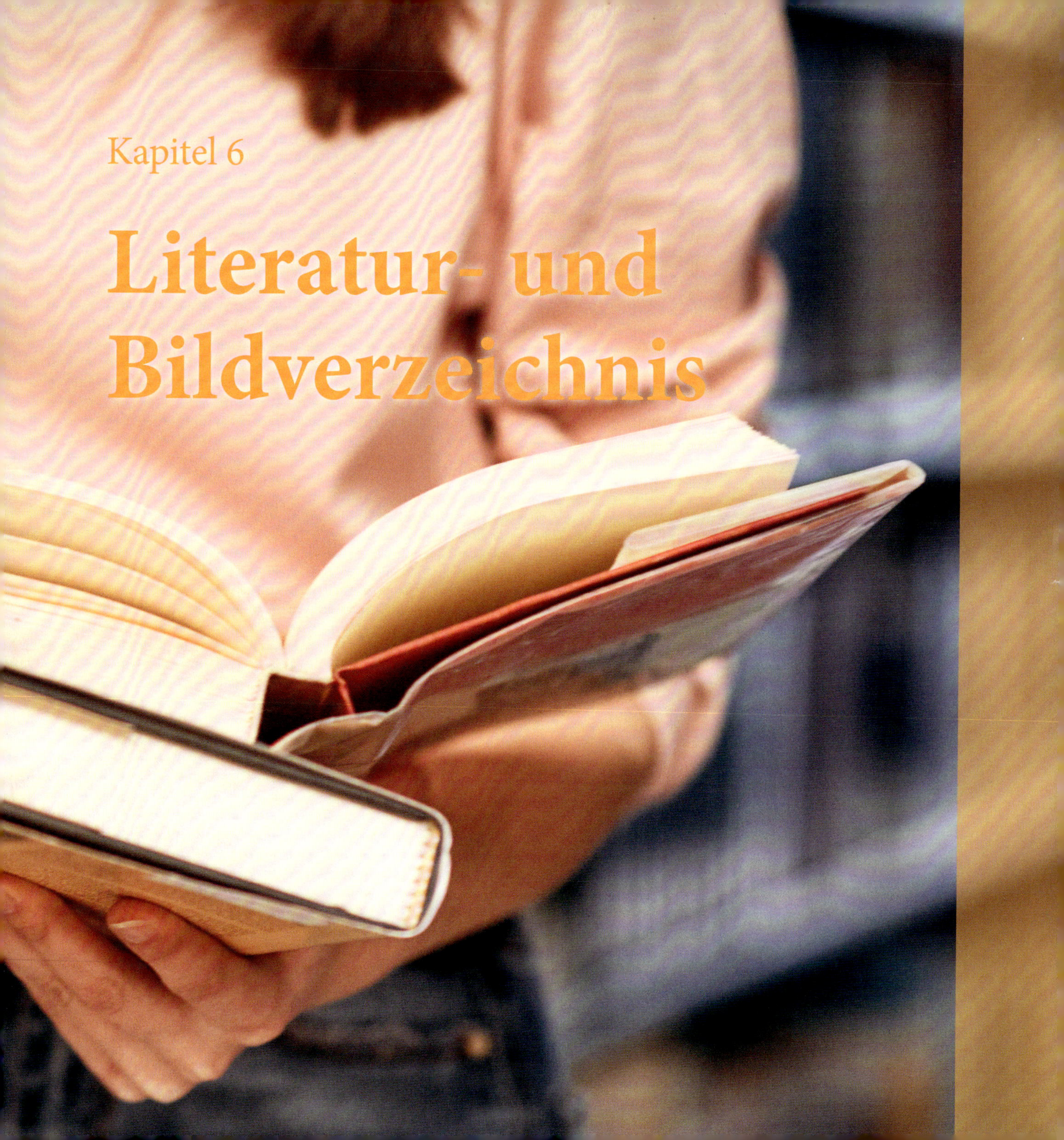

Literaturverzeichnis

1. Studie des Robert Koch-Instituts zum Gesundheitsverhalten von Eltern: https://www.rki.de/DE/Content/Gesundheitsmonitoring/Studien/Adipositas_Monitoring/Verhaeltnisse/PDF_Themenblatt_Familie_Gesundheitsverhalten.pdf?_blob=publicationFile.
2. Nationale Empfehlungen für Bewegung und Bewegungsförderung: https://www.bundesgesundheitsministerium.de/service/begriffe-von-a-z/b/bewegungsempfehlungen.html.
3. WHO Empfehlungen für Kleinkinder: https://apps.who.int/iris/bitstream/handle/10665/311664/9789241550536-eng.pdf?sequence=1&isAllowed=y.
4. Ernährung und Verdauungstrakt in der Sportmedizin: https://www.sportaerztebund.de/images/MJ_22019.pdf.
5. Ehlert, T., Simon, P. (2011): Genetik und Epigenetik der körperlichen Leistungsfähigkeit. Dtsch. Zeitschrift für Sportmedizin. Jahrgang 62, Nr. 4.
6. Hahne, D. (2012): Epigenetik und Ernährung: Folgenreiche Fehlprogrammierung. Dtsch. Ärzteblatt. 109(40).
7. Kiecolt-Glaser, J. K. (2010): Stress, food and inflammation: psychoneuroimmunology and nutrition at the cutting edge. Psychosom. Med. 72(4): 365-9.
8. De-Regil, L. M. et al. (2016): Vitamin D supplementation for women during pregnancy. Cochrane Database Syst Rev 14:1.
9. Klingenberg M, Return to Sport - Funktionelles Training nach Sportverletzungen. Pflaum-Verlag. 2. Auflage 2019.

Bildverzeichnis

Seite 3 / Dr. med Markus Klingenberg
Seite 4 / Dr. med. Markus Klingenberg
Seite 6 / Dr. med. Miriam Klingenberg
Seite 7 / Thomas Groth / Fotograf
Seite 9 / Dr. med. Markus Klingenberg
Seite 11 / Dr. med. Markus Klingenberg
Seite 13 / Dr. med. Markus Klingenberg
Seite 14 / JP WALLET / shutterstock.com
Seite 15 (von oben nach unten) / Irina Ippolitova / shutterstock.com, Gearstd / shutterstock.com, VH-studio / shutterstock.com, Syda Productions / shutterstock.com
Seite 16, 25 und 31 / Africa Studio / shutterstock.com
Seite 17 (von oben nach unten) / Hazal Uzuner / shutterstock.com, Standret / shutterstock.com
Seite 18 und 19 / Irina Ippolitova / shutterstock.com
Seite 21 / Prostock-studio / shutterstock.com
Seite 22 / Miljan Mladenovic / shutterstock.com
Seite 23 / Mus Illustrations / shutterstock.com
Seite 24 / Denis Maliugin / shutterstock.com
Seite 26 / Robert Przybysz / shutterstock.com
Seite 29 / vallustrationstudio / shutterstock.com
Seite 33 / Iryna Inshyna / shutterstock.com
Seite 34 und 35 / Gearstd / shutterstock.com
Seite 37 / Marina Solva / shutterstock.com
Seite 38 / Light And Dark Studio / shutterstock.com
Seite 43 / Ivanko80 / shutterstock.com
Seite 44 / Flotsam / shutterstock.com
Seite 48 / FabrikaSimf / shutterstock.com
Seite 53 / Motortion Films / shutterstock.com
Seite 54 / DeiMosz / shutterstock.com
Seite 56 / Anitta Rozhkova / shutterstock.com
Seite 57 / Mariusz Szczygiel / shutterstock.com
Seite 61 und 62 / T. L. Furrer / shutterstock.com
Seite 64 / Alexander Prokopenko / shutterstock.com
Seite 67 / Antonio Guillem / shutterstock.com
Seite 69 / Dr. med. Miriam Klingenberg
Seite 73 / Katule / shutterstock.com
Seite 74 und 75 / VH-studio / shutterstock.com
Seite 77 / ilona.shorokhova / shutterstock.com
Seite 78 und 79 / Thomas Groth / Fotograf
Seite 85 / pathdoc / shutterstock.com
Seite 86 / siehe Bildnachweise der einzelnen Interview-Partnerinnen
Seite 89 / graphbottles / shutterstock.com
Seite 90 und 93 / Dr. med. Miriam Klingenberg
Seite 94 / Dr. med. Felicitas Anselmino
Seite 96 und 99 / Johanna von Manteuffel
Seite 100 und 104 / Daniela Meiz
Seite 105 / Bojan Milinkov / shutterstock.com
Seite 106 und 109 / Nina Indlekofer
Seite 110 und 112 / Manuela Schauder
Seite 113 / Bojan Milinkov / shutterstock.com
Seite 114 und 117 / Dr. Nadja Klag
Seite 118 und 121 / Sonja Thiel
Seite 122 / Dr. med. Christiane Bauch
Seite 124 und 127 / Ellen Trapp
Seite 128 und 132 / Claudia Schumacher
Seite 133 / zlikovec / shutterstock.com
Seite 134 und 137 / Daniela Stohn
Seite 138 und 141 / Juliana Afram
Seite 142 und 144 / Ulli Lessmeister-Aschenbrenner
Seite 145 / kikovic / shutterstock.com
Seite 151 / PointImages / shutterstock.com
Seite 153 / nd3000 / shutterstock.com
Seite 154 und 155 / Syda Productions / shutterstock.com
Seite 157 / Nikkolia / shutterstock.com
Seite 158 / Master1305 / shutterstock.com
Seite 159 / Sergey Nivens / shutterstock.com
Seite 163 / Denis Maliugin / shutterstock.com
Seite 165 / photobyphotoboy / shutterstock.com
Seite 166 und 244 / Jacob Lund / shutterstock.com
Seite 168 / garetsworkshop / shutterstock.com
Seite 172 / graphicdesignerka / shutterstock.com
Seite 174 / Faizal Ramli / shutterstock.com

Seite 183 / Iryna Inshyna / shutterstock.com
Seite 184 und 185 / Hazal Uzuner / shutterstock.com
Seite 187 / Khosro / shutterstock.com
Seite 188 / fizkes / shutterstock.com
Seite 189 (von oben links bis unten links im Uhrzeigersinn) / fizkes / shutterstock.com, DMITRII SIMAKOV / shutterstock.com, Standret / shutterstock.com (2x)
Seite 189 / Patricia Soon / shutterstock.com
Seite 194/ Prostock-studio / shutterstock.com
Seite 195 / Dallas Events Inc / shutterstock.com
Seite 198 / Sakurra / shutterstock.com
Seite 207 / Lopolo / shutterstock.com
Seite 214 und 216 / ESB Professional / shutterstock.com
Seite 218 / The Faces / shutterstock.com
Seite 266 / Olena Yakobchuk / shutterstock.com
Seite 285 / KieferPix / shutterstock.com
Seite 286 und 287 / Standret / shutterstock.com
Seite 291 / Studio Romantic / shutterstock.com

Alle Übungsbilder: Franziska Ebertowski / Fotografin / franziska@finestblogger.de